应用型人才护理专业"十二五"规划教材

供高职高专（应用型本科）护理及相关医学专业使用

健 康 评 估

（第二版）

主　编　李晓慧

副主编　李　君　周菊芝

编写者　（按姓氏笔画为序）

王庆美　（大连大学护理学院）

付生弟　（三峡大学护理学院）

孙传恕　（大连医科大学第二临床医院）

宋　光　（大连大学医学院）

何　俐　（郑州铁路职业技术学院）

李晓慧　（大连大学护理学院）

李　君　（广州医学院从化学院）

李艳玲　（广州医学院从化学院）

邱建民　（广东省从化市中心医院）

张殿龙　（大连大学附属中山医院）

周菊芝　（宁波卫生职业技术学院）

费　鸿　（黑龙江农垦职业学院）

赵锡荣　（金华职业技术学院）

郭宇红　（郑州铁路职业技术学院）

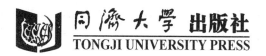

同济大学 出版社

Tongji University Press

内 容 提 要

　　健康评估是护理学专业由专业基础课过渡到专业课的一门重要的必修课程,通过教学使学生掌握健康评估的原理和方法,学会收集、综合分析资料和概括诊断依据的技能。本书共分为九章,主要内容包括绪论、健康评估方法、常见症状评估、身体评估、心理与社会评估、实验室检查、心电图检查、影像学检查以及护理诊断与护理文书的书写。各章节紧扣学科进展,突出护理特色,使学生能在较短的时间内掌握健康评估的理论与技能,为今后的专业课学习打下坚实基础。

　　本教材适合于高职高专及应用型本科护理专业及相关医学专业使用。

图书在版编目(CIP)数据

健康评估/李晓慧主编. -- 2 版. -- 上海:同济大学出版社,
2013.12

应用型人才护理专业"十二五"规划教材
ISBN 978 - 7 - 5608 - 5349 - 9

Ⅰ.①健… Ⅱ.①李… Ⅲ.①健康-评估-高等职业教

育-教材 Ⅳ.①R471

中国版本图书馆 CIP 数据核字(2013)第 265149 号

应用型人才护理专业"十二五"规划教材

健康评估(第二版)

主　编　李晓慧

责任编辑　沈志宏　　　助理编辑　陈红梅　　　责任校对　徐春莲　　　封面设计　陈益平

出版发行　同济大学出版社　　www.tongjipress.com.cn
　　　　　(地址:上海市四平路1239号　邮编:200092　电话:021-65985622)
经　销　全国各地新华书店
印　刷　同济印刷厂
开　本　787 mm×1092 mm　1/16
印　张　19.5
印　数　1—5100
字　数　486 000
版　次　2013 年 12 月第 2 版　　2013 年 12 月第 1 次印刷
书　号　ISBN 978-7-5608-5349-9
定　价　39.00 元

应用型人才护理专业"十二五"规划教材
编审委员会

第二版总序

百年大计,教育为本。2010 年 5 月 5 日,国务院总理温家宝主持召开国务院常务会议,审议并通过了《国家中长期教育改革和发展规划纲要(2010—2020 年)》(以下简称《规划纲要》)。职业教育是整个国家教育体系中极为重要的一环,《规划纲要》提出要大力发展职业教育,以满足人民群众接受职业教育的需求,满足经济社会对高素质劳动者和技能型人才的需要。其中,关于高等职业教育发展的一个主要目标是,高等职业教育在校生将从 2009 年的 1 280 万人,至 2015 年达到 1 390 万人,2020 年达到 1 480 万人。实现这一目标关键的时间节点就在"十二五"期间,全国高等职业教育在校生的规模将在"十一五"的基础上有一个明显的增长。这是一项极其光荣而艰巨的任务,我们必须为之付出极大的努力。

为进一步贯彻落实《国家中长期教育改革和发展规划纲要》精神,我们对"十一五"期间编写的"21 世纪应用型人才护理系列规划教材",在实践应用的基础上认真总结教学经验,进行了深入严谨细致的修订和改编。新改版的"应用型人才护理及相关医学专业'十二五'规划教材",根据《规划纲要》的指导思想,着力培养学生的职业道德、职业技能和就业创业能力;坚持以服务为宗旨、以就业为导向、以能力为本位,推进职业院校课程标准和职业技能标准相衔接;紧密围绕护理职业高素质技能型人才的培养目标,根据现代护理专业的特点,对原有的课程体系进行有机重组,使之成为适应经济社会发展和科技进步要求的护理专业创新课程体系。

教材是体现教学内容和教学方法的知识载体,是把教学理念、教学宗旨等转化为具体教学现实的媒介,是实现专业培养目标和培养模式的重要工具,也是教学改革成果的结晶。因此,本系列改版教材的修订原则是把提高教学质量作为重点,尝试实行工学结合、校企合作、顶岗实习的人才培养模式。注重学思结合,注重知行统一,注重因材施教。倡导启发式、探究式、讨论式、参与式教学,帮助学生学会学习;激发学生的好奇心,培养学生的兴趣爱好,营造独立思考、自由探索的良好环境;坚持教育教学与生产劳动、社会实践相结合。

在教材编写的安排上,坚持以"必需、够用"为度;坚持体现教材的思想性、科学性、先进性、启发性和适用性原则;坚持以培养技术应用能力为主线设计教材的结构和内容。

在基础课程的设置中,重视与护理职业岗位对相关知识、技能需求的联系,淡化传统的学科体系,以多学科的综合为主,强调整体性和综合性,对不同学科的相关内容进行了融合与精简,使基础课程真正成为专业课程学习的先导。

在专业课程的设置中,则以培养解决临床问题的思路与技能为重点,教学内容力求体现先进性和前瞻性,并充分反映护理领域的新知识、新技术、新方法。

在内容文字的表达上,避免教材的学术著作化倾向,不追求面面俱到,注重循序渐进、深入浅出、图文并茂,以有利于学生的学习和发展,使之既与我国的国情相适应,又逐步与国际护理教育相接轨。

本系列改版教材包括《人体结构与功能》、《病原生物与免疫》、《医用化学》、《生物化学》、《护理药理学》、《病理学》等6门医学基础课程和《护理学基础》、《健康评估》、《内科护理》、《外科护理》、《儿科护理》、《妇产科护理》、《五官科护理》、《急重症护理》、《临床护理技能操作规程》、《社区护理》、《老年护理》、《康复护理》、《临床营养学》、《护理心理学》、《护理管理学》、《护理行为学》等16门专业课程；新编教材《护士礼仪》、《护理人文素养读本》等正在开发编写中。其中12门课程教材入选普通高等教育"十一五"国家级规划教材；22门课程教材于2007年列为上海市重点图书；其中另有多门主干课程教材分别在"十一五"期间评为华东地区及主编所在地区的省级精品课程（重点）教材。

本系列改版教材供高职高专护理专业学生使用，其中的医学基础课程教材也可供其他相关医学专业学生使用。为了方便教学，本系列改版教材同期开发相关的电子教材（教案）、试题库以及实训（实验）指导等教辅资料与教材配套发行。

本系列改版教材的编写得到了各参编院校的大力支持与协助，编审委员会从各院校推荐的众多教师中认真遴选出学术造诣较深、教学经验丰富的教师担任主编和编委。其中多名主编、副主编及主审老师为教育部高职高专相关医学类教学指导委员会委员，并吸纳了一些临床医疗单位和相关医疗机构的专业人员加盟参编。这就在相当的程度上，为整体提高教材编写质量提供了充分的保证。各位编写人员克服了困难，按时圆满完成任务。在此谨向各参编院校的领导和各位参编老师表示由衷的感谢。

尽管我们已尽了最大努力，但由于时间仓促，水平和能力有限，本系列改版教材的不足之处在所难免，敬请有关专家和广大读者批评、指正，今后将根据师生和读者的反馈意见不断修订完善。

云 琳

2011 年 10 月

第二版前言

　　"健康评估"是护理学专业由专业基础课过渡到专业课的一门重要的必修课程,既论述疾病的临床表现,心理、社会因素与疾病间的相互作用和相互影响,又阐述各种基本体格检查方法和技能及其在临床实践中的运用。通过本课程教学,使学生掌握健康评估的原理和方法,学会收集、综合分析资料,概括诊断依据,提出护理诊断,制订护理措施,从而为进一步学习临床护理专业课程奠定基础。

　　为进一步贯彻高职教育改革精神,钊对培养和造就高素质技能型人才的需要,本教材修订在"十二五"总体目标和发展思路的指导下,以护理专业的教学成果为依托,注重理论与实践一体化,整体优化教材内容,切实提升教材编写质量。具体修订主要体现在以下几个方面。

　　1. 定位准确,突出"三基":"健康评估"是对个体或家庭现存或潜在健康问题进行分析、研究、评估、诊断的重要护理程序。本教材修订准确定位于高技能专业人才的培养目标,突出护理专业的基本理论知识、基本思维方法和基本实践技能;注重从护理实践出发,使护理评估体系更加完整,所学知识更为适用,培养学生对基础医学知识和护理技能的综合应用。

　　2. 基于实践,强调"五性":"健康评估"作为护理专业一门重要的必修课程,既论述疾病的临床表现,心理、社会因素与疾病间的相互影响作用,又阐述健康评估的理论知识和方法技能,以及科学临床思维的正确运用。修订教材基于岗位工作实际,对教材的内容体系和知识结构进行有机整合,强调思想性、科学性、先进性、启发性和适用性,注重学生人文精神和职业素质的培养。

　　3. 关注发展,吸收"三新":健康评估要求护理人员收集、综合分析资料,判断服务对象的健康状况,概括诊断依据,为作出正确的护理诊断或解决护理问题,制订和采取相应的护理措施提供依据,并在必要时与医生合作处理。修订教材关注临床护理的发展,注意吸纳护理实践中健康评估的新知识、新技能和新进展,以强调对学生实际应用能力的培养。

　　4. 注重效果,丰富教学手段:修订教材结合临床护理实践,增补图表注释,以突出重点,化解难点;增设知识链接,以利学生的知识补充和扩展性自学。使学生能在较短时间内理解、掌握和应用健康评估的理论与技能。并制作配套光盘,构建立体化课程网站,开展多媒体网络教学,教学方式多样化,切实提高教学效果。

　　全书修订后共分为九章,主要内容包括绪论、健康评估方法、常见症状评估、身体评估、心理与社会评估、实验室检查、心电图检查、影像学检查、护理诊断与护理文件的书写等。各章节紧扣学科进展,突出护理特色,为培养学生形成正确的临床思维和掌握良好的临床技能,培养满足社会需要的合格的高技能护理人才,提供知识学习与技能训练相结合的实用型教材。

由于编者水平有限,加之时间紧迫,书中难免仍有疏漏不足之处,敬请使用本教材的师生和读者给予指正。

主　编

2013 年 12 月

目　录

第一章 绪 论

健康评估(health assessment)是研究诊断个体、家庭或社区对现存或潜在健康问题反应的基本理论知识、基本操作技能和临床思维方法的学科,是现代护理学的一门重要学科,它作为护理程序的首要环节,是临床护理学的基础,有着较强的实践性和操作性。其任务是通过教学使学生在已有的医学基础课程及有关护理程序基本概念的基础上,掌握以病人为中心的,包括身体、心理和社会文化在内的健康评估的原理和方法,学会收集、综合、分析资料,概括护理诊断依据,最终提出护理诊断,为进一步确立护理目标、制订护理措施奠定基础。

一、健康评估发展简述

早在 19 世纪中叶,人们就已经认识到评估在护理实践中的重要性。Florence Nightingle 认为护士需要发展收集资料的技能,强调护理观察、与患者交谈以获取健康和疾病相关信息的重要性。但当时因护理工作仅作为医疗辅助工作,健康评估未能形成一门独立、完整的学科。

随着健康观念的改变,到 20 世纪 50 年代,Lydia 和 Hall 首次提出了护理程序的概念。1967 年,Yara 和 Wald 将护理程序分为评估、计划、实施和评价 4 个阶段。同年,Black 在有关护理程序的国际会议上,提议采用 Maslow 的"人的需要论"作为评估框架,指导护理评估,会议最终确立了护理评估的原则:①评估是护理程序的第一步;②评估是一个系统的、有目的的护患互动过程;③护理评估的重点在于个体的功能能力和日常生活能力;④评估过程包括收集资料和临床判断。

20 世纪 70 年代以来,护理诊断概念和护理诊断分类被系统地提出,并逐步发展成熟。"生理-心理-社会"医学模式的提出,对医学与护理学的发展产生了深远的影响,丰富了健康评估的内涵,健康评估作为一门学科的框架基本形成。美国大部分护理学教育开始培养学生收集资料的方法和技巧,包括全面的体格检查。大部分学士学位课程使用了医疗的模式来培养学生健康评估的能力,并经过 30 多年护理的实践逐步从医学的评估模式,即评估机体系统状况、疾病对身体的影响、并发症以及治疗的效果等,发展形成了不同于医疗定义的护理学评估模式,即有效地收集与护理相关的、评估个体护理需要的临床资料的护理评估系统。

二、学习健康评估的重要性

以护理程序为基础的整体护理已成为当今的护理理念。护理程序是由评估、诊断、计划、实施、评价五个步骤所组成的循序渐进的、不断循环的动态过程。其中,第一步骤健康评估是最重要的关键一步,它既是执行护理程序的首要环节,也是护理过程的起点,同时又贯穿于整个护理过程中。它是一个连续的、动态的过程,为护理诊断的确定、护理措施的制订与实施以及对护理行为的评价打下基础。完整、全面、正确的健康评估是保证高质量护理的先决条件。

1980 年,美国护士协会(ANA)在确定的护理实践标准中强调了评估的重要性:"评估阶段为实施高质量的个体化护理提供坚实的基础,需要有标准、完整的评估来推进人类反应的诊断与治疗。"从现代护理理念上来看,健康评估是护士独立性功能范围内的一项重要工作。护士必须学会健康评估的方法,以得到护理对象的第一手资料,从而及时对护理对象进行全面的身心综合护理。因此,一名在临床上能作出护理诊断、决策的护士,能够担当起"健康守护神"的职责,学好健康评估是非常重要的。

三、健康评估的主要内容

本教材除第一章绪论外,主要由以下几方面的基本内容组成,即健康评估方法,常见症状评估,身体评估,心理与社会评估,实验室检查,心电图检查,影像学检查,护理诊断与护理文件的书写。

1. 健康评估方法　健康评估是有计划地、系统而全面地收集护理对象的健康资料,并对资料的价值进行判断的过程。健康资料的收集不仅是进一步形成护理诊断的基础,还为制订和实施护理计划及其评价提供依据。收集评估对象的健康资料应包括评估对象的身体健康状况和心理、社会状况。健康资料分为主观资料和客观资料,主观资料通过与被评估者本人或其家庭成员交谈获得,客观资料则通过视、触、叩、听、嗅及有关的辅助检查等方法获得。健康评估收集资料常用方法有交谈、身体评估、实验室和器械检查等,其中交谈和身体评估是收集健康资料最基本、最常用的方法。护士通过交谈的方式,收集到的护理对象目前和以往健康状况的有关健康史资料,是健康评估资料重要的组成部分。主要包括一般资料、主诉、目前健康史、既往健康史、目前用药史、成长发展史、家族健康史和系统回顾等。

本章主要介绍有关健康资料的来源与分类、采集方法及健康史的内容,使护生对健康资料的采集形成宏观认识,为后续课程的学习打下基础。

2. 常见症状评估　护理对象患病后对机体生理功能异常的自身体验和主观感受,称为症状(symptom),如发热、腹痛、乏力、恶心呕吐等。症状是护理对象健康状况的主观资料。分析症状的发生、发展和演变,对作出护理诊断、实施护理程序、指导临床护理起着主要的作用。本章将详述发热、呼吸困难、意识障碍等 14 种常见症状的病因、发生机制、临床表现及对病人的身心影响。在此基础上,从护理的角度提出护理评估要点,分析护理诊断线索,以培养学生科学的思维方法和通过症状评估作出护理诊断的能力。

3. 身体评估　身体评估是评估者通过自己的感觉器官或借助简单的辅助工具,对护理对象进行细致的观察和系统的检查,以了解其身体状况的一组最基本的检查方法。通过身体评估,为护理诊断提供依据,及时发现可能存在的健康问题。身体评估发现的机体异常表现为体征(sign),如出血点、肺部啰音等,是护理对象健康状况的客观资料,是确立护理诊断的重要依据。身体评估不需要像医生那样过分精细,强调简明扼要、重点突出。通过学习身体评估,掌握身体评估的技巧应用于临床工作中,而不再习惯于从医生病历中抄取二手资料。例如,听诊发现长期卧床的评估对象两肺有湿啰音,虽无咳嗽,应及时采取胸部物理疗法,以防止并发症的发生。

本章从护理的角度阐述身体评估的内容、基本评估方法、异常体征的发生机制及临床意义等。在学习过程中,学生既要熟悉相关理论知识,又要掌握操作技能和技巧,力求获取护理对象准确的客观资料。

4. 心理与社会评估 心理、社会评估包括对护理对象的心理状况和社会经历的信息资料的收集。心理、社会评估是健康评估的一个重要组成部分,客观而准确的心理、社会评估是整体护理的前提条件之一。它可以帮助护士更好地理解评估对象对周围环境及事物的反应,以及护理对象的反应对其行为能力的影响。本章从自我概念、认知水平、情感和情绪、个性、压力与应对、角色与角色适应、文化以及家庭和环境等方面,全面阐述了如何对被评估者进行评估。注意测评量表的实际操作应用,培养分析资料的能力,养成积累科研资料的习惯。

5. 实验室检查 实验室检查是通过物理、化学、生物学等实验方法对护理对象的血液、体液、排泄物、分泌物、组织等标本进行检查,以获得相关的病原体、病理改变或器官功能状态资料的方法。实验室检查的结果是重要的客观资料,对指导护士观察、判断病情,作出护理诊断等均有重要意义。正确掌握收集实验室检查标本的方法,指导、协助护理对象完成各项特殊检查的准备,是临床护理工作中必不可少的。本章重点叙述目前临床常用实验室检查项目的标本采集法、参考值及临床意义,并对近年来临床新开展的检查项目作简要介绍,使学生通过学习能获得临床正在应用的新知识和技术,缩短走上社会再学习的时间。

6. 心电图检查 心电图(electrocardiograph, ECG)是指将护理对象的心电活动用心电图机描记下来的曲线图。心电图检查是健康评估的基本内容之一,也是临床上监测危重病人、观察和判断病情的常用手段。心电图检查结果是健康评估重要的客观资料之一,但对心电图的结果需结合临床其他资料综合分析。本章详述心电图的基本概念及各导联的连接、正常心电图的波形及测量方法、临床常见异常心电图的特点及临床意义、心电监护等。观察心电图变化及其与临床疾病间的关系是学习心电图的重要内容。护士应熟悉和掌握心电图的操作技能、正常心电图和常见异常心电图的图形及其临床意义。

7. 影像学检查 影像学检查是一种特殊的检查方法。它是借助于不同的成像手段,使人体内部器官和结构显出影像,从而了解人体解剖与生理功能状况以及病理变化,以达到诊断的目的,是疾病诊断中不可缺少的重要手段,也是健康评估的基本内容。影像学检查包括放射检查、超声检查、电子计算机体层摄影、磁共振成像、核医学检查等内容。本章简述正常影像、常见异常影像及其临床意义,重点阐述与护理工作密切相关的影像学检查的术前准备、术后护理。

8. 护理诊断与护理文件的书写 健康评估须经过收集、整理、分析资料,作出合理的护理诊断、动态观察和验证诊断等环节。本章介绍护理诊断的基本概念、临床诊断思维的基本原则、临床医疗诊断的种类、护理诊断与医疗诊断的差异、护理诊断的评判性思维方法和步骤。使学生理解健康评估形成护理诊断的几个环节(步骤),学会从护理专业的角度进行临床思维和诊断。

护理文件书写是护士对所收集到的资料,进行分析、归纳和整理,做出客观、全面的护理诊断,按照规范化格式书写的记录,是从事护理工作的基本技能。在我国目前尚未形成普遍认可

的护理病历书写规范和格式的背景下,本章介绍了书写护理文件(病历)的基本要求,以病历示例介绍护理病历的格式及内容,以供学生书写护理病历时参考。同时,介绍健康评估记录的国内现状和发展,增强护生日后在临床工作中的适应能力。通过教学和临床实践,使学生逐步掌握护理病历的书写内容及要求。学生应通过教学及临床实践,掌握护理病历的书写内容、要求,并以此培养临床思维能力。

四、健康评估的学习目的、方法与要求

1. 学习目的　学习"健康评估"的目的是使护生掌握健康评估的相关知识和基本技能,学会收集、整理、分析资料,从社会、心理、生物角度对护理对象的健康状况作出科学的评估。为进一步学习临床护理专业课程奠定基础。同时,培养护生形成从护理角度出发,评估护理对象的健康状态,树立临床护理和护理教育需要不断改革创新的护理理念,学会从护理的角度去思考临床护理问题,最终将课程中所学的知识运用到护理程序、健康教育、疾病护理和促进健康的过程中去。

2. 学习方法　健康评估是从医学基础课程过渡到临床护理课程的一门重要桥梁课程,也是一门实践性很强的课程,其学习方法和要求与医学基础课程有很大的不同,除需要掌握基本概念、基本知识外,还必须反复实践使基本技能达到娴熟、准确。健康评估的教学方法如下。

(1) 课堂理论教学　包括讲授、讨论、多媒体教学等。

(2) 实验实践教学　包括观看录像、身体评估示教与练习、实验操作等。

(3) 临床见习　尽早接触临床、社区实际工作,大量的实践活动要在医院和社区完成,使学生逐渐养成良好的人际沟通能力、环境适应能力及医德修养。课间见习时,验证课堂所学知识,观摩各种影像学检查,观摩各类实验室检查项目。在医院病房和社区采集健康评估资料,进行常见症状的识别,练习健康评估记录,病例讨论,理论联系实际。毕业实习时,将课堂所学的知识转化为真实的护理实践,使所学基础理论、基本知识、基本技能得到进一步强化。

(4) 课外辅导　答疑解难,作业练习,自学辅导,技能练习指导,专题讲座,网络教学,实践考核与校正等。

3. 具体要求　学习"健康评估"要以现代护理观为指导,从护理的角度评估服务对象的健康状况,以整体护理为框架,按护理程序的方法进行评估和思考,培养提出健康问题、作出护理诊断的能力。通过本课程的学习,护生应该达到以下要求。

(1) 应用交流沟通的技巧采集健康评估资料,了解主观资料、客观资料的内在联系及其临床意义。

(2) 能独立、熟练、准确地对护理对象进行系统、重点的身体评估。

(3) 能识别身体正常情况和异常体征,能解释其临床意义。

(4) 能正确收集临床常用实验室检查的标本,解释检查结果的临床意义。

(5) 能正确进行常用影像学检查的术前准备、术后护理,分辨临床异常影像征象,解释其临床意义。

(6) 掌握心电图的操作技能,能初步识别正常与常见异常、危重心电图,解释其临床意义。

（7）对评估对象的心理、社会、家庭状况能作出整体评估。

（8）对收集的健康评估资料进行分析、判断，提出护理诊断，能书写完整的护理病历。

（9）有自学、查找资料、解决健康评估中所遇问题的能力。

（10）养成善于保存资料的习惯，有一定的科研意识。

（周菊芝）

思考题

1. 健康评估方法有哪些？

2. 健康评估的主要内容有哪些？

3. 健康评估应达到哪些要求？

第二章　健康评估方法

健康评估是一个有计划、系统地收集评估对象的主、客观资料,并对资料的价值进行判断以确定其健康状况的过程。健康资料的收集不仅是评估和进一步形成护理诊断的基础,还为制订和实施护理计划及其评价提供依据。健康评估所要收集的资料应全面、准确。既包括评估对象的身体健康状况,还包括其心理、社会健康状况;不仅要获得评估对象健康状况的主观资料,还要获得有关的客观资料。评估者必须明确健康评估的内容,掌握有关的健康评估方法和技巧,还能运用功能性健康型态为框架收集和组织健康资料。

第一节　健康资料的来源与分类

一、健康资料的来源

(1) 评估对象本人　评估对象本人是健康资料的主要来源,只要评估对象本人意识清楚、精神稳定,又非婴幼儿,就可以作为收集资料的主要来源。如患病后的感受、对健康的认识及需求、对治疗及护理的期望等。这些资料只有被评估对象最为清楚、最能准确地加以表述,因此也最为可靠。

(2) 评估对象的家庭成员或与之关系密切者　此类人员如配偶、父母、子女、兄弟姐妹、亲朋好友、同事、老师、邻居、保姆等,他们与评估对象一起生活或工作,对其生活或工作的环境、既往的生活习惯、健康状况以及对疾病或健康的态度等有较好的了解,他们提供的资料往往能补充或证实评估对象提供的直接资料,尤其是当评估对象为意识障碍、精神异常或婴幼儿时,此类人员将成为资料的主要来源。

(3) 目击者　指目睹评估对象发病或受伤过程的人员,可提供有关的病因、评估对象当时的状况及其进展等资料。

(4) 其他卫生保健人员　包括与评估对象有关的医护人员、营养师、理疗师及其他评估者。可了解其有关的诊疗措施、从医行为等。

(5) 病历及各种检查报告　目前或既往的健康记录或病历,如出生记录、儿童预防接种记录、健康体检记录或病历记录以及各种实验室检查及其他检查报告。由此来源所获的资料可进一步证实或充实从评估对象处直接获得的资料。

二、健康资料的分类

健康评估所收集的资料可以是评估对象或有关人员的主观描述,也可以是体格检查、实验室或器械检查的结果。为更好地分析和利用资料,可根据其不同特点加以分类,其中最常用的

是根据收集资料的方法不同,将其分为主观资料和客观资料。

(1) 主观资料 即通过问诊所获得的有关评估对象对其目前和既往身心健康状况、社会关系的感受或看法。主观资料不能被评估者直接观察或检查。例如,疼痛程度及性质,感到恶心或内心烦恼等。而评估对象感知并表达的不适或异常,被称为症状(symptom),是主观资料的重要组成部分。

(2) 客观资料 是指评估者经视、触、叩、听、嗅、实验室或器械检查等所获得的有关评估对象健康状况的结果,是能被观察到或检测出来的病人的资料。其中评估对象患病后机体的体表或内部结构发生的可以观察到或感触到的改变,如面色苍白、血压增高、淋巴结肿大等,称为体征(sign)。

健康评估过程中,主观资料的获得可以指导客观资料的收集,而客观资料可证实主观资料的真实性。主观资料和客观资料同等重要,因为两者都是构成护理诊断依据的重要来源。

第二节 健康资料的采集方法

收集资料的方法很多,包括观察、问诊、体格检查以及查阅病历或有关辅助检查结果等,其中最常用、最基本的是问诊和体格检查。

一、观察

观察是指运用感官获得资料,并对资料的价值作出判断的过程。这些资料包括有关评估对象、评估对象的家属、评估对象所处环境等信息。通过观察,评估者可以获得评估对象生理、心理、精神、社会、文化等各方面的资料,这些资料为客观资料,可被观察者所证实。观察在初次接触评估对象时即开始,贯穿在整个的诊疗护理过程中。实际上评估者在问诊和体格检查的过程中可以同时运用观察的方法。

二、问诊

问诊是指评估者通过对评估对象或知情人员的系统询问和交谈获取病史资料,经过综合分析从而作出临床判断的过程。

1. 问诊的目的 是采集病史最重要的手段。医疗问诊的主要目的在于了解疾病的发生、发展情况,诊治经过,既往健康状况等,以收集诊断疾病所需的病史资料,从而提示医师体格检查时的查体重点及为进一步进行实验室检查和辅助检查提供线索,以便对疾病作出诊断和处理。护理问诊则是侧重于了解评估对象的健康观念、功能状况、社会背景以及其他与健康、治疗和疾病相关的因素等,以收集评估对象对健康状态、健康问题现存的或潜在的反应的资料,以便作出护理诊断。

2. 影响问诊的主要因素与问诊注意事项 影响问诊的主要因素包括评估者与评估对象两者间的关系和文化差异、问诊技巧、环境、评估对象的年龄和健康状况等。

1) 评估者与评估对象的关系 评估者与评估对象应建立平等、友善和信任的关系。在问诊开始前,评估者先做自我介绍,说明问诊的目的是采集其有关健康的资料以便提供全面的护

理,以及问诊所需的大致时间,并作出对病史内容保密的承诺。这对顺利完成病史采集是非常重要的。需要收集的资料包括其身体、心理及家庭、社会背景等,以使护理更有针对性。在问诊过程中,评估者对评估对象要认真负责,注意全神贯注地倾听病人的回答,要显示出对评估对象的回答感兴趣和关心的态度,取得其信任和协作,态度要和蔼可亲,绝对禁忌审问式或责问式地询问病史。恰当运用一些评价、赞扬与鼓励的语言,促使病人与自己合作,使病人受到鼓舞而积极提供信息。如"那是可以理解的","我很高兴,你能每月做一次乳房自我检查,这对妇女能在家中自己发现乳房包块非常重要"。这会有助于增进与病人的关系。

2) 问诊技巧

(1) 抓住重点,条理分明 问诊一般应以主诉症状为重点,先由简易问题询问开始,逐步由浅入深、由简单到复杂、由常见到少见、由主要疾病到并发症,进行有目的、有层次、有顺序的询问。例如先问:"你哪里不舒服?"如病人主诉为"腹痛",应以腹痛为问诊重点,首先询问病人腹痛的部位和发生的时间;继而深入询问腹痛的性质,是否放射,什么情况下腹痛加重,什么情况下腹痛会减轻等;然后再询问腹痛伴随症状等。

(2) 明确哪些资料需要收集 提问时要注意系统性、目的性和必要性,避免重复提问,评估者在问诊之前须做必要的准备,如熟悉收集资料的表格或准备一份谈话提纲,明确需要收集资料的范围及顺序,既避免离题太远,又避免遗漏必须收集的资料。

(3) 问诊语言要通俗易懂 避免使用病人不易懂的医学术语生硬地询问,如问病人是否有鼻出血,不要用医学术语是否"鼻衄",以免评估对象发生理解错误,以致病史资料不准确。

(4) 避免暗示性问诊 暗示性问诊是一种能为病人提供带倾向性特定答案的问诊方式,如"你的上腹痛能在进食后减轻吗?"若病人随声附和,可能会带来错误的答案。正确的问诊应该是采用开放性的问题,如"你的上腹痛在什么情况下会减轻或加重呢?"然后耐心听评估对象的叙述,可以使病史采集更客观、更全面、更准确。

(5) 及时核实 对于评估对象陈述中的不确切或有疑问的情况,如病情与时间、某些症状与检查结果等,要及时澄清、核实,以提高病史的真实性。

3) 环境 问诊环境应安静、舒适并具有私密性。

4) 文化 不同国家、民族甚至不同社会阶层的人在人际沟通的方式上存在着文化差异。评估者要熟悉自己与评估对象文化间的差异,避免以自己的信仰和价值观来评价他人,以使问诊过程中自己的语言和行为能充分体现对他人文化的理解和尊重。

5) 年龄 不同年龄阶段的评估对象,由于其所处的生理及心理发展阶段不同,参与交谈的能力亦不同。如对于儿童来说,往往语言表达得不够准确和完整,交谈的对象应为其家长或其他家庭成员;如已具备交谈能力,儿童本人也可参与会谈,并注意观察。如果是老年人,则可能存在听力、视力、记忆力等功能的减退,问诊时应减慢语速、提高音量,但不能大声喊叫。采取面对面交流的方式使其能看清你的表情和口型,问话清楚、简单,必要时进行核实,问题应限于确实需要的方面。

6) 健康状况 病情许可时,应尽可能以被评估者为问诊的对象。病情危重时,在做扼要的询问和重点检查后,应先实施抢救,详细健康史稍后补充或从其亲属处获知。

三、体格检查

体格检查一般于问诊后开始,是检查者运用眼、手、耳、鼻等感官或借助简便器械(如听诊器、叩诊锤等)来了解机体健康状态的方法。体格检查的基本方法包括视诊、触诊、叩诊、听诊和嗅诊。在各系统的体检中,视、触、叩、听、嗅诊的内容虽各不相同,但其基本方法和原则一致,要熟练掌握和运用这些方法并使评估结果准确可靠,必须反复练习和实践,同时还要有丰富的医学基础知识和护理专业知识。

1. 视诊 视诊(inspection)是评估者用视觉观察病人全身或局部状态的评估方法。全身状态包括年龄、性别、发育、体型、营养、意识状态、面容与表情、体位、姿势、步态等;局部状态如皮肤及黏膜颜色,头颈、胸及腹部外形,四肢、肌肉、脊柱及关节生长发育状况。

视诊方法简单,适用范围广,可对某些疾病的诊断提供重要线索。如双眼外突,应考虑甲状腺机能亢进;面色苍白,应考虑有贫血的存在。视诊需有丰富的医学知识和临床经验。通过深入、细致的观察,才能发现有重要意义的临床征象。

视诊注意事项:①被检查部位应充分暴露,最好在自然光线下进行,因黄疸及某些皮疹在灯光下不易辨认而常发生漏诊;②观察搏动、蠕动、肿物轮廓应从侧面观察更清楚;③特殊部位检查需用仪器设备,如眼底、鼓膜等,需要借助眼底镜、耳镜等帮助检查。

2. 触诊 触诊(palpation)是评估者通过手的感觉来感知被评估者身体某部位有无异常的评估方法。通过触、摸、按、压被检查的部位,以了解体表(皮肤及皮下组织等)及脏器(心、肺、肝、脾、肾、子宫等)的物理特征:如大小、轮廓、硬度、触痛、移动度及波动感等。它可帮助评估者对检查部位及脏器是否发生病变提供直观的重要依据。

1) 触诊方法 触诊可用于检查身体任何部位,在腹部检查时尤为重要,常用触诊方法如下。

(1) 直接感触法 用手掌或手指直接轻置于体表被检查部位,以感触被检查部位的温度高低、有无细震颤或搏动感等,主要用于体表检查。

(2) 浅部触诊法 将右手放在被检查部位利用掌指关节和腕关节的协同动作,轻柔地进行滑动按摸以触知被检查部位有无触痛或异常感觉。常用以检查皮下结节、肌肉中的包块、关节腔积液、肿大的表浅淋巴结、胸腹壁的病变等。检查时除注意手法轻柔外还应观察有无压痛、抵抗感及搏动,如有肿块应注意其大小及与邻近脏器之间的关系等(图2-1)。

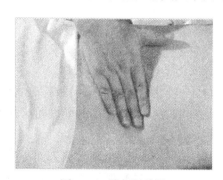

图2-1 浅部触诊法

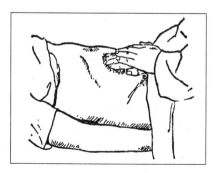

图2-2 深部触诊法

　　（3）深部触诊法　运用一手或双手重叠在被检查部位逐渐加压向深层触摸,借以了解被检查部位深部组织及脏器状况(图2-2)。常用于腹部的检查,了解腹腔及盆腔脏器的病变。按检查目的和要求可采用以下不同的手法:①滑行触诊法:被检查者应平卧屈膝、放松腹肌平静呼吸,医生以手掌置于腹壁,利用食、中、无名指的掌指运动,向腹部深层滑动触摸,对被触及的脏器或肿块应做上下左右滑动触摸,了解其形态、大小及硬度等。此法常用于检查胃肠道病变及有无腹部包块。②深插触诊法:以1～3个手指逐渐用力深插被检查部位,以了解有无局限触痛点及反跳痛。③双手触诊法:用左手置于被检查部位的背面(腰部)或腔内(阴道、肛门),右手置于腹部进行触摸。可用于检查肝、脾、肾、子宫等脏器(图2-3)。④冲击触诊法:用3～4个并拢的指端,取70°～90°角,放于腹壁相应的部位,稍用力急促地反复向下冲击被检查局部,通过指端感触有无浮动的肿块或脏器。此法用于有大量腹水且伴有脏器肿大或肿块的病人。因急促冲击触诊可使腹水暂时移开而较易触知腹腔的脏器或肿块(图2-4)。

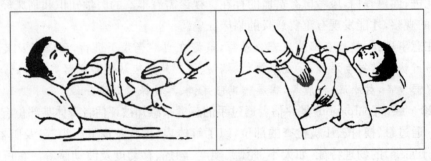

图2-3　双手触诊法

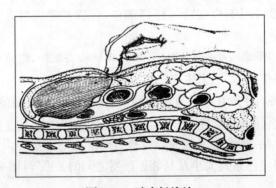

图2-4　冲击触诊法

　　2)触诊时注意事项
　　（1）触诊前应向评估对象说明评估目的及可能造成的不适,以取得病人合作。
　　（2）评估者与评估对象均取舒适体位。评估者应位于被检查者右侧,面向被检查者,随时注意观察触诊时被检查者的表情。被评估者一般为仰卧屈膝、两腿略分开,必要时可采用半坐位、立位和侧卧位,侧卧检查时下腿应伸直,上腿略弯曲。
　　（3）检查手法应注意由浅而深、由轻到重,手掌手指应保持温暖以免刺激病人而混淆检查结果。检查时应由远离病变部位开始,渐及疑有病变处,并耐心指导被评估者做好配合动作。

（4）下腹部检查时应嘱病人先排尿，以免将充盈膀胱误诊为包块。

3. 叩诊 叩诊(percussion)是评估者通过手指叩击或手掌拍击身体表面某部，使之震动而产生音响，根据震动和音响的特点来判断被检查部位的脏器状态的评估方法。

1）**叩诊方法**

（1）**直接叩诊法** 用右手并拢的食指、中指和无名指掌面或指端直接轻轻拍击或叩击被检查的部位体表，借助拍击后的反响音及手指的振动感来判断该部深层组织或器官的病变(图2-5)。常用于胸、腹部面积较广泛的病变。如大量胸腔积液、积气及大片肺实变。

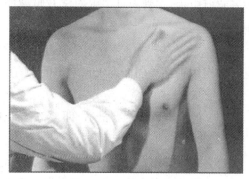

图2-5 直接叩诊法

（2）**间接叩诊法** 是临床最常用的叩诊法，以左手中指末梢两指节紧贴于被检部位，其余手指稍微抬起勿与体表接触；右手各指自然弯曲，以中指的指端垂直叩击左手中指第二指节背面。叩击时应以掌指关节及腕关节用力为主，叩击要灵活而富有弹性，不要将右手中指停留在左手中指指背上(图2-6)。对每一叩诊部位应连续叩击2～3下，用力要均匀，使产生叩诊音响基本一致，同时在相应部位左右对比以便正确判断叩诊音的变化。

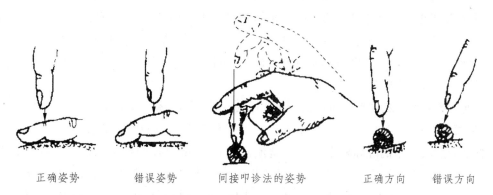

正确姿势　　　　错误姿势　　　间接叩诊法的姿势　　　正确方向　　　错误方向

图2-6 间接叩诊法正误示意图

2）**叩诊音的种类和性质**

由于叩诊部位的组织或器官的密度、弹性、含气量以及距离体表深浅不一，叩诊时产生的音响强度（振幅）、音调（频率）及持续时间也不同。据此，临床上将叩诊音分为清音、鼓音、浊音、实音和过清音5种。

（1）**清音** 清音是一种音调低、音响较强、振动持续时间较长的叩诊音，为叩击富有弹性的含气的器官时所产生，可见于肺组织弹性良好、含气量正常的胸部叩诊时。

（2）**浊音** 浊音是一种高音调、音响较弱、振动持续时间较短的叩诊音。在叩击覆盖有少量含气组织的实质器官时产生。见于肝脏、心脏部位的胸部叩诊时，病理情况下可见于肺炎，因肺含气量减少所致。

（3）**实音**　为音调比浊音更高、音响更弱、振动持续时间更短的叩诊音。为叩击不含气的实质性脏器如肝、肌肉时产生,病理情况下可见于大量胸腔积液或肺实变。

（4）**鼓音**　是一种比清音音响强、振动持续时间较长的叩诊音。在叩击含有大量气体的空腔器官时出现,正常人见于胃泡区及腹部叩诊时,病理情况下可见于气胸、气腹或有较大肺空洞的患者。

（5）**过清音**　是一种介于清音与鼓音之间的叩诊音,与清音相比音调较低,音响较强。可见于肺组织弹性减弱而含气量增多的肺气肿患者。

3）叩诊注意事项

（1）被检查者体位要舒适、叩诊部位肌肉要松弛,否则影响叩诊音调与音响。

（2）叩诊时被检查部位要充分暴露。

（3）叩诊时用力要均匀且不可过重以免引起局部疼痛和不适。

（4）叩诊应以掌指关节和腕关节活动为主,避免肘关节的运动。

（5）叩诊时要注意双侧对比,除叩诊音的变化外,还应结合手指所感受的局部组织振动的差异进行综合考虑判断。

4. 听诊　听诊(auscultation)是评估者用耳直接或借助听诊器,听取身体各部发出的声音进行评估的方法。

1）**听诊方法**　可分为直接和间接听诊2种方法。

（1）**直接听诊法**　是用耳朵直接贴于被检查者体表某部位,听取脏器运动时发出的音响,听到的声音一般较弱,也不方便,现已很少使用,仅在没有听诊器应急时采用。

（2）**间接听诊法**　是借助听诊器进行听诊,对脏器内的音响有放大作用,主要用于心肺腹部及血管等的听诊,为临床常用方法。

2）**听诊器的选择及使用**　听诊器(stethoscope)由耳件、体件及软管三部分组成。常用的有钟型和膜型2种,钟型即形如钟状,体件下口直径约2.5 cm,适用于肋间隙狭窄、听取较低调音响时(如二尖瓣狭窄的隆隆样杂音);膜型体件为4.5 cm直径的扁平状,适用于听取较深部位脏器发出的音响(如肺部呼吸音)和高调的声音,因其与体表接触面积比钟型体件大,容易产生和表皮毛发摩擦的杂音,影响听诊效果。临床使用时应根据检查的目的要求和部位的不同而加以选择。

3）听诊注意事项

（1）检查室应注意温暖和安静,避免因外界及寒冷引起肌肉震颤的噪声而影响听诊效果。

（2）检查时体位应根据病情,可坐位或卧位,病情严重者应减少体位的变动,以膜型体件较为适合。

（3）检查前应先检查听诊器各部接头是否紧密、有无松动,耳件方向是否正确,皮管有无阻塞或破裂。

（4）听诊时,钟型体件与皮肤不应接触太紧,膜型体件要紧贴被检查部位,避免与皮肤摩擦而产生附加音。

（5）听诊过程中,医师应集中注意力,注意排除其他音响的干扰,如听心音时应注意排除呼

吸音干扰,听呼吸音时又要注意排除体件与皮肤摩擦产生的其他杂音的干扰。

5. 嗅诊　嗅诊(olfactory examination/smelling)是评估者以嗅觉来判断发自被评估者的各种气味及与其健康状况关系的一种评估方法。这些气味多来自皮肤、黏膜、呼吸道、胃肠道呕吐物和排泄物,以及脓液或血液等。

1)嗅诊方法　评估者将发自被评估者的气味扇向自己的鼻孔,仔细辨别气味的特点和性质。

2)常见异常气味及其临床意义

(1)呼吸气味　浓烈的酒味见于酒后;蒜味见于有机磷中毒;烂苹果味见于糖尿病酮症酸中毒;氨味见于尿毒症;腥臭味见于肝性昏迷。

(2)痰液味　正常痰液无特殊气味。血腥味见于大量咯血者,恶臭味提示厌氧菌感染。

(3)汗液味　正常人的汗液无强烈刺激性气味。酸性汗味,常见于发热性疾病如风湿热及酸中毒患者;狐臭味见于腋臭患者;脚臭味见于脚癣合并感染患者。

(4)呕吐物　单纯胃内容物略带酸味,酸臭味见于幽门梗阻,粪臭味见于肠梗阻。

(5)粪便味　腐败性臭味见于消化不良或胰腺功能不足;腥臭味见于细菌性痢疾。

(6)尿液味　浓烈的氨味见于膀胱炎,鼠尿臭味见于苯丙酮尿症。

(7)脓液味　有恶臭者提示有气性坏疽的可能。

6. 体格检查的注意事项

(1)牢记全心全意为人民服务的思想,要关心体贴病人,对病人态度亲切、和蔼耐心,痛病人之所痛,急病人之所急。

(2)诊查场所应保持肃静、整洁、光线充足、温度适宜,具有私密性。

(3)体格检查时要严肃认真,方法正规,操作有序。做到操作轻巧、细致、准确、熟练,切忌主观片面。

(4)病人应取舒适体位,按照观察一般状况、头、颈、胸、腹、脊柱、四肢、生殖器、肛门及神经反射的顺序进行,做到有条不紊、全面无遗漏。遇病情危重需急救不允许详细检查时,应根据病人主诉和主要临床表现做重点检查,待病情稳定后再做详细查体。

(5)根据病情变化,随时复查以及时发现新的体征,不断补充和修正评估结果,调整和完善护理诊断和护理措施。

四、查阅

包括查阅评估对象的医疗病历、护理病历、实验室及其他检查结果及有关书籍等资料。

第三节　健康史的内容

健康史是关于被评估者目前、过去健康状况及其影响因素的主观资料。其主要内容包括被评估者目前及既往的健康状况、影响健康状况的有关因素以及被评估者对自己健康状况的认识与反应等。健康史包括以下内容。

一、一般资料

包括姓名、性别、年龄、婚姻、民族、文化程度、职业、医疗费支付形式、通讯地址、联系人及联系方式、入院日期、记录日期、病史陈述者及可靠程度等。许多健康问题的发生与性别、年龄、婚姻状况及职业有关。不同的民族往往有不同的饮食、生活习惯和宗教信仰。文化程度及职业等可帮助我们理解和预测评估对象对其健康状况变化的反应,从而选择适宜的健康教育方式等。不同的医疗费支付形式意味着评估对象的医疗费用负担不同,在选择治疗及护理措施时应考虑其经济承受能力。通讯地址、联系人和联系方式,以便与其家人联系及今后的随访。记录日期、病史陈述者及可靠程度等,便于今后查阅时参考。

二、主诉

主诉为患者感受最主要的痛苦或最明显的症状或体征,也就是本次就诊的重要原因以及患病到就诊的时间。如"活动后心悸气短 2 年,下肢水肿 2 周"。陈述时注意:①记录主诉要简明,一般以不超过 20 字为宜;②症状多于一项时,可按主次或发生时间的先后分别列出;③不可采用诊断用语(病名),如"患心脏病 2 年"或"患糖尿病 1 年";④如病情没有连续性时,可记录"20 年前发现心脏杂音,2 周来气短、浮肿";⑤如当前无症状,诊断和入院目的又十分明确时,可记录为"白血病复发 2 周,要求入院化疗"或"发现胆囊结石 2 个月,入院接受手术治疗"。

三、现病史(目前健康状况)

现病史是病史中的主体部分。围绕主诉,按症状出现的先后,详细记录从起病到就诊时疾病的发生、发展及其变化的经过和诊疗情况。其内容主要包括:

(1)起病时间、缓急,可能的病因和诱因(必要时包括起病前的一些情况)。

(2)主要症状(或体征)出现的时间、部位、性质、程度及其演变过程。例如消化性溃疡,主要症状特点为上腹痛,其性质为灼痛(或胀痛、隐痛),可持续数日或数周,在数年中反复发作或缓解,秋末春初加重等。

(3)伴随症状的特点及变化,对具有鉴别诊断意义的重要阳性和阴性症状(或体征)亦应加以说明。

(4)发病以来曾在何处做何种诊疗、护理及其效果。

(5)发病以来的一般情况,如精神、食欲、食量、睡眠、大小便、体力和体重的变化等。

(6)评估对象对自己目前健康状况的评价,有关健康问题对其生理、心理、社会各方面所带来的影响等。如对日常生活能力的影响,对工作、学习的影响,心理情绪的变化,以及给家庭带来的负担等。

四、既往健康史

既往健康史是指评估对象本次发病以前的健康及疾病情况及其对过去健康问题反应的了解和评价,特别是与现病史有密切关系的疾病,按时间先后记录。其内容主要包括:

（1）**自我评价**　评估对象对自己既往健康状况的评价。

（2）**既往病史**　包括既往患病史（含传染病、地方病）、住院史、手术史、外伤史、预防接种情况。应主要询问时间及诊疗情况。

（3）**过敏史**　应记录有无对药物、食物和其他接触物过敏史。

五、目前用药史

包括药物名称、用药时间、用法、剂量以及效果与不良反应。这些情况有助于对评估对象进行适当的指导，以免发生用药过量以及预防发生药物毒性反应；同时借此评估其自我照顾能力。

六、成长发展史

不同的年龄阶段有着不同的成长发展任务，个体的成长发展状况亦是反映其健康状况的重要指标之一。运用相应的成长发展理论，根据评估对象所处的不同成长发展阶段，确定其是否存在成长发展障碍。

（1）**生长发育情况**　主要了解儿童出生时的情况及其后的喂养和生长发育情况。

（2）**月经史**　青春期后的女性应询问其月经情况，如初潮年龄、月经周期、行经天数、经血的量和颜色、有无痛经、白带情况（多少及性状）、末次月经日期及绝经年龄等，记录格式如下：

$$初潮年龄（\quad）\quad \frac{行经期（\quad天）}{月经周期（\quad天）}\quad 末次月经时间或绝经年龄（\quad）$$

（3）**婚姻史**　结婚与否、结婚年龄、配偶健康状况、性生活情况、夫妻关系等。

（4）**生育史**　妊娠胎次、分娩次数及年龄，有无流产、早产、死产、手术产、产褥热史及计划生育情况。

七、家族健康史

主要是了解评估对象直系亲属及其配偶的健康状况及患病情况，特别应注意询问有无患有同样的疾病以及与遗传有关的疾病如血友病、糖尿病、精神病等。死亡者应注明死因及时间。以明确遗传、家庭及环境等对其目前健康状况和需要的影响。

八、系统回顾

系统回顾是通过询问评估对象各系统或与各健康功能型态有关症状的有无及其特点，全面系统地评估其以往已发生的健康问题及其与本次健康问题的关系。通过系统回顾可避免遗漏重要的信息。系统回顾的组织与安排可根据需要采用不同的系统模式，以下介绍采用戈登（Majory Gordon）的 11 种功能性健康型态（functional health patterns，FHPs）模式和身体、心理、社会模式进行系统回顾。

1. 功能性健康评估模式　评估健康状况以 11 种功能性健康型态为架构，分别探询个案各项功能性健康型态，以了解健康行为，评估健康情形。11 种功能性健康型态乃是麦乔玲·戈登

(Majorie Gorden)于 1982 年提出的,以收集个案资料、判断个案健康问题和确立护理诊断为架构。由于以多家护理的理论为基础,涵盖个体的生理、心理、社会、文化、压力调适和生活行为等层面,容易使应用者自资料收集而至确定护理问题、护理诊断。

1) **健康感知-健康管理型态** 健康感知-健康管理型态是指自觉一般健康状况如何,为保持或促进健康所做的最重要的事情及其对健康的影响。评估内容如下:

(1) 对自己既往和现在健康状况的了解情况。

(2) 日常保健措施有哪些;能否养成卫生习惯、维持平衡饮食、控制体重、有无锻炼计划、定期免疫接种、进行自我检查(乳房、睾丸)和专科检查(妇科、口腔)以及应对应激事件等。

(3) 有无烟、酒嗜好,每日摄入量及持续时间;有无药物成瘾或药物依赖,剂量及持续时间;以上情况是否有其原因或目的。

(4) 有无进食较多糖、盐和富含脂肪类食物的情况;自己感觉摄入量是否妥当。

(5) 自认为造成自己健康问题的原因有哪些。

(6) 对自己健康问题发生过程的描述如何;对求医的看法如何;目的如何。

(7) 过去对自己健康问题如何处理;遵行治疗处置的情况如何;有无困难或不便之处;认为该如何解决。

(8) 健康的问题是否对生活形成困扰;如对活动方面、感官功能方面、运动功能方面和经济方面等。

2) **营养-代谢型态** 营养-代谢型态是指食欲及日常食物和水分摄入种类、性质和量。包括 4 个方面,即营养、水平衡、组织完整性和体温调节。评估内容如下:

(1) 前一天摄食情形,包括食物名称及量,以及水分的摄取。

(2) 食欲如何,有无恶心、呕吐、口苦及口腔溃疡等。

(3) 有无饮食上的限制或偏好;营养素是否均衡。

(4) 过去半年来体重变化情形如何;若有大变化,原因为何;采用何种控制体重的方法。

(5) 进食有无困难,包括吞咽液体或固体食物以及咀嚼方面。

(6) 有无皮肤、指甲、毛发方面的变化、有无牙齿缺损。

(7) 母乳喂养方面,对婴儿应定期、定时测量体重,以观察母乳是否足够、喂养是否有效、是否符合同龄组婴儿的体重和体重增长规律。

(8) 液体量方面,有无水肿或脱水征、每天的液体摄入量是否足够。

(9) 组织完整性方面,皮肤、口腔黏膜和眼结膜,是否有溃疡(压疮)破损和发红区;是否存在有可能引起以上损伤的因素;如躯体不能移动,脱水或水肿,营养不良,循环欠佳或感觉缺陷等。

(10) 体温调节方面,有无体温高于或低于正常范围,周围环境温度、湿度和空气流通情况对维持体温的影响。

3) **排泄型态** 排泄型态是指每天排便与排尿的次数、量、颜色、性状。评估内容如下:

(1) 平时排便的时间、次数、颜色及形状如何,是否使用助泻药等。

(2) 排尿的形态有无改变,如次数过多,有烧灼感、尿失禁、尿滴沥和尿急等。

（3）在咳嗽、打喷嚏或大笑时，有无小便滴出。

（4）有无少尿、膀胱充盈。

4）活动-运动型态 活动-运动型态是指进食、转位、洗漱、如厕、洗澡、穿衣、行走、上下楼梯、购物、备餐等生活自理能力及其功能水平。可评估以下内容：

（1）日常活动情况，如工作、锻炼、娱乐活动和家务活动等。

（2）是否有活动无耐力，或经常诉说疲乏、软弱或无力。

（3）心率或血压在活动后是否有异常增快或增高现象，有无呼吸困难。

（4）躯体移动能力如何，四肢的肌肉有无萎缩。

（5）有无瘫痪，或因石膏固定或牵引而使活动受限。

（6）在医院中能否满足日常的娱乐爱好活动。

（7）执行日常生活活动，如移动肢体、穿衣、沐浴、洗漱、梳妆、进食、如厕等的自理能力如何。

（8）有无呼吸系统的疾病，有无呼吸困难等。

（9）肺部有无干湿性啰音。

5）睡眠-休息型态 睡眠-休息型态是指日常睡眠情况，可评估以下内容：

（1）每日睡眠时间及持续情形、有无入睡困难，入睡前是否需要帮助（如服安眠药、进食或听催眠的音乐等）。

（2）有无影响睡眠的各种因素，如噪音、频繁的检查、过多的操作、不熟悉的环境等。

（3）有无多梦或从梦中惊醒。

（4）睡醒后自觉精神是否饱满。

6）认知-感知型态 认知-感知型态是指思想和思考，以及病人获得和运用知识的方法。可评估以下内容：

（1）有无感官如听觉、视觉、味觉、嗅觉、记忆力、思维能力、语言能力等改变，视、听觉是否借助辅助用具。

（2）目前身体有无任何不舒服或疼痛，疼痛的部位、性质、程度和持续时间，以及是否有表示疼痛的行为，如呻吟、踱步、哭泣和固定体位等。

（3）是否对如何进行照顾难以做出选择。

（4）是否缺乏有关所患疾病的知识，是否会读书写字。

（5）以往对新事物学习的速度如何，学习中有何困难等。

（6）能否复述他所应遵循的治疗和处理方法。

（7）是否主诉有眩晕、健忘等情况，神志状态如何。

7）自我感知-自我概念型态 自我感知-自我概念型态是指如何看待自己，自我感觉如何。评估内容如下：

（1）自认为自己是个怎样的人；想做任何改变吗；为什么。

（2）对自己身体本身和身体外表的感觉如何。

（3）健康问题是否影响对自己的看法。

(4) 平时哪些事情会使你生气、懊恼、害怕、沮丧、焦虑,你又是如何处理的;有效吗。

(5) 目前考虑最多的问题。

(6) 有无表达出对目前处境或健康状况的顾虑,能否明确顾虑的来源。

(7) 有无很少说话或情感淡漠,或表现得很被动,或自述是被动的。

(8) 有无提出"我是谁"这样的问题,是否对自己的角色不太了解。

(9) 是否感到患病后自己与以前有所不同。

(10) 是否对自我有消极的看法,或认为自己不能对付目前的情境。

(11) 对自我的消极态度是否已是个长期的问题。

8) 角色-关系型态 角色-关系型态是指职业、社会交往情况,对自己所扮演角色的认识、角色适应、家庭关系和同事关系等。评估内容如下:

(1) 同住者有哪些人;彼此之间的关系如何。

(2) 平时与谁最亲近,有困难或有高兴事情时通常爱找谁谈。

(3) 平时谁对你较依赖,有困难或有高兴事情时喜欢找你谈。

(4) 平时家庭中谁作决策,家中的问题平时如何处理。

(5) 对家庭的责任如何,分担工作或经济的情形如何。

(6) 有无较要好的朋友,参加社团活动吗。

(7) 在校中或工作场所中感受到的气氛如何,是否与他人的关系紧张,工作是否顺利,经济收入能否满足个人生活所需。

(8) 是否不爱沟通,退缩或回避眼神接触。

(9) 家庭的各种功能是否处于紊乱状态,如关系恶化、沟通无效等,是否与家庭成员酗酒有关。

(10) 是否对未来的失落表现出痛苦,或对未来的失落表示否认。

9) 性-生殖型态 性-生殖型态是指性别认同和性别角色、性生活满意程度、有无改变或障碍,女性月经史、生育史等。评估内容如下:

(1) 第一性征及第二性征的发育情况。

(2) 对女性,月经周期如何,量多少,有无不舒服,情形如何,平时如何处理。

(3) 是否接受本身的性别角色,与配偶是否感觉亲密。

(4) 有无性生活,觉得满意或欠缺吗,原因为何,想如何改变。

(5) 有无生儿育女,家庭生育计划;如何采取避孕措施,此方面的知识如何获得或咨询的对象为谁。

10) 压力-应对型态 压力-应对型态是指是否经常感到紧张,用什么方法解决。可评估以下内容:

(1) 是否常感觉压力或紧张,平时如何处理,是否有效,是否须借助烟、酒、药物。

(2) 近期生活有无重大变故,如何处理,是否有效,以及对该事件的影响如何。

(3) 此次住院面临哪些压力源。

(4) 情绪及人格是否稳定,是否容易生气或沮丧等。

（5）是否在证据确凿的情况下还不承认存在的问题或缺点。

（6）是否将对现有情景的指责归咎于他人。

（7）是否不重视现状或延缓就医以致健康情况恶化。

（8）是否表示不能接受健康状况的改变，是否还处于依赖状态。

（9）照顾者在承担角色任务中有无感觉紧张和困难。

11）**价值-信念型态** 价值-信念型态是指能否在生活中得到自己所需要的。评估内容如下：

（1）有无宗教信仰，遇事故依赖宗教吗；方法为何；感觉信仰对人生的重要性如何。

（2）生活的力量及生活的意义为何；是否存在精神信念方面的矛盾，或对生存的意义、自身的价值产生疑问。

（3）自觉生命中最重要的东西为何，以及对目前生活状况的满意程度。

（4）对未来有无计划。

2. 身体、心理、社会系统回顾

1）**身体** 包括一般健康状况和全身各系统的健康状况。

（1）**一般健康状况** 有无疲乏无力、发热、出汗、睡眠障碍及体重改变等。

（2）**口腔** 有无气味、口唇干裂或颜色变化，有无口腔黏膜干燥、溃疡、牙龈肿胀、出血或溢脓，有无龋齿、义齿、牙齿松动或脱落，有无咽痛、咀嚼或吞咽困难、味觉改变等。

（3）**呼吸系统** 有无慢性咳嗽、咳痰、咯血、胸痛、气喘史等。

（4）**循环系统** 有无心悸、气促、发绀、水肿、胸痛、昏厥、高血压等。

（5）**消化系统** 有无食欲改变、嗳气、反酸、腹胀、腹痛、腹泻、便秘、呕血、黑便、黄疸史等。

（6）**泌尿生殖系统** 有无尿频、尿急、尿痛、血尿、排尿困难、腰痛、水肿史等。

（7）**造血系统** 有无乏力、头晕、皮肤或黏膜出血点、淤斑、反复鼻衄、牙龈出血史等。

（8）**内分泌系统及代谢** 有无畏寒、怕热、多汗、食欲异常、消瘦、口干、多饮、多尿史，有无性格、体重、毛发和第二性征改变等。

（9）**神经系统** 有无头痛、眩晕、失眠、嗜睡、意识障碍、抽搐、瘫痪、惊厥、性格改变、视力障碍、感觉异常史等。

（10）**肌肉骨骼系统** 有无肢体肌肉麻木、疾病、痉挛、萎缩、瘫痪史，有无关节肿痛、运动障碍、外伤、骨折史等。

2）**心理** 包括对疾病的认识和态度，康复的信心，病后精神、行为及情绪的变化，病人的人格类型、应对能力等。

（1）**感知能力** 视听触嗅等感觉功能有无异常，有无错觉、幻觉等。

（2）**认知能力** 有无抽象判断、定向力、记忆力、注意力、计算等思考能力障碍。

（3）**情绪状态** 有无焦虑、抑郁、失望、绝望、恐惧、愤怒等负性情绪。

（4）**自我概念** 对自己评价是积极的如充满自信、有价值感，还是消极的，如对自己不满，自觉无能为力、毫无希望或成为别人的负担等。

（5）**对疾病和健康的理解与反应** 可询问评估对象以下问题，以评估其对健康和所患疾病

的理解和反应。如:"您认为健康的标准是什么?""您认为自己现在的健康状况如何?""您知道自己得的是什么病吗?""您知道自己的病是怎么得的吗?""发觉自己患病后,您是怎样做的?""您希望通过这次住院治疗达到什么目的,解决什么问题?""您知道所服用药物的作用吗?""您知道怎样预防复发吗?"等。

(6)压力反应及应对方式 近期生活中是否有较为重大的事件发生,如离婚、丧偶、失业、家人生病等;或其他让评估对象感到紧张焦虑的事情;评估对象平时遇到事情是如何解决的,如独立解决还是同亲人朋友商量解决;遇到重大事件,特别是困难或挫折时会有怎样的情绪反应,以及如何处理的。

3)社会 包括文化教育、生活工作环境、家庭及社交状况等。

(1)价值观与信仰 可询问评估对象:"什么对您最重要?""您是怎样看待困难的?""您一般从何处寻求力量和帮助?""您有宗教信仰吗? 参加了什么组织没有?"等。

(2)受教育状况 曾接受过何种专业教育、培训或函授等以及所取得的成绩或成果。

(3)生活与居住环境 包括卫生状况、居民的素质等,有无饮食、饮水、空气污染及各种噪音等威胁健康的因素。

(4)职业及工作环境 所从事过的工种、工作的强度,有无影响正常的生活规律等,工作环境中的卫生状况、有无噪音、工业毒物接触等。

(5)家庭 包括家庭人口构成、家庭关系是否融洽、评估对象在家庭中的地位、病后对家庭的影响、家人对评估对象的态度等。

(6)社交状况 在单位所任职务,与朋友、同事和领导等的关系如何,以及社交是否广泛。

(7)经济负担 目前享受的医疗保健待遇、家庭的经济状况如何;有无因患病导致家庭的经济负担加重并因此带来心理压力。

(王庆美)

思考题

1. 健康资料的来源有哪些?

2. 收集健康资料的方法有哪些?

3. 什么叫问诊、视诊、触诊、叩诊、听诊?

4. 哪些因素可影响问诊的效果?

5. 健康史包括哪些内容?

6. 体格检查的注意事项有哪些?

7. 体格检查的基本方法有哪些?

8. 叩诊音分哪几种? 其临床意义是什么?

9. 常见的各种异常气味有什么临床意义?

第三章 常见症状评估

症状(symptom)是指在疾病状态下,机体生理功能发生异常时被评估者主观感到的不舒适感、异常感觉或病态改变,如发热、头痛、咳嗽乏力等。症状是诊断疾病的重要线索和依据。疾病的症状很多,同一疾病可有不同的症状,相同症状可出现在不同疾病中。因此,在临床评估中,必须结合临床资料综合分析,切忌单凭一个或几个症状片面作出结论。

第一节 发 热

正常人的体温保持相对恒定。体温调节中枢在致热原(pyrogen)作用下或体温调节中枢功能紊乱,使产热增多,散热减少,体温升高超过正常范围,称为发热(fever)。

【病因】

引起发热的原因很多,临床可分为感染性发热与非感染性发热。

1. 感染性发热 引起发热的主要原因:各种病原微生物,如病毒、细菌、支原体、衣原体、立克次体、螺旋体、真菌、寄生虫等均可引起发热。

2. 非感染性发热 引起发热的非感染性因素主要有下列几类。

(1)无菌坏死物质的吸收包括:①机械性、物理性或化学性损害,如大面积烧伤、手术、组织损伤等。②组织缺血性坏死,如心肌梗死、肺、脾等组织梗死或肢体坏死。③组织细胞坏死及组织坏死物的吸收(如癌肿、白血病、溶血反应等),常引起发热,称为吸收热。

(2)免疫性疾病 如风湿热、药物热、血清病、自身免疫性疾病及某些恶性肿瘤等。发热与外源性致热原抗原抗体复合物的形成有关。

(3)内分泌代谢性疾病 如甲状腺功能亢进症使产热增多等,使体温增高。

(4)皮肤散热减少 如广泛性皮炎、鱼鳞病、慢性心力衰竭等散热减少。

(5)体温调节中枢功能障碍 由于致热物质直接损害体温调节中枢,称为中枢性发热。如中暑、安眠药中毒、脑出血、颅内出血、颅内肿瘤、颅脑损伤等。

(6)自主神经功能紊乱 患者多表现为低热,常伴有其他自主神经功能紊乱的表现,属功能性发热的范畴。例如:①原发性低热:由于自主神经功能紊乱所致的体温调节障碍或体质异常,低热可持续数日甚至数年之久。②感染后低热:见于各种病原微生物感染后,原有感染已痊愈,但仍低热不退,此系体温调节中枢对体温的调节功能仍未恢复正常所致。③夏季低热:仅发生于夏季,秋凉后自行痊愈,多见于幼儿,此乃体温调节功能不完善所致。④生理性低热:如精神紧张、剧烈运动后,部分女性也可在月经前或妊娠初期出现低热。

【发生机制】

正常人在体温调节中枢的调控下,通过神经、体液等因素使产热和散热保持着动态平衡,使机体温度相对恒定,以维持内环境的稳定。正常人的体温一般为36℃～37℃,因测量部位不同而略有差异,一般口腔温度为36.3℃～37.2℃,腋窝温度较口腔温度低0.5℃,直肠温度较口腔高0.5℃。在不同个体之间体温略有差异,且常受机体内外环境因素的影响略有波动,但波动范围一般不超过1℃。如老年人代谢率较低,体温相对低于青壮年;育龄期女性在月经前及妊娠期体温稍高。大多数发热的机制是致热原的作用,其发生机制可分为致热原性发热与非致热原性发热。

1. 致热原性发热 致热原为引起发热的最常见因素,根据致热原的来源不同,又可分外源性致热原(exogenous pyrogen)和内源性致热原(endogenous pyrogen)两大类。

(1)外源性致热原 如微生物、病原体及其产物、炎性渗出物、无菌坏死性物质、抗原-抗体复合物等。其相对分子质量较大,一般不能直接透过血-脑屏障作用于体温调节中枢,但各种外源性致热原均能激活血液中的中性粒细胞、嗜酸性粒细胞和单核细胞-吞噬细胞系统,使其形成并释放内源性致热原(又称为白细胞致热原)。

(2)内源性致热原 其相对分子质量较小,可通过血-脑屏障直接作用于体温调节中枢,使体温调定点上移,体温调节中枢重新发出冲动;并通过垂体内分泌因素使代谢增加或通过运动神经使骨骼肌阵缩;从而体内产热增多。另一方面通过交感神经使皮肤血管及竖毛肌收缩血流量减少,排汗停止,散热减少,最终使产热大于散热,体温升高引起发热。如白介素、肿瘤坏死因子和干扰素等。

2. 非致热原性发热 是体温调节机制失控或调节障碍所引起的一种被动性的体温升高。①体温调节中枢直接受损,如颅脑外伤、脑出血等;②产热过多,如癫痫持续状态、甲状腺功能亢进症等。

【临床表现】

一、发热的临床经过与特点

1. 体温上升期 常表现为乏力、肌肉酸痛、皮肤苍白、畏寒或寒战、无汗,此期产热大于散热使体温升高。体温上升的方式有2种:

(1)骤升型 体温在数小时内达39℃～40℃或以上,常伴寒战。常见于疟疾、大叶性肺炎、败血症、流行性感冒、急性肾盂肾炎、输液反应等。

(2)缓升型 体温在数日内逐渐达高峰,多不伴寒战。常见于伤寒、结核病及布氏杆菌病等。

2. 高热期 是指体温上升达高峰后保持一定时间,持续时间长短可因病因不同而不同,如疟疾持续数小时体温已达调定点水平,中枢不再发出升温冲动,故寒战消失,皮肤血管由收缩转为舒张,皮肤发红并有灼热感,呼吸加深加快,开始出汗。此期产热与散热过程在较高的水

平上保持相对平衡。

此期的临床表现明显,有烦躁不安、谵语、幻觉等改变;持续高热可使大脑皮质和呼吸中枢功能抑制,出现昏迷、呼吸不规则等;小儿高热易出现惊厥;发热时因胃肠道功能异常,多有饮食不振、恶心、呕吐;持续发热使体内消耗增加、摄入不足,可致消瘦;发热使唾液腺分泌减少,出汗和失水使口腔黏膜干燥,均有利于病原微生物侵袭和生长,引起口腔炎症,如疱疹、舌炎、鹅口疮等。

3. 体温下降期　由于病因消除,致热原的作用减弱或消失,体温中枢的体温调定点逐渐恢复正常,产热减少,散热增加,使体温降至正常水平。此期表现为出汗多,皮肤潮湿。体温下降亦有2种方式:

(1)骤降型　体温在数小时内迅速下降至正常水平,常伴大汗淋漓,见于疟疾、急性肾盂肾炎、流行性感冒、输液反应等。

(2)缓降型　体温在数天内逐渐降至正常,如结核、风湿等。

二、临床分度和热期

以口腔温度为例,按发热高低可将其分为:低热,37.3℃~38℃;中等度热,38.1℃~39℃;高热,39.1℃~41℃;超高热,41℃以上。

发热在2周内者称为急性发热;体温在38℃以上,持续2周或更长时间者称为长期中、高热;体温在38℃以下,持续1个月以上者称为长期低热。

三、热型及临床意义

热型即不同形态的体温曲线。不同的疾病可表现出不同的热型,热型不同其临床意义亦不相同。

1. 稽留热　体温恒定维持在39℃~40℃或以上水平达数日或数周,24小时内波动范围不超过1℃(图3-1),常见于大叶性肺炎、伤寒等。

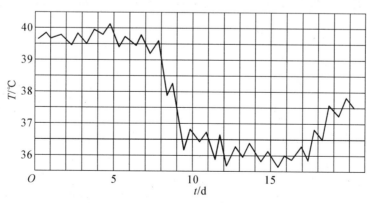

图3-1　稽留热

2. 弛张热　体温常在39℃以上,24小时内波动范围大于2℃,但最低仍高于正常(图3-2)。常见于败血症、风湿热、重症结核病及其他化脓性感染等。

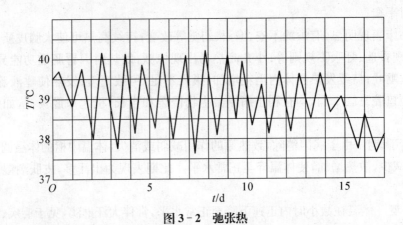

图 3-2 弛张热

3. 间歇热 体温骤升达高峰后持续数小时,又骤降至正常,无热期可持续 1 天或数天,高热期与无热期反复交替出现(图 3-3)。常见于疟疾、肾盂肾炎等。

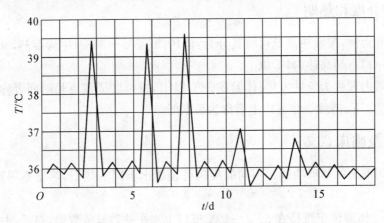

图 3-3 间歇热

4. 波状热 体温逐渐上升达 39℃ 或以上,持续数日后又逐渐下降至正常水平,再过数日后体温又逐渐升高,如此反复交替出现(图 3-4)。常见于布鲁菌病。

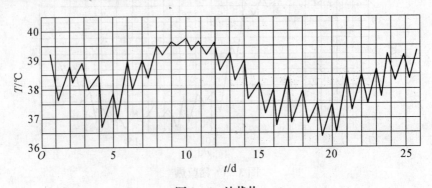

图 3-4 波状热

5. 回归热 体温急剧上升至 39℃ 或以上,持续数天后又骤然下降至正常,数日后又出

现高热,这样高热期与无热期各持续数日规律地交替出现(图3-5)。见于回归热、周期热等。

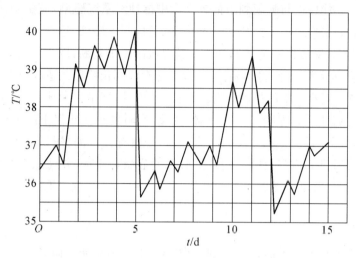

图 3-5　回归热

6. 不规则热发热　体温曲线无一定规律(图3-6)。可见于结核病、风湿热、支气管肺炎、胸膜炎等。

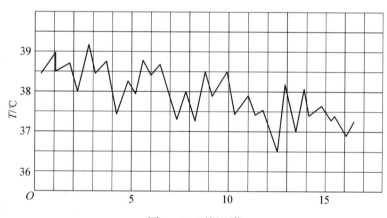

图 3-6　不规则热

【护理评估要点】

(1)发热程度、热期和热型　定时测量体温,绘制体温曲线,观察发热的程度、热期和热型,是护理评估中重要的一步。评估中应注意体温的生理变化,包括:①年龄差异,新生儿体温易受环境温度的影响并随之波动,较易引起发热;儿童代谢增高,体温可略高于成人,老年人代谢率低,体温可在正常范围下限。②生殖周期异常,育龄女性在月经期体温较平时低,月经前和妊娠期体温稍高于平时。③运动、情绪、环境因素、剧烈运动、淋浴、进餐、情绪激动、精神紧张等可使体温暂时升高;睡眠、饥饿、服用镇静剂等可使体温下降;高温环境中,体温可稍高。此

外,老年人因机体反应性差,严重感染时可仅有低热或不发热;应用抗生素、肾上腺皮质激素、解热镇痛药等可使热型变得不典型。

(2) 伴随症状 伴昏迷与脑膜刺激征者常为中枢神经系统感染,应密切注意观察瞳孔、意识和生命体征变化;伴寒战的高热,常见于败血症、急性胆道感染、急性肾盂肾炎、疟疾、急性溶血、输血输液反应等。对有伴随症状的高热应及时做出正确判断,以采取相应的护理措施。如小儿高热惊厥应立即采取措施,将体温控制,以免惊厥时间长给患儿造成损害。

(3) 身体反应 对高热期的患者,应做动态观察记录,记录生命体征、意识变化,了解高热对机体重要脏器的影响及其程度,以掌握病情变化,及时处理。体温下降期患者,尤其是应用退热药者或老年体弱者,要记录 24 小时出入液量,观察有无口渴、尿量减少、皮肤黏膜干燥及弹性降低,双侧眼球凹陷、谵妄、狂躁、幻觉等脱水的症状和体征,并注意高热者体温不易下降过快过猛,以防虚脱。长期发热者对其营养状况进行评估,并注意二重感染。

【相关护理诊断】

(1) 体温过高 与病原体感染有关,或与体温调节中枢功能障碍有关,或与自主神经功能紊乱有关等。

(2) 体液不足 与发热后出汗过多和(或)入液量不足有关。

(3) 营养失调:低于机体需要量 与长期发热代谢率增高及营养物质摄入不足有关。

(4) 口腔黏膜改变 与发热所致口腔黏膜干燥有关。

(5) 潜在并发症 惊厥、意识障碍。

(郭宇红)

第二节 疼 痛

疼痛(pain)是由于机体受到伤害性刺激等所引起的痛觉反应,为临床常见的症状之一,也是促使病人就诊的主要原因之一。疼痛又是一种警戒信号,可促使机体采取相应的防护措施以避免进一步的损害,因而对机体的正常活动具有保护作用。但疼痛常引起不愉快的情绪反应,特别是强烈或持久的疼痛还会引起生理功能紊乱,甚至休克等。

【发生机制】

任何形式的刺激,只要达到一定的强度可能或已造成组织损伤时,都能引起疼痛。引起疼痛的刺激物称为致痛物质,它包括 K^+、H^+、组胺、5-羟色胺、缓激肽、前列腺素及组织损伤产生的酸性代谢产物等。疼痛的感受器是游离神经末梢,它是一种化学感受器,致痛物质刺激感受器后,冲动经脊髓的后根神经节细胞并沿脊髓丘脑侧束,进入内囊传播至大脑皮层中央后回的第一感觉区,引起有定位的疼痛感觉。此外,疼痛传入冲动还在脊髓内弥散上升沿脊髓网状纤维、脊髓中脑纤维和脊髓丘脑、内侧部纤维,抵达脑干网状结构、丘脑内侧部和边缘系统,引

起疼痛的情绪反应。头面部的疼痛是由三叉神经传导沿三叉神经丘脑束,上行至脑桥与脊髓丘脑束汇合,传入大脑皮层内脏的疼痛冲动主要是通过交感神经传入,经后根进入脊髓,随后沿躯体神经相同的路径到达大脑感觉中枢。

不同病因引起的疼痛持续时间长短不一,临床上将持续时间在半年以内的疼痛称为急性疼痛,半年以上者称为慢性疼痛。急性疼痛以持续数分钟、数小时或数天之内者居多,常突然发生,经处理后疼痛很快消除或缓解。慢性疼痛则具有持续性、顽固性和反复发作的特点。不同患者因其年龄、以往的疼痛经历以及社会文化背景等不同,对疼痛的反应也存在差异。儿童对疼痛较敏感,但由于不能正确理解,容易产生恐惧或愤怒的情绪。较小的儿童不能描述或不能准确描述疼痛,常表现为哭闹不安。随着年龄的增长、疼痛经验及阅历的增加,对疼痛的认识与理解能力增强,可以准确描述疼痛部位、性质及程度等,并能采取适当的减轻或消除疼痛的措施。老年人身体各部位对疼痛刺激不敏感,反应迟缓,易掩盖病情的严重性。不同的个体对疼痛的耐受力及表现方式不同。疼痛时,有的人哭闹、喊叫;有的人愤怒或暗自忍受;有的人轻微疼痛即有表现,向人诉说,有的人即使明显疼痛也不表现出来。

剧烈疼痛时患者可有如下改变:①血压升高,呼吸、心率增快,面色苍白,严重者可致休克。②为缓解疼痛而采取强迫体位,致骨骼肌过度疲劳。③影响正常的睡眠和休息。④胃肠功能紊乱,出现恶心、呕吐。⑤影响患者正常的生活、工作及社交活动,使患者产生焦虑、愤怒、恐惧等情绪反应。

一、头痛

头痛(headache)是指额、顶、颞及枕部的疼痛。很多疾病都可有头痛症状,但多数无特殊意义。如全身感染发热性疾病往往伴有头痛,随原发病的好转或痊愈而消失;精神紧张、过度疲劳也可伴有头痛。但反复发作的、持续的或渐进性加重的头痛可能是某些器质性疾病的信号,应认真检查,明确诊断,及时治疗。

【病因】

1. 颅脑病变　①感染:各种病原微生物引起的脑膜炎、脑膜脑炎、脑炎、脑脓肿等。②血管病变:蛛网膜下隙出血、脑出血、脑血栓形成、脑梗死、高血压脑病、脑供血不足、脑血管畸形等。③占位性病变:脑肿瘤、颅内转移瘤、颅内囊虫病或包虫病等。④颅脑外伤:脑震荡、脑挫伤、硬膜下血肿、颅内血肿、脑外伤后遗症等。⑤其他:偏头痛、丛集性头痛、头痛型癫痫、腰椎麻醉后头痛等。

2. 颅外病变　①颅骨疾病:颅底凹入症,颅骨肿瘤等。②神经痛:三叉神经、舌咽神经及枕神经痛等。③颈部疾病:颈椎病及颈部其他疾病。④其他:眼、耳、鼻和牙疾病所致的头痛,如青光眼、中耳炎、鼻窦炎和牙髓炎等。

3. 全身性疾病　①急性感染:如流行性感冒、肺炎、细菌性痢疾、伤寒等发热性疾病。②心血管疾病:如高血压病、心力衰竭等。③中毒:如一氧化碳、有机磷、酒精、铅、药物(如水杨酸类、颠茄)等中毒。④其他:低血糖、肺性脑病、肝性脑病、尿毒症、贫血、系统性红斑狼疮、中暑、月经期及绝经期头痛等。

4. 神经症 神经衰弱及癔症性头痛。

【临床表现】

1. 发病情况 不同疾病头痛发生的急缓、病程长短各异。剧痛,持续不减,伴有不同程度意识障碍,但无发热者,提示血管性病变(如蛛网膜下隙出血);慢性进行性头痛伴有颅内高压表现者(呕吐、脉缓、视神经乳头水肿),应注意颅内占位性病变;慢性头痛突然加剧并伴有意识障碍者,提示可能发生脑疝。青壮年长期反复发作头痛,常因焦虑、紧张而发生,无颅内高压表现者,多为肌收缩性头痛。

2. 头痛的部位 病因不同,头痛的部位有差别,可表现为单侧、双侧、前额、枕部、局部或弥散性疼痛。偏头痛及丛集性头痛多在一侧;高血压引起的头痛多在额部或整个头部;蛛网膜下腔出血或脑脊髓膜炎除头痛外尚有颈痛;全身性或颅内感染性疾病的头痛,多为全头部痛;颅外病变所致的头痛多较局限及表浅,常在刺激点近处或神经分布区内,如枕神经痛局限在枕部;颅内病变所致的头痛较深而弥散,颅内深部病变的头痛部位不一定与病变部位相一致。

3. 头痛程度与性质 头痛的轻重程度与病情严重性不一定一致。三叉神经痛、偏头痛及脑膜刺激的疼痛最为剧烈;脑肿瘤的头痛多较轻;血管性头痛多为胀痛、搏动性痛;神经痛多为电击、烧灼样痛或刺痛;肌收缩性头痛多为重压感、钳夹或戴紧帽感;神经官能症性头痛的性质多不定。

4. 头痛发生与持续的时间 神经性头痛多短暂;颅内占位性病变引起的头痛多为持续性,往往清晨加剧;丛集性头痛常在晚间发生;鼻窦炎引起的头痛常于清晨或上午发生,逐渐加重至午后减轻;女性偏头痛常与月经周期有关。

5. 影响头痛的因素 用力、转体、摇头、咳嗽等可加剧血管性、颅内高压性及脑肿瘤性头痛;颈肌收缩性头痛可经按摩颈肌而减轻;丛集性头痛在直立时可减轻;偏头痛于应用麦角胺后常可缓解。

【护理评估要点】

(1) **头痛发病情况** 起病时间、急缓、病程、部位、范围、程度、频度(间歇性、持续性)、加重或缓解因素。

(2) **伴随症状** 头痛伴发热常见于全身感染性疾病(包括颅内感染);头痛伴剧烈喷射状呕吐提示颅内压增高;头痛伴眩晕见于小脑肿瘤、椎-基底动脉供血不足等;头痛伴视力障碍见于青光眼、脑肿瘤等;头痛伴脑膜刺激征阳性提示脑膜炎、蛛网膜下隙出血等;头痛伴癫痫发作提示脑血管畸形、脑肿瘤、脑内寄生虫病等;头痛伴神经功能紊乱症状,可能是神经官能症性头痛。

(3) **相关病史** 有无感染、高血压、动脉硬化、颅脑外伤、肿瘤、精神疾病、神经症及眼、耳、鼻等部位疾病。

(4) **心理、社会反应** 有无因疼痛而产生的焦虑、愤怒、恐惧等情绪反应。

二、胸痛

胸痛(chest pain)一般由胸部疾病引起,少数其他部位的疾病亦可引起胸痛。由于个体对

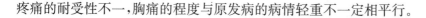

疼痛的耐受性不一,胸痛的程度与原发病的病情轻重不一定相平行。

【病因及发病机制】

引起胸痛的原因主要为胸部疾病。引起胸痛的常见病因如下。

(1) 胸壁胸廓疾病　急性皮炎、肌炎、皮下蜂窝组织炎、带状疱疹、流行性胸痛、肋间神经炎、肋软骨炎、肋骨骨折、创伤、颈、胸椎结核、多发性骨髓瘤、白血病等。

(2) 呼吸系统疾病　胸膜炎、气胸、胸膜肿瘤、肺炎、原发性支气管肺癌、肺栓塞等。

(3) 心脏与大血管疾病　心绞痛、急性心肌梗死、心肌病、急性心包炎、二尖瓣或主动脉瓣病变、胸主动脉瘤、夹层动脉瘤、心脏神经官能症等。

(4) 纵隔疾病　纵隔炎、纵隔脓肿、纵隔肿瘤等。

(5) 其他　食管炎、食管癌、食管裂孔疝、膈下脓肿、肝脓肿、脾梗塞、脾破裂等。

各种刺激因子,如缺氧、炎症、肌张力改变、肿瘤浸润、组织坏死以及理化因素等都可刺激胸部的感觉神经纤维产生痛觉冲动,并传至大脑皮层的痛觉中枢引起胸痛。胸部感觉神经纤维有:①肋间神经感觉纤维;②支配心脏和主动脉的交感神经纤维;③支配气管与支气管的迷走神经纤维;④膈神经的感觉纤维。

【临床表现】

1. 胸痛部位　胸壁胸廓疾病引起的胸痛,部位固定,局部有压痛,胸壁的炎症可有红、肿、热、痛表现;带状疱疹表现为成簇的水泡沿一侧肋间神经分布伴剧烈神经痛,疱疹不超过体表中线;肋软骨炎多侵犯第一、二肋软骨,患处隆起,有疼痛但无红肿;肋骨骨折部位有明显的挤压痛;心绞痛及急性心肌梗死的胸痛多在胸骨后或心前区,可向左肩和左臂内侧放射,甚至可达左手无名指和小指,也可放射于左颈和面颊部,误认为牙痛;食管及纵隔疾病引起的胸痛亦多在胸骨后;自发性气胸、胸膜炎及肺栓塞引起的胸痛多位于患侧的腋下。

2. 胸痛性质　胸痛的性质可有多种多样。程度可呈剧痛、轻微疼痛和隐痛。如肋间神经痛呈阵发性的灼痛或刺痛;带状疱疹呈刀割样痛或灼痛;食管炎多呈烧灼感;心绞痛呈压榨性伴窒息感;急性心肌梗死时则疼痛更剧烈而持久伴濒死感;干性胸膜炎常呈尖锐刺痛或撕裂痛;原发性支气管肺癌及纵隔肿瘤常表现为闷痛;肺栓塞则表现为突发剧烈刺痛,伴有呼吸困难和发绀。

3. 发病年龄　青壮年胸痛多考虑结核性胸膜炎、自发性气胸、心肌炎、心肌病、风湿性心瓣膜病;老年人胸痛应警惕心绞痛、急性心肌梗死、原发性支气管肺癌等。

4. 影响胸痛的因素　心绞痛易在劳累、精神紧张时发生,发作时间短暂(持续1~5分钟),休息后或含服硝酸甘油或硝酸异山梨酯后于1~2分钟内缓解,而急性心肌梗死所致的疼痛持续时间长(数小时或更长)且不易缓解。咳嗽深呼吸可使胸膜炎、心包炎、自发性气胸的胸痛加剧。吞咽食物可使反流性食管炎疼痛加剧,制酸剂则可使其疼痛减轻。

【护理评估要点】

(1) 胸痛发病情况　评估发病年龄、起病时间、急缓、部位、范围、程度、有无放射痛、持续时

间、加重或缓解因素等。

（2）伴随症状　胸痛伴咳嗽、咯血提示肺部疾病，如肺炎、肺结核、原发性支气管肺癌等；胸痛伴呼吸困难提示肺部大面积病变或受压，如肺栓塞、气胸、渗出性胸膜炎等；胸痛伴咽下困难提示食管疾病；胸痛伴苍白、大汗、血压下降或休克，多见于心肌梗死、肺栓塞、夹层动脉瘤等；胸痛伴吞咽困难，提示食管疾病。

（3）心理、社会反应　有无疼痛而产生的焦虑、恐惧等情绪反应。

三、腹痛

腹痛（abdominal pain）是临床常见的症状，多数由腹部脏器疾病引起，全身其他脏器病变亦可引起腹痛。引起腹痛的脏器病变可为器质性，亦可为功能性。腹痛的性质和程度，受到病变情况和刺激程度的影响，同时也受到神经和心理因素的影响。因此，需详细询问病史，全面的身体评估和必要的辅助检查才能明确诊断。临床上一般将腹痛分为急性和慢性腹痛。其中，需作外科紧急处理的急性腹痛一般称为急腹症。

【病因】

1. 急性腹痛　起病急，病情重，转变快。多由于：

（1）腹腔内脏器急性炎症　如急性胃炎、急性肠炎、急性胆囊炎、急性胰腺炎、急性阑尾炎、急性出血坏死性肠炎等。

（2）腹膜急性炎症　多数是由急性胃肠穿孔引起的急性弥漫性腹膜炎，少数为自发性腹膜炎。

（3）腹腔内脏器阻塞或扩张　如肠梗阻、胆道结石、胆道蛔虫症、泌尿系结石、急性胃扩张等。

（4）腹腔内脏器扭转或破裂　如肠扭转、大网膜或肠系膜扭转、卵巢扭转、肝或脾破裂、异位妊娠破裂等。

（5）腹腔内血管病变　如肠系膜动脉栓塞、缺血性肠炎、门静脉栓塞、脾栓塞等。

（6）腹壁病变　如腹壁挫伤、腹壁脓肿、腹壁带状疱疹。

（7）胸部疾病所致的腹部牵涉痛　如肺炎、肺梗塞、急性心肌梗塞、急性心包炎等。

（8）其他　如铅中毒、糖尿病酮症酸中毒、尿毒症、腹型过敏性紫癜、腹型风湿热等均可致腹痛。

2. 慢性腹痛　起病缓慢，病程长，或为急性起病后腹痛迁延不愈或间歇性发作。多由于：

（1）消化性溃疡　胃、十二指肠溃疡。

（2）腹腔内脏器的慢性炎症　如反流性食管炎、慢性胃炎、慢性胆囊炎及胆道感染、慢性胰腺炎、炎症性肠病、结核性腹膜炎等。

（3）腹内脏器慢性扭转　如慢性胃扭转、慢性肠扭转等。

（4）腹内实质性脏器病变　实质性脏器因病变而肿胀；使其包膜张力增加而发生疼痛，如肝瘀血、肝炎、肝脓肿等。

（5）腹内肿瘤　如胃癌、大肠癌、肝癌、胰腺癌等。

（6）中毒与代谢障碍　如铅中毒、尿毒症等。

(7) 神经精神因素　如胃神经官能症、肠易激综合征、胆道运动功能障碍等。

腹部的感觉神经主要有两类：①分布于腹壁组织（包括壁腹膜）的第 6 胸椎至第 1 腰椎脊神经；②分布于腹腔内脏组织（包括脏腹膜）的交感神经和副交感神经。脊神经对各种刺激均较敏感，且痛觉定位准确。内脏组织的感觉纤维对刺、割等锐器刺激不敏感，但当空腔脏器张力增加、组织缺血或炎症时可产生明显痛觉。

【临床表现】

1. 腹痛部位　一般腹痛的部位即为病变所在部位。胃、十二指肠疾病疼痛多在上腹部；肝胆疾病的疼痛多在右上腹部；小肠疾病疼痛多在脐部或脐周；阑尾炎疼痛位于右下腹麦氏点（Mc Bumey 点）；回盲部病变疼痛多位于右下腹；结肠病变与盆腔疾病疼痛多位于下腹部。有些脏器疾病除局部疼痛外，还可出现牵涉痛，如胆囊炎时出现右肩痛，急性胰腺炎时，可有腰背部束带状疼痛。弥漫性腹痛多见于腹膜的急慢性炎症。

2. 腹痛性质与程度　引起腹痛的原发病不同，腹痛的性质及程度各异。急性腹痛发病急骤，疼痛剧烈，可呈刀割样、绞痛、锐痛等。突然发生的全腹部持续性剧痛伴有腹肌紧张或板状腹，提示急性弥漫性腹膜炎。胆石症或泌尿系结石常为阵发性绞痛。阵发性剑突下钻顶样疼痛是胆道蛔虫症的典型症状。慢性腹痛发病隐袭，常为隐痛、钝痛或胀痛等。慢性周期性、节律性上腹部烧灼痛、钝痛常提示消化性溃疡。慢性右下腹疼痛常为慢性阑尾炎、肠结核等。小肠及结肠病变的疼痛常为痉挛性、间歇性痛。结肠病变引起的腹痛常在排便后减轻。

3. 影响腹痛的因素　有些疾病的腹痛与饮食有关。胆囊炎或胆石症发作前有进食油腻食物史；暴饮暴食、酗酒可诱发急性胰腺炎、急性胃扩张；进食可诱发或加重胃溃疡的疼痛；十二指肠溃疡的疼痛则在进食后减轻或缓解。体位改变亦可影响腹痛：反流性食管炎在躯体前屈时剑突下烧灼痛明显，直立位时可减轻；左侧卧位可使胃黏膜脱垂引起的腹痛减轻；胃下垂可因长时间站立位出现上腹痛；胰体癌在仰卧位时疼痛明显，前倾位或俯卧位时疼痛减轻。部分机械性肠梗阻常与腹部手术史有关。腹部受外部暴力作用而突然引起的腹部剧痛伴休克者，可能是肝、脾破裂所致。

4. 发作时间　上腹痛发作呈周期性、节律性见于胃、十二指肠溃疡；子宫内膜异位症者，腹痛与月经来潮有关；餐后痛可由于胆胰疾病、胃部肿瘤、消化不良所致。

【护理评估要点】

1. 腹痛与年龄、性别、职业的关系　幼儿腹痛常见原因有先天畸形、肠套叠、蛔虫病等；青壮年以急性阑尾炎、胰腺炎、消化性溃疡或胃炎多见；中老年腹痛多以胆囊炎、胆石症、恶性肿瘤、心血管疾病多见；育龄妇女腹痛多考虑卵巢囊肿扭转、宫外孕等。

2. 腹痛起病情况、时间、部位、性质、程度　有无饮食、外科手术等诱因，急性起病者应考虑与急腹症鉴别；缓慢起病者应注意功能性与器质性、良性与恶性疾病鉴别。腹痛部位多代表疾病部位，更应注意判断疾病的部位和性质。腹痛性质与病变性质有关，如烧灼样痛多与化学性刺激有关（胃酸的刺激）；绞痛多由空腔脏器痉挛、扩张或梗阻引起，常见有肠绞痛、肾绞痛、胆绞痛等。三种绞痛的鉴别参见表 3-1。

表 3-1 三种绞痛的鉴别

疼痛类型	疼痛部位	其他特点
肠绞痛	多位于脐周围、下腹部	常伴有恶心、呕吐、腹泻、便秘、肠鸣音增加等
胆绞痛	位于右上腹,放射至右背与右肩胛	常有黄疸、发热,肝可触及或 Murphy 征阳性
肾绞痛	位于腰部,向下放射,达腹股沟、外生殖器及大腿内侧	常有尿频、尿急,尿常规有蛋白质、红细胞等

3. 伴随症状 急性腹痛伴发热寒战提示腹腔内脏器或组织急性感染,如急性胆道感染、肝脓肿、腹腔脓肿等;慢性腹痛伴发热提示腹腔内慢性炎症、脓肿或恶性肿瘤等;腹痛伴黄疸提示胆道疾病、胰腺疾病等;腹痛伴休克可能是腹腔脏器破裂(如肝、脾破裂,异位妊娠破裂)、胃肠穿孔、急性梗阻性化脓性胆管炎、绞窄性肠梗阻、肠扭转急性出血坏死性胰腺炎;老年人重症肺炎时也可出现腹痛与休克;腹痛伴呕吐常提示上消化道疾病;大量呕吐宿食提示幽门梗阻;腹痛伴腹泻提示肠道疾病、胰腺疾病及慢性肝病等;腹痛伴呕血或柏油样便提示消化性溃疡、胃癌等;腹痛伴便血提示溃疡性结肠炎、肠结核及结肠癌等;腹痛伴里急后重提示直肠病变;腹痛伴血尿,提示泌尿系感染等。

4. 既往病史 有无消化性溃疡、胆石症、心血管疾病等。

【相关护理诊断】

(1) 疼痛 与炎症刺激、缺血等有关。

(2) 焦虑 与疼痛迁延不愈有关。

(3) 恐惧 与剧烈疼痛有关。

(4) 潜在并发症 休克。

(郭宇红)

第三节 水 肿

水肿(edema)是指在组织间隙中有过多的液体潴留而出现肿胀。水肿可分为全身性与局部性。当液体在体内组织间隙呈弥漫性分布时呈全身性水肿,常为凹陷性。液体积聚在局部组织间隙时呈局部水肿。过多的液体积聚在体腔内称为积液,如胸腔积液(胸水)、腹腔积液(腹水)、心包积液。水肿发生初期,患者体重增加,指压凹陷不明显,称为隐性水肿;若体重增加超过 10%,指压凹陷者称为显性水肿。一般情况下,水肿不包括内脏器官的水肿,如脑水肿、肺水肿等。

【发生机制】

正常人体组织间液量是通过机体内外和血管内外液体交换的平衡维持相对恒定。一方面

血管内液体不断从毛细血管小动脉端滤出至组织间隙成为组织液,另一方面组织液不断从毛细血管小静脉端回吸收入血管中,因而组织间隙无过多液体积聚。

其中维持液体交换平衡的主要因素有:①毛细血管静水压;②血浆胶体渗透压;③组织压;④组织液的胶体渗透压。

这些因素发生改变,如:①钠与水潴留;②毛细血管滤过压升高;③毛细血管通透性增高;④血浆胶体渗透压降低;⑤淋巴回流受阻,将导致组织间液生成过多或再吸收过少,形成水肿。

【临床表现】

1. 全身性水肿

（1）心源性水肿　心源性水肿（cardiac edama）主要见于右心功能不全引起体循环瘀血。发生机制主要是有效循环血量减少,肾血流量减少,继发性醛固酮增多而引起钠水潴留、静脉瘀血,超过了组织液的回吸收能力所致。水肿特点是首先发生在身体下垂部位,如踝内侧、胫骨前部;经常卧床者出现在腰骶部。严重时发生全身水肿、胸水、腹水及心包积液。水肿为对称性、凹陷性。通常伴有颈静脉怒张、肝肿大、静脉压增高的右心衰竭的表现（图3-7）。

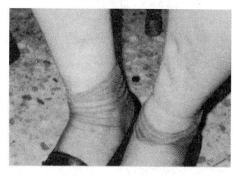

图3-7　心源性水肿

（2）肾源性水肿　肾源性水肿（renal edema）主要见于各型肾炎及肾病。发生机制主要是多种因素引起肾小球有效滤过降低,排泄水、钠减少,致水、钠潴留;大量尿蛋白导致低蛋白血症;毛细血管静水压升高。水肿特点是首先出现于结缔组织最疏松处,如疾病早期晨起眼睑与颜面水肿,继之发展为全身性水肿（肾病综合征是重度水肿）,临床主要见于肾病综合征与各型肾小球肾炎。通常伴有高血压、尿常规改变、肾功能损害的表现（图3-8）。

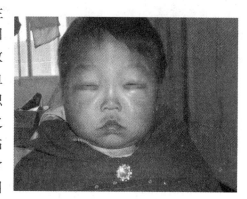

图3-8　肾源性水肿

表3-2　　　　　　　　　　　　　心源性水肿与肾源性水肿的鉴别

鉴别要点	心源性水肿	肾源性水肿
开始部位	从身体下垂部位,蔓延至全身	从晨起眼睑与颜面水肿,继之发展为全身性水肿
发展速度	发展较慢	发展较迅速
水肿性质	移动性小	移动性大
伴随症状	伴有颈静脉怒张、肝肿大、静脉压增高的右心衰竭等	伴有高血压、尿常规改变、肾功能损害的表现等

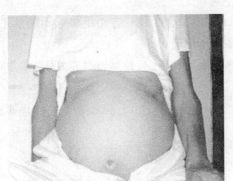

图 3-9 肝源性水肿

（3）肝源性水肿 肝源性水肿（hepatic edema）主要见于肝硬化失代偿期。以腹水为主要表现，也可先出现踝部水肿，逐渐向上蔓延，而头、面及上肢常无水肿。主要机制为血浆白蛋白降低、门静脉高压形成、继发性醛固酮增多、肝淋巴液回流受阻等。通常伴有肝功能减退及门脉高压症表现（图 3-9）。

（4）营养不良性水肿 营养不良性水肿（nutritional edema）主要见于慢性消耗性疾病、胃肠病所致蛋白丢失等。产生原因主要是蛋白摄入不足、慢性消耗性疾病等，造成低蛋白血症或维生素 B_1 缺乏。水肿从组织疏松处开始，然后发展至全身，低垂部较明显。水肿发生前常有消瘦、贫血、体重减轻等症状。

（5）其他原因引起的全身性水肿 ①黏液性水肿（myxedema）：特征为非凹陷性水肿，主要是由于甲状腺功能减退致使组织间液蛋白含量增高所致；以口唇、眼睑、颜面及下肢较明显。②特发性水肿（idiopathic edema）：多发于女性，可能与内分泌失调及直立体位的反应异常有关。主要表现在身体下垂部位，长时间直立与劳累后出现，休息后减轻。③药物性水肿（pharmaco edema）：长期使用糖皮质激素、胰岛素、性激素、甘草制剂等治疗过程中可导致水肿。④经前期紧张综合征：特点为月经前 7～14 天出现眼睑、踝部、手部轻度水肿，伴有乳房胀痛及盆腔沉重感，月经后消退。重度全身性水肿往往导致严重的临床问题，如肺水肿、组织代谢障碍、呼吸困难、活动受限、水肿区域组织细胞营养不良、对感染的抵抗力下降等，因而发生皮肤溃烂且伤口愈合不良。

2. 局部性水肿

（1）局部静脉回流受阻引起的水肿 常见于局部炎症、肢体静脉血栓形成或栓塞性静脉炎、上腔或下腔静脉阻塞综合征。由于局部静脉回流受阻，毛细血管壁通透性增加导致局部水肿。

（2）淋巴回流受阻引起的水肿 常见于丝虫病，由于淋巴回流受阻引起，表现为双下肢象皮腿，局部皮肤粗糙、增厚，皮下组织也增厚（图 3-10）。

（3）血管神经性水肿 常见于变态反应性疾病，多发生于面部、口唇及舌部，表现为水肿部位皮肤苍白呈蜡样光泽，硬有弹性，无疼痛。如导致喉头水肿，可危及生命。

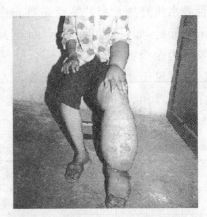

图 3-10 淋巴回流受阻引起的水肿

【护理评估要点】

（1）水肿情况 水肿出现的时间、部位、急缓、程度、全身性或局部性、对称性、凹陷性、与体位的关系等。

（2）饮食营养状况　询问每日进食量与食物类型,估计每日蛋白质摄入情况和钠盐与水的摄入,水肿患者总体应限制钠水摄入。

（3）出入液体量　详尽记录 24 小时出入液体量,注意出入液体总量是否平衡。

（4）既往健康史　既往有无心、肝、肾、内分泌及代谢疾病、过敏性疾病病史,是否长期应用激素类药物等。

（5）身体反应　观测体重、腹围、血压及体位对患者生活质量的影响,如心悸、咳嗽、咯血、腹胀、头晕、体重变化等。

【相关护理诊断】

（1）体液过多　与右心功能不全、肾脏疾病所致钠、水潴留有关。

（2）有皮肤完整性受损的危险　与水肿组织细胞代谢营养不良有关。

（3）活动受限　与胸腔、腹腔大量积液及肢体水肿有关。

（4）潜在并发症　急性肺水肿。

（郭宇红）

第四节　呼　吸　困　难

呼吸困难(dyspnea)是指患者主观上感觉空气不足、呼吸费力,客观上表现为呼吸频率、节律和深度的改变,严重者出现张口呼吸、鼻翼扇动、端坐呼吸、发绀、辅助呼吸肌参与呼吸运动,它是呼吸衰竭的主要临床症状之一。

【病因】

引起呼吸困难的原因很多,主要为呼吸系统和循环系统疾病。

1. 呼吸系统疾病　①气道阻塞,如喉、气管、支气管的炎症、水肿、肿瘤或异物及慢性阻塞性肺气肿、支气管哮喘等;②肺实质病变,如肺炎、肺脓肿、肺结核、肺不张、肺瘀血、急性呼吸窘迫综合征等;③胸廓、胸壁、胸膜腔疾病,如严重胸廓畸形、肋骨骨折、胸腔大量积液、气胸、胸膜广泛粘连等;④神经肌肉疾病,如格林-巴利综合征、重症肌无力及药物导致的呼吸肌麻痹等;⑤膈运动障碍,如大量腹水、腹腔巨大肿瘤、妊娠末期等。

2. 循环系统疾病　各种心脏疾患导致的左心和(或)右心功能不全、大量心包积液、肺栓塞等。

3. 中毒　各种中毒所致,如尿毒症、代谢性酸中毒、糖尿病酮症酸中毒、氰化物中毒、一氧化碳中毒、吗啡及巴比妥类药物中毒等。

4. 血液系统疾病　如重度贫血与高铁血红蛋白血症。

5. 神经精神性疾病　如颅脑外伤、脑出血、脑肿瘤、脑炎及脑膜炎等引起的呼吸中枢功能障碍和精神因素如癔病所致的呼吸困难、情绪激动等。

【发病机制与临床表现】

呼吸困难产生机制主要有:①气道狭窄所致通气功能障碍。②肺组织病变与肺瘀血导致换气功能障碍。③呼吸膜病变引起气体弥散障碍。④肺组织压缩、心脏左右分流引起的通气与血流比值失调。⑤各种原因导致呼吸肌麻痹。⑥呼吸中枢调节障碍。⑦血液成分改变。

根据发生机制及临床特点,将呼吸困难分为以下5种类型。

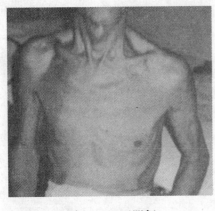

图 3-11 三凹征

1. 肺源性呼吸困难 肺源性呼吸困难主要是呼吸系统疾病引起的通气、换气功能障碍导致缺氧和(或)二氧化碳潴留。常见有以下3种类型。

(1) 吸气性呼吸困难 由于喉炎、喉水肿、气管内异物或气管受压等导致大气管狭窄与阻塞所致。表现为吸气时间明显延长,吸气显著困难。严重者,由于呼吸肌极度用力,胸腔负压增大,吸气时出现胸骨上窝、锁骨上窝和肋间隙明显凹陷,称为"三凹征"(three depression sign)(图 3-11),亦可伴有干咳及高调吸气性喉鸣,上腹部在吸气时亦凹陷。它是严重上呼吸道梗阻的典型体征。

(2) 呼气性呼吸困难 由于慢性阻塞性肺部疾病、支气管哮喘等所致肺泡弹性减弱,支气管、细支气管不完全阻塞所致。主要表现为呼气费力、呼气缓慢、呼气时间明显延长,常伴有哮鸣音,是支气管哮喘的典型表现。

(3) 混合性呼吸困难 由于重症肺炎、肺结核、大量胸腔积液等所致换气功能障碍所致。表现为吸气与呼气均感费力,呼吸频率增加,呼吸变浅,常伴呼吸音减弱或消失,可有病理性呼吸音。

2. 心源性呼吸困难 主要由于左心衰竭和(或)右心衰竭引起。

1) **左心衰竭** 左心衰竭发生呼吸困难的主要原因是肺瘀血和肺泡弹性降低。

(1) 临床类型 ①劳力性呼吸困难 呼吸困难导致患者对体力活动的耐受下降,早期出现体力活动时呼吸困难,逐渐发展到登梯及平路行走发生呼吸困难,严重时稍事活动亦有呼吸困难。它是左心功能不全最常见症状。②夜间阵发性呼吸困难发作时患者常于熟睡中突感胸闷气急,被迫坐起,惊恐不安,伴有咳嗽,轻者数分钟至数十分钟后症状逐渐减轻、缓解;重者可见端坐呼吸、面色青紫、大汗,有哮鸣声,咳浆液粉红色泡沫样痰,两肺底部有较多湿啰音,心率增快,有奔马律。此种呼吸困难,又称"心源性哮喘"(cardiac asthma)。心源性哮喘与支气管哮喘的鉴别见表3-3。③端坐呼吸(orthopnea) 活动时呼吸困难出现或加重,休息时减轻或消失,卧位时明显,坐位或立位时减轻,当病情严重时,往往采取半坐位或端坐位呼吸(图 3-12)。

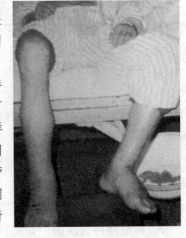

图 3-12 心源性呼吸困难端坐呼吸

表 3 - 3   心源性哮喘与支气管哮喘的鉴别

项目	心源性哮喘	支气管哮喘
病史	左心衰竭	支气管哮喘
症状	夜间发作、咳嗽、粉红色泡沫痰	任何时间
体征	心脏大、哮鸣音、双肺底湿啰音	双肺满布哮鸣音、可有湿啰音
X线	肺淤血、心脏大	心脏正常、肺气肿征
治疗	强心利尿扩血管	支气管舒张剂

（2）发生机制　①睡眠时迷走神经兴奋性增高,冠状动脉收缩,心肌供血减少。②卧位时回心血量增多,致肺瘀血加重。③横膈上升,小支气管收缩,肺泡通气量减少。④呼吸中枢敏感性降低,对轻度缺氧反应迟钝。

引起左心衰竭的基础病因为高血压性心脏病、冠状动脉硬化性心脏病、风湿性心瓣膜病、心肌炎和心肌病等。

2）**右心衰竭**　右心衰竭发生呼吸困难的主要原因是体循环瘀血。右心衰竭发生机制为：①右心房和上腔静脉压升高,刺激压力感受器反射性刺激呼吸中枢。②血氧含量减少,酸性代谢产物增多,刺激呼吸中枢。③体循环瘀血所致肝肿大、腹腔积液,使呼吸运动受限。

引起右心衰竭的基础病因为慢性肺源性心脏病、先天性心脏病或由左心衰竭发展而来。右心衰竭所导致呼吸困难较左心衰竭较轻,也可由急性或慢性心包积液所致心包压塞或心包纤维性增厚、钙化、缩窄,使心脏舒张充盈受限,引起体循环瘀血所致。

3. 中毒性呼吸困难　尿毒症、糖尿病酮症酸中毒时常出现深而规则的呼吸,可伴有鼾声,称为酸中毒大呼吸(Kussmaul's respiration)。感染与发热常表现为呼吸增快,吗啡、镇静剂及有机磷中毒表现为呼吸浅慢。

4. 神经、精神性呼吸困难　神经性呼吸困难是由于在重症颅脑疾病如脑外伤、脑出血、脑炎、脑膜炎、脑脓肿及脑肿瘤等引起颅压增高,导致呼吸中枢受刺激和供血减少,出现慢而深的呼吸,并常伴有呼吸节律改变。

精神性呼吸困难常见于癔症患者,病人常突然发生呼吸困难,主要表现为呼吸频率快而浅,伴有叹息样呼吸或出现手足搐搦。往往造成过度换气而发生呼吸性碱中毒,严重时也可出现意识障碍。

5. 血液源性呼吸困难　重度贫血与高铁血红蛋白血症,使红细胞携氧量下降,引起呼吸急促,心率增快。此外,急性失血或休克,因缺氧和血压下降,刺激呼吸中枢也可出现呼吸增快。

【护理评估要点】

（1）**病情程度及影响**　评估呼吸困难的严重程度及其对日常生活自理能力的影响,如临床表现呼吸困难是一主观感受,难以确切衡量其严重程度,评估时除倾听患者主诉,更重要的是观察呼吸频率、节律与深度的客观表现。部分老年人深睡时亦可出现潮式呼吸,提示脑动脉硬化、中枢神经供血不足,且潮式呼吸(Cheyne-Stokes respiration)与毕奥式呼吸(Biots respiration)

均提示病情危重,以毕奥式呼吸更重要。

（2）发生的速度及时间　起病方式数分钟与数小时内发生的呼吸困难常由支气管哮喘、肺水肿、气胸等引起,数天或数周发生的呼吸困难常与心功能不全、胸腔积液有关。慢性呼吸困难主要与慢性阻塞性肺气肿、肺纤维化及肺动脉高压等相关。

（3）伴随症状　呼吸困难伴胸痛,常见于肺炎、急性渗出性胸膜炎、自发性气胸、急性心肌梗死等;呼吸困难伴发热常见于感染;呼吸困难伴意识障碍常见于严重代谢性疾病与中枢神经严重损害;呼吸困难伴严重发绀、大汗、皮肤湿冷、脉搏细速及血压下降等提示严重的休克。

（4）心理、社会反应　呼吸困难与心理反应相互作用,如情绪变化可致呼吸中枢兴奋,加重呼吸困难,严重器质性呼吸困难患者亦有不安、悲观、恐惧及濒死感。

【相关护理诊断】

（1）低效性呼吸型态　与呼吸道狭窄及心肺功能不良有关。
（2）活动无耐力、气促　与呼吸困难有关。
（3）语言沟通障碍　与严重喘息及辅助呼吸有关。

（郭宇红）

第五节　咳嗽与咳痰

咳嗽与咳痰（cough and expectoration）是临床最常见的症状之一。咳嗽是人体的一种保护性反射动作。呼吸道内分泌物和自外界吸入呼吸道的异物,可通过咳嗽反射性排出体外。但咳嗽也有不利的一面,如长期、频繁咳嗽,影响工作与休息,消耗体力,属病理现象;咳嗽也可使呼吸道内感染扩散,甚至剧烈咳嗽还可导致呼吸道内出血,诱发自发性气胸等。

咳痰是一种病理现象。正常支气管黏膜腺体和杯状细胞之分泌少量黏液,用来保持呼吸道黏膜的湿润。但呼吸道发生炎症,导致黏膜充血、水肿,黏液分泌增加,浆液渗出,此时渗出物与黏液、吸入的尘埃和组织破坏物混合成痰,借助咳嗽动作将其排出体外。在肺瘀血和肺水肿时,因毛细血管通透性增高,肺泡和小支气管内有不同程度的浆液漏出,也会引起咳痰。在呼吸道感染及肺寄生虫病时,痰中可查到病原体。

【病因】

1. 呼吸系统疾病　从鼻咽部至小支气管整个呼吸道黏膜受到刺激时,均可引起咳嗽,如吸入刺激性气体及异物、炎症、出血、肿瘤等刺激均可引起咳嗽。胸膜炎或胸膜受刺激（如自发性气胸、胸腔穿刺）时也可引起咳嗽。而呼吸道感染是引起咳嗽咳痰最常见的原因。

2. 心血管疾病　二尖瓣狭窄或其他原因所致左心衰竭引起肺瘀血、肺水肿,或因右心及体循环静脉栓子脱落引起肺栓塞时,肺泡及支气管内漏出物或渗出物刺激肺泡壁及支气管黏膜,引起咳嗽。

3. 神经、精神因素　从大脑皮层发出冲动传至延髓,人可以随意引起咳嗽反射或抑制咳嗽反射。①神经反射性:膈神经反射刺激见于膈下脓肿、肝脓肿、脾或脾周脓肿等;迷走神经耳支反射刺激见于外耳道异物或炎症等;脑炎、脑膜炎也可引起咳嗽。②神经官能症:如习惯性咳嗽、癔症等。

4. 其他　全身感染(麻疹、风疹、百日咳、流行性出血热等)、食管裂孔疝、恶性肿瘤或白血病的肺或胸膜浸润等。

【发生机制】

咳嗽是由于延髓咳嗽中枢受刺激引起的。刺激主要来自耳、鼻、咽、喉、呼吸道黏膜、胸膜等的刺激,经迷走神经、舌咽神经和三叉神经的感觉纤维传入延髓咳嗽中枢,然后经喉下神经、膈神经与脊髓神经分别传至咽肌、声门、膈肌与其他呼吸肌,通过呼吸肌的运动,来完成咳嗽动作。表现为快速短促吸气,膈下降,声门关闭,随即呼气肌、膈与腹肌快速收缩,使肺内压迅速升高,然后声门突然开放,肺内高压气流喷射而出,冲击狭窄的声门裂隙而发生咳嗽动作与声音,呼吸道分泌物或异物亦随之被排出。

【临床表现】

咳嗽因病因不同,临床表现也可不同。

1. 咳嗽的性质　咳嗽无痰或痰量很少,称干性咳嗽。常见于急性咽喉炎、急性支气管炎初期,胸膜炎及肺结核初期等。咳嗽伴有痰液称为湿性咳嗽。常见于慢性支气管炎、支气管扩张症、肺炎、肺脓肿及慢性纤维空洞型肺结核等。如干咳伴刺激性咳嗽常见于急、慢性咽喉炎、喉癌、急性支气管炎初期、气管受压、支气管肿瘤或二尖瓣狭窄等。刺激性呛咳是肺结核、肺癌的早期表现。

2. 咳嗽发作与时间的关系　突然发作的咳嗽,多见于急性上呼吸道感染、气管及支气管异物;长期反复发作的咳嗽多见于慢性呼吸道疾病,如慢性支气管炎、慢性肺脓肿、支气管扩张症、慢性纤维空洞型肺结核等;体位变动,痰液流动可使患者的咳嗽于清晨起床或夜间睡眠时加剧,如慢性支气管炎、慢性肺脓肿、支气管扩张症。左心功能不全患者夜间咳嗽明显,与夜间迷走神经兴奋性增高及肺瘀血加重有关。

3. 咳嗽的音色　金属调咳嗽,见于原发性支气管肺癌、纵隔肿瘤、主动脉瘤等。声音嘶哑见于声带炎、喉炎、喉癌及喉返神经麻痹等。犬吠样咳嗽,见于气管受压、会厌及喉部疾患。咳嗽声音无力,见于极度衰竭、声带麻痹。

4. 痰的性质与量　痰的性质可分为黏液性、浆液性、脓性、黏液脓性、血性等;咳出痰的性质、量、气味、颜色也因不同疾病而异。痰量少时可仅数毫升,多时达数百毫升。如支气管扩张症、肺脓肿时,痰量多且多呈脓性,静置后可出现分层现象:上层为泡沫,中层为黏液,下层为坏死组织。黄脓痰表示呼吸道化脓性感染;铁锈色痰见于肺炎球菌肺炎;草绿色痰见于绿脓杆菌感染;烂桃样痰见于肺吸虫病;血性痰多见于支气管扩张症、肺结核、支气管肺癌等;棕褐色痰见于阿米巴肺脓肿;粉红色泡沫痰见于急性肺水肿;白色泡沫痰见于慢性左心衰竭。合并厌氧

菌感染时,痰有恶臭多见于肺脓肿、支气管扩张症等。

严重咳嗽、咳痰可致呼吸肌疲劳及酸痛,并可致失眠、头痛、精神不宁等。剧咳可致胸膜破裂而发生自发性气胸,或因呼吸道黏膜上皮受损而咯血等。

【护理评估要点】

(1) 咳嗽的性质、出现时间及音色　急性干咳,多与急性上呼吸道感染、急性支气管炎等有关;上呼吸道感染多在受寒后发生;左心功能不全夜间咳嗽明显等。

(2) 咳嗽发作与体位的关系　支气管扩张或肺脓肿的咳嗽,与体位改变有明显关系;脓胸伴支气管胸膜瘘,在一定体位时,脓液进入瘘管可引起剧咳。纵隔肿瘤、大量胸腔积液,改变体位时也可引起咳嗽。

(3) 痰的性质、量、气味颜色　痰量增减可反映病情进展,痰量增多提示病情加重;减少提示病情好转;痰量骤减而体温升高,应警惕排痰不畅。

(4) 伴随症状　咳嗽伴发热,提示呼吸道感染可能;咳嗽伴胸痛,多见于肺炎、胸膜炎、支气管肺癌、自发性气胸等;咳嗽伴喘息,见于支气管哮喘、心源性哮喘及喘息型支气管炎等;咳嗽伴咯血见于支气管扩张症、肺结核、支气管肺癌等。

(5) 身体反应　有无长期或剧烈咳嗽所致的头痛、睡眠不佳、精神萎靡、食欲不振、呼吸肌疲劳和酸痛等。如剧咳后突然出现胸痛和气急,应警惕自发性气胸的可能。观察病人体力情况,评估其能否有效咳嗽及能否将痰液咳出。

【相关护理诊断】

(1) 清理呼吸道无效　与痰液黏稠有关;与咳嗽无力有关。
(2) 睡眠型态紊乱　与夜间频繁咳嗽有关。
(3) 知识缺乏　缺乏吸烟对健康危害方面的知识。
(4) 潜在并发症　自发性气胸、窒息。

(郭宇红)

第六节　咯　　血

咯血(hemoptysis)是指喉及喉以下呼吸道和肺组织出血,经口排出。由于经口腔排出的血液可来自口腔、鼻、咽喉甚至是上消化道,因此,咯血须与鼻咽部、口腔出血或上消化道出血相鉴别。

【病因及发生机制】

1. 呼吸系统疾病

(1) 支气管疾病　常见有支气管扩张症、支气管肺癌、支气管结核和慢性支气管炎等,其发生系炎症、肿瘤等损伤支气管黏膜或病灶处毛细血管,使其通透性增加或黏膜下血管破裂

所致。

（2）肺部疾病 常见有肺结核、肺脓肿、肺炎等。在我国，肺结核为咯血最常见原因。其发生机制为病变使毛细血管通透性增高，血液渗出，可为痰中带血丝或小血块；小血管因病变侵蚀破裂，表现为中等量咯血；空洞壁小动脉瘤破裂，或继发的支气管扩张形成的动静脉瘘破裂，则可引起危及生命的大量咯血。

2. 心血管疾病 较常见的是二尖瓣狭窄。出血机制为肺淤血致肺泡壁或支气管内膜毛细血管破裂，可为小量咯血或血丝痰；支气管黏膜下层支气管静脉曲张破裂，常为大咯血；当出现急性肺水肿时，咯浆液性粉红色泡沫样血痰。此外，先天性心脏病（如房间隔缺损、动脉导管未闭等），亦可引起咯血。

3. 全身性疾病 包括：①血液病，如血小板减少性紫癜、白血病、再生障碍性贫血等；②急性传染病，如流行性出血热、肺出血型钩端螺旋体病等；③风湿性疾病，如系统性红斑狼疮等；④其他，如气管或支气管子宫内膜异位症等，均可引起咯血。

【临床表现】

1. 咯血量 咯血变异很大，可仅为痰中带血丝，也可为整口血液，咯血量的多少与疾病的严重程度不完全一致。少量间断咯血，不致造成严重后果，但可能是严重疾病或肿瘤的早期信号。大量咯血，可导致窒息死亡，必须注意观察神志、呼吸及窒息先兆等表现。根据被评估者症状、脉搏、血压、红细胞计数及血红蛋白测定等可间接评估出血程度。

（1）少量咯血 咯血量少于 100 ml/24 h，可仅表现为痰中带血，多无全身症状。

（2）中等量咯血 咯血量 100～500 ml/24 h，咯血前可有喉痒、胸闷、咳嗽等先兆症状。

（3）大咯血 咯血量超过 500 ml/24 h 或一次咯血 300 ml 以上，表现为咯出满口血液或短时内咯血不止，常伴呛咳、脉速、出冷汗、呼吸急促、面色苍白、紧张不安和恐惧感。

2. 颜色及性状 咯血的颜色、性状及可能病因见表 3-4。

表 3-4 咯血的颜色与性状及可能病因

颜色与性状	可 能 病 因
鲜红色痰	肺结核、支气管扩张、肺脓肿、支气管结核、出血性疾病等
铁锈色痰	肺炎球菌肺炎
砖红色胶冻样痰	克雷伯杆菌肺炎
暗红色痰	二尖瓣狭窄肺淤血
浆液粉红色泡沫痰	急性肺水肿

3. 年龄和性别 青壮年咯血多见于肺结核、支气管扩张、风湿性心脏病二尖瓣狭窄等。40岁以上，尤其是男性，有长期、大量吸烟史，咯血要高度警惕支气管肺癌。年轻女性反复咯血与月经周期有关者应考虑子宫内膜移位症。

4. 伴随症状 咯血伴发热，常见于肺炎、肺结核、肺脓肿、流行性出血热等；伴胸痛，常见于肺炎、肺结核、肺梗死、肺癌等；伴皮肤黏膜出血，常见于血液病、结缔组织病、流行性出血热等；

伴脓痰,常见于支气管扩张症、肺脓肿、肺结核空洞及肺囊肿并发感染等;支气管扩张反复咯血而无脓痰者,称为干性支气管扩张症;伴黄疸,常见于钩端螺旋体病等。

5. 常见并发症 ①窒息:是最危险的并发症,易发生于急性大咯血、极度衰竭无力咳嗽、应用镇静、镇咳及精神极度紧张的患者。表现为大咯血过程中咯血突然减少或中止,气促、胸闷、烦躁不安或紧张、惊恐、大汗淋漓、颜面青紫,重者意识障碍;②肺不张:咯血后出现呼吸困难、胸闷、气急、发绀,呼吸音减弱或消失;③继发感染:咯血后发热、体温持续不退、咳嗽加剧,伴肺部干、湿啰音;④失血性休克:大咯血后出现脉搏细速、血压下降、四肢湿冷,烦躁不安,少尿等休克表现。

【护理评估要点】

(1)病史或诱发因素　评估有无与咯血相关的疾病病史及诱发因素。

(2)出血部位　评估是咯血、呕血,还是鼻咽部、口腔出血。如鼻出血多自鼻孔流出,常在鼻中隔前下方发现出血灶,鼻腔后部出血,经后鼻孔沿软腭与咽后壁下流,患者感到有咽部异物感。注意咯血与呕血相鉴别(表3-5)。

表3-5　　　　　　　　　　　　　　　咯血与呕血的鉴别

	咯 血	呕 血
病 因	肺结核、支扩、肺癌、心脏病	消化性溃疡、肝硬化、食管胃底静脉曲张
出血前的症状	喉部发痒、胸闷、咳嗽等	腹部不适、恶心、呕吐
出血方式	咯出	呕出,可呈喷射状
血液颜色	鲜红	暗红或棕褐色
血中混有物	痰、泡沫	食物残渣、胃液
pH	碱性	酸性
黑 便	无,如咽下可有	有,呕血停止后仍持续数日
出血后痰的性状	痰中带血	无痰中带血

(3)咯血的特点　注意咯血量、颜色和性状;出血速度,病程长短;是突然发生、还是反复发作;是间断性还是持续性;是痰中带血丝还是整口咯血。如血色鲜红,见于出血量较大、出血速度较快或支气管动脉出血者;支气管肺癌的咯血多为持续或间断痰中带血。

(4)伴随症状　咯血时有无伴发热、胸痛、咳嗽、咳痰、脓痰、黄疸、皮肤黏膜出血;咯血后有无心慌、气短、头晕、发热、胸痛等。

(5)对机体、功能的影响　主要为有无焦虑、恐惧等压力与压力应对的人体功能性健康型态改变。

(6)并发症评估　大咯血者有无窒息、肺不张、继发感染、失血性休克等并发症表现。

(7)心理、社会反应　评估有无紧张、焦虑、恐惧等心理反应及其程度。无论咯血量多少,均可产生不同程度的恐惧与焦虑。少量持续咯血,常有精神不安、失眠等,不敢用力咯血或屏

气。较多量咯血,因恐惧引起交感神经兴奋,可出现心跳加快、血压升高、呼吸浅快、皮肤潮红或苍白、出冷汗等。

【相关护理诊断】

(1) 有窒息的危险　与大咯血、意识障碍、无力咳嗽所致呼吸道血液潴留有关。

(2) 有感染的危险　与支气管内血液潴积有关。

(3) 焦虑　与咯血不止有关。

(4) 恐惧　与大量咯血有关。

(5) 体液不足　与大量咯血所致循环血量不足有关。

(6) 潜在并发症　休克,肺不张。

(周菊芝)

第七节　发　绀

发绀(cyanosis)　亦称紫绀,是指血液中还原血红蛋白增多,使皮肤、黏膜呈青紫色的表现。广义的发绀还包括少数由于异常血红蛋白衍化物(如高铁血红蛋白、硫化血红蛋白)所致的皮肤黏膜青紫现象。发绀在皮肤较薄、色素较少和毛细血管丰富的末梢部位,如口唇、鼻尖、颊部和甲床等处较为明显(图3-13)。

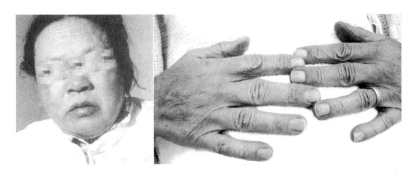

图3-13　颧唇及手指甲床发绀

【病因及发生机制】

一般认为当毛细血管内还原血红蛋白的绝对含量增多,超过50 g/L时,即可出现发绀。血液中高铁血红蛋白达到30 g/L,或硫化血红蛋白达5 g/L时,也可引起发绀,后者临床较为少见。发绀并不能确切反映动脉血氧下降情况,如严重贫血患者(Hb<50 g/L),即使毛细血管内血液中的血红蛋白全处于还原状态,也不足以引起发绀。

1. 血液中还原血红蛋白增多　即真性发绀,主要因心、肺疾病所致。真性发绀的分类、病因及发病机制见表3-6。

表 3 - 6 真性发绀的分类、病因及发病机制

分 类		病 因	发病机制
中心性发绀	肺性发绀	常见于各种严重呼吸系统疾病,如呼吸道阻塞、肺部疾病(肺炎、肺气肿、肺瘀血、肺水肿等)	因肺通气、换气功能障碍而致血液在肺内氧合不全,血中还原血红蛋白增多
	心性发绀	见于发绀型先天性心脏病:如Fallot 四联症等	由于心与大血管之间有异常通道,部分静脉血未经肺内氧合即经异常通道分流入体循环
周围性发绀	瘀血性发绀	见于右心衰竭、大量心包积液、缩窄性心包炎、真性红细胞增多症等	由于体循环瘀血、周围血流缓慢,氧在组织中被过多摄取所致
	缺血性发绀	常见于重症休克	由于心排出量锐减,周围血管收缩,有效循环血容量不足,周围组织缺血、缺氧所致
混合性发绀		常见于心力衰竭	中心性发绀与周围性发绀并存因肺瘀血致肺内氧合不足以及周围循环血流缓慢,血液在周围毛细血管中耗氧过多所致

2. 血液中存在异常血红蛋白衍化物 ①高铁血红蛋白血症:由于药物或化学物质中毒所致,如伯氨喹啉、亚硝酸盐、非那西丁、硝基苯、苯胺等。②硫化血红蛋白血症:有致高铁血红蛋白血症的药物或化学物质存在,同时有便秘或服用硫化物者,可生成硫化血红蛋白血症。

【临床表现】

1. 不同类型发绀的特点

(1)血液中还原血红蛋白增多 ①中心性发绀:表现呈全身性,除四肢与面颊外,亦见于舌、口腔黏膜与躯干皮肤,发绀部位皮肤温暖。②周围性发绀:常见于肢体末梢与下垂部位,如肢端、耳垂与鼻尖。发绀部位皮肤温度低,若加温或按摩使之温暖,发绀可消退。③混合性发绀:中心性发绀与周围性发绀表现并存。

(2)血液中存在异常血红蛋白衍化物 ①高铁血红蛋白血症:急骤出现,暂时性,病情危重,经过氧疗青紫不减,抽出的静脉血呈深棕色,暴露于空气中也不转变为鲜红色。静脉注射亚甲蓝溶液或大剂量维生素C,可使青紫消退。因进食大量含有亚硝酸盐的变质蔬菜引起的发绀,称为"肠源性青紫症"。②硫化血红蛋白血症:持续时间长,可达数月或更长,患者血液呈蓝褐色,分光镜检查可证明硫化血红蛋白的存在。

2. 发绀的程度 发绀的程度与体表毛细血管的状态、皮肤厚薄、色素沉着、红细胞含量等有关。血管扩张、皮肤较薄、色素较少,发绀容易显露,有色素沉着时可致误诊。严重贫血时,发绀可不明显。休克时,血管收缩,发绀较轻,易被忽视。

3. 伴随症状 发绀伴呼吸困难,常见于重症心、肺疾病,发绀明显而不伴呼吸困难,提示异常血红蛋白血症;伴杵状指,常见于发绀型先天性心脏病和某些慢性肺部疾病,说明病情较

重,病程较长;伴意识障碍,见于急性中毒、休克、急性肺部感染、呼吸衰竭及严重心功能不全等。

【护理评估要点】

(1)相关病史 发生的年龄、起病时间、可能诱因、出现的急缓。询问有无心肺疾患及其他与发绀有关的疾病病史;是否出生及幼年时期就发生过发绀;有无家族史;有无相关药物、化学物品、变质蔬菜摄入史,以及在持久便秘情况下食蛋类或硫化物病史等。

(2)特点及严重程度 ①类型:观察发绀是全身性还是局部性,皮肤温度、按摩或加温后发绀能否消失以区别是中心性或是周围性发绀。了解发绀持续时间、血液的颜色、经治疗处理后的反应等。②部位:发绀最明显的部位是皮肤薄及色素淡的部位,如嘴唇、指甲及颜面部。③发绀的严重程度:发绀的程度与皮肤厚度及着色情况有关。

(3)对机体、功能的影响 主要评估:①有无呼吸困难等活动与运动型态的改变;②有无焦虑、恐惧等压力及与压力应对的人体功能性健康型态的改变。

(4)用药情况 诊断、治疗和护理经过有无用药,有无采取氧气疗法及其给氧的方式、浓度、流量、时间及效果。

(5)伴随症状及其程度 评估有无杵状指(趾)、蹲踞、呼吸困难、烦躁不安、焦虑或意识障碍等。

(6)心理、社会反应 评估有无焦虑、恐惧等心理反应及其程度。发绀和原发病可使患者产生紧张、恐惧和忧郁等心理反应,并可影响社会交往。此外,先天性心脏病患者,还需评估患者及其家属对原发病诊治的预期、家庭经济背景及社会的接受度。

【相关护理诊断】

(1)活动无耐力 与心肺功能不全所致机体缺氧有关。
(2)气体交换受损 与心肺功能不全所致肺瘀血有关。
(3)低效性呼吸型态 与肺泡通气、换气、弥散功能障碍有关。
(4)焦虑/恐惧 与缺氧所致呼吸费力有关。

(周菊芝)

第八节 心 悸

心悸(palpitation)是一种自觉心脏跳动不适或心慌感,患者常诉为"心慌",常伴有心前区不适。身体评估可发现心率增快、减慢或心律不齐,也可完全正常。多由心脏疾病所引起,但某些器质性心脏病变患者可无明显心悸。相反,许多有处于焦虑状态的人或心脏神经官能症者其心脏本身并无器质性病变,却有明显心悸。因而心悸不能与心脏疾病完全等同。

【病因与发生机制】

1. 心脏搏动增强

（1）生理性　见于健康人，剧烈运动、受惊吓或过度紧张、大量饮酒及饮浓茶或咖啡后，心脏神经官能症等。

（2）病理性　主要见于风湿性心脏病、冠状动脉粥样硬化性心脏病、先天性心脏病、高血压性心脏病等所致的心室肥厚及甲状腺功能亢进、高热、贫血、低血糖等原因所致的心排出量增加。

（3）药物性　应用氨茶碱、肾上腺素、阿托品等药物也可引起心悸。

2. 可能发生机制　心悸的发生机制目前尚未完全明了。一般认为，心脏活动过度是心悸发生的基础，常与心排出量改变及心律失常有关，如心动过速、心脏收缩力增强等；也与精神因素、个体的感受性发生的急缓及存在的时间长短有关。

【临床表现】

心悸患者除自觉心跳或心慌外，不同病因所致的心悸，均有其原发病的表现（表3-7）。

表3-7　　　　　　　　　　心悸的临床特点

分　类	临　床　特　点
心脏搏动增强	生理性：持续时间较短，可伴有胸闷不适感，正常活动一般不受影响。去除诱因后恢复正常 病理性：持续时间长或反复发作，常伴有胸闷、气急、心前区疼痛、晕厥等心脏病表现
心律失常	多伴有乏力、头晕、胸闷、气急，严重病人可有呼吸困难、低血压、晕厥，甚至可诱发心绞痛、心力衰竭、休克、昏迷、抽搐、猝死
自主神经功能紊乱	以青年女性多见，常在安静状态下发生，除心悸外常有心动过速、胸闷、心前区刺痛或隐痛，叹息样呼吸等症状，尚有头昏、头痛、失眠、耳鸣、注意力不集中等神经官能症症状。心悸发作多与精神因素有关，心脏本身并无器质性病变

初发心悸时不适感明显，常引起病人紧张、焦虑或恐惧，此种不良情绪又使交感神经兴奋、心脏负荷加重，甚至诱发心律失常而使心悸进一步加重。心悸可影响工作、学习、睡眠和日常活动能力，但一般无危险性，少数由严重心律失常所致者可发生猝死，此时多有血压降低、大汗、意识障碍、脉搏细速等表现。

心悸患者，尤其是初发者常有紧张、害怕心理，长期或屡发者可因担心病情加重或治疗效果不佳而产生失望、恐惧心理反应；神经官能症者，一般心理反应更大；由心悸导致的心理或情绪上的反应可对日常生活、工作及社会交往造成影响。

【护理评估要点】

（1）相关病史　评估有无器质性心脏病、内分泌疾病、贫血、神经症等病史，有无烟、酒、浓

茶、咖啡的嗜好,有无阿托品、氨茶碱、麻黄碱等药物的使用,有无过度劳累、精神刺激、高热、心律失常等。

（2）心悸的特点 注意心悸发作的时间、频率、性质、诱因及程度,心悸出现时有无先兆症状。是休息时出现还是活动中发生,是偶然发作还是持续发作,持续时间与间隔时间的长短,发作前有无诱因,起病及缓解方式,严重程度,发作当时的主观感受及伴随症状,如是否心跳增强、过快、心跳不规则或心跳有停顿感,有否胸闷、气急、呼吸困难等。

（3）伴随症状评估 询问有无呼吸困难、昏厥、抽搐、心前区疼痛、消瘦及出汗、发热等症状。如心悸伴呼吸困难见于心力衰竭、重症贫血等,心悸伴晕厥、抽搐见于严重心律失常所致的阿-斯综合征;心悸伴心前区疼痛,见于冠状动脉硬化性心脏病(如心绞痛、心肌梗死)、心肌炎、心包炎、心脏神经官能症等;心悸伴食欲亢进、消瘦、出汗见于甲状腺功能亢进;心悸伴发热见于风湿热、心肌炎、心包炎、感染性心内膜炎等。

（4）对机体、功能的影响 有无对心脏功能及日常活动自理能力的影响。有无焦虑、恐惧等压力与压力应对的人体功能性健康型态的改变。

（5）诊疗及护理经过 是否使用过镇静剂和抗心律失常药物,其药物种类、剂量及疗效;有无电复律、人工心脏起搏治疗;已采取过哪些护理措施、效果如何。

【相关护理诊断】

（1）恐惧 与心悸发作时情绪紧张有关。
（2）活动无耐力 与心悸发作时所致的供血不足有关。

（周菊芝）

第九节 皮肤与黏膜出血

皮肤、黏膜出血(mucocutaneous hemorrhage)是由于机体的止血与凝血功能障碍引起的全身性或局限性皮肤、黏膜自发性出血或身体的某些部位遭受轻微创伤后出血不止的一组临床表现。

【病因及发生机制】

皮肤、黏膜出血的基本病因有血管壁异常、血小板数量或质量异常、凝血功能障碍。

（1）血管异常性出血性疾病 常见于过敏性紫癜、遗传性出血性毛细血管扩张症、单纯性紫癜、老年性紫癜、维生素C缺乏等。

（2）血小板异常性出血 常见于特发性血小板减少性紫癜、血栓性血小板减少性紫癜、白血病、血小板无力症、继发性血小板减少症等。

（3）凝血功能异常性出血性疾病 常见于血友病、肝硬化、维生素K缺乏症、弥散性血管内凝血(DIC)等。

【临床表现】

1. 出血倾向

（1）皮肤、黏膜瘀点、瘀斑　皮肤、黏膜形成红色或暗红色斑点，不高出皮肤，压之不褪色。视出血面积大小可分瘀点、紫癜、瘀斑。瘀点是指直径小于 2 mm 的皮肤、黏膜出血，紫癜指直径3～5 mm 的皮下出血，瘀斑是直径大于 5 mm 的皮下片状出血。常为毛细血管壁缺陷及血小板异常所致真皮或皮下组织出血，需与皮疹、小红痣等相鉴别。大片皮下出血伴皮肤明显隆起为皮下血肿，常见于严重凝血障碍性疾病。

（2）软组织及内脏出血　软组织血肿、关节腔出血及腹腔内血肿，常为凝血因子缺乏或活性降低所致。

2. 出血特征　见表3-8。

表 3-8　　　　　　　　　　不同止血机制异常的出血特征

	一次性止血异常	二次性止血异常
原　因	血管、血小板异常	凝血异常
出血部位	皮肤、黏膜范围广泛	深部组织血肿、关节腔内出血
瘀点、瘀斑	多见	少见
止血方式及效果	压迫止血	输新鲜血浆或成分输血效果好
诱　因	自发出血多见	外伤引起多见

（3）年龄与性别　先天性或遗传性出血疾病多见于幼年；老年性紫癜多见于老年；单纯性紫癜多见于年轻女性；血友病甲、关节腔出血多见于男性。

（4）伴随症状与体征　前驱期伴上感症状，常见于血小板减少性紫癜；伴关节痛、腹痛、便血、血尿，常见于过敏性紫癜；紫癜出现于服药后，常见于药物性紫癜；伴肝、脾、淋巴结肿大及发热、骨痛，常见于白血病、淋巴瘤；伴重症感染、休克，常见于播散性血管内凝血。

（5）贫血引起全身组织缺氧症状　由于大量出血或反复出血而出现皮肤苍白、乏力、头晕、耳鸣、记忆力减退等贫血症状。

【护理评估要点】

（1）相关病史　有无与皮肤黏膜出血相关病史；有无感染、服药史、抗凝治疗、接触化学物品、放射线等诱发因素；有无在幼年时期发病，如血友病等遗传因素。

（2）出血特点　出血时间、缓急、部位及其数目、出血的程度及持续时间、性质、范围及两侧对称与否。

（3）伴随症状评估　有无伴发关节痛、腹痛、咯血、便血、呕血、血尿、黄疸、骨痛、发热、血栓塞等症状。

（4）对机体、功能的影响　主要为有无焦虑、恐惧等压力及与压力应对的人体功能性健康

型态的改变。

【相关护理诊断】

（1）有出血危险　与血小板减少或功能异常、凝血因子缺乏、血管壁异常有关。

（2）恐惧　与大量出血或反复出血有关。

（3）活动无耐力　与大量出血或反复出血所致贫血引起全身组织缺氧有关。

（4）潜在并发症　休克。

（周菊芝）

第十节　黄　疸

黄疸（jaundice）是由于血清中胆红素浓度增高，致皮肤、黏膜和巩膜黄染。正常胆红素最高为 17.1 μmol/L；胆红素为 17.1～34.2 μmol/L，虽高于正常，但临床不易察觉，称隐性黄疸；超过 34.2 μmol/L 时出现黄疸。

【病因及发生机制】

体内的胆红素主要来源于血红蛋白。正常人血液循环中衰老红细胞经单核-吞噬细胞系统破坏，分解成游离胆红素或称非结合胆红素（UCB），为脂溶性，不能从肾脏排出。非结合胆红素由肝脏摄取，在葡萄糖醛酸转移酶的催化下和葡萄糖醛酸结合，形成水溶性的结合胆红素（CB），呈水溶性，可由肾小球滤过排出。结合胆红素随胆汁排入肠道，经肠道细菌的还原作用形成尿胆原，大部分尿胆原化成为尿胆素随大便排出体外，称为粪胆素，成为粪便中的主要色素，小部分（10%～20%）尿胆原被肠道重吸收，经门静脉回流至肝脏，其中大部分再转化为结合胆红素，经胆道排入肠腔，即形成胆红素的肝-肠循环，小部分随血液循环经肾随尿排出体外，称为尿胆素（图 3-14）。

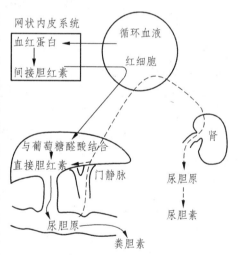

图 3-14　胆红素正常代谢示意图

1. 胆红素生成过多（溶血性黄疸）　常见于各种溶血性疾病。

（1）先天性溶血性贫血　如遗传性球形红细胞增多症、海洋性贫血等。

（2）后天性溶血性贫血　如自身免疫性溶血性贫血、异型输血后溶血、蚕豆病、新生儿溶血、蛇毒等引起的溶血。由于红细胞破坏过多，形成大量的 UCB，超过了肝细胞的摄取、结合与排泄能力；另一方面，由于溶血所致的贫血、缺氧和红细胞破坏产物的毒性作用，又可降低肝细

胞对胆红素的代谢功能,使血液中 UCB 潴留,总胆红素增高超过正常水平而出现黄疸(图 3-15)。

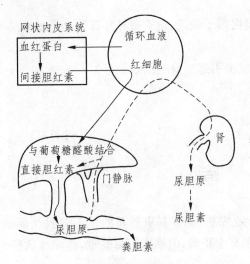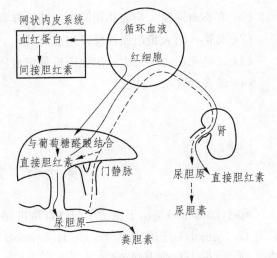

图 3-15　溶血性黄疸发生机制示意图　　**图 3-16　肝细胞性黄疸发生机制示意图**

2. 肝脏对胆红素的处理障碍(肝细胞性黄疸)　常见于各种肝脏疾病,如病毒性肝炎、中毒性肝炎、肝硬化、肝癌、钩端螺旋体病等。由于肝细胞的受损导致肝细胞对胆红素的摄取、结合及排泄功能降低,致使血中 UCB 增高;另一方面,未受损的肝细胞仍能将 UCB 转变为 CB。CB 一部分经毛细胆管从胆道排泄,一部分经已受损害或坏死的肝细胞反流入血中。此外,因肝细胞肿胀、汇管区渗出性病变与水肿以及小胆管内的胆栓形成,使胆汁排出受阻而返流进入血液循环,导致血中 CB 增高而引起黄疸(图 3-16)。

3. 肝外胆汁排泄障碍(胆汁淤积性黄疸)　常见于各种原因引起的胆道阻塞,如毛细胆管型肝炎、原发性胆汁性肝硬化、肝内泥沙样结石等肝内胆汁淤积和胆总管结石、狭窄、肿瘤、炎性水肿、蛔虫等肝外胆管阻塞性疾病,也可由肝癌、胰头癌等胆管外肿块压迫而引起。由于胆道梗阻,胆汁淤积,阻塞上方的胆管内压力升高,胆管扩张,最终导致毛细胆管、小胆管破裂,胆汁中的胆红素返流入血,使血中 CB 增高,引起黄疸。此外,肝内胆汁淤积有些并非由机械因素引起,而是由于胆汁分泌功能障碍,毛细胆管的通透性增加,胆汁浓缩而流量减少,导致胆管内胆盐沉淀与胆栓形成所致(图 3-17)。

此外,由于上述 3 种黄疸胆红素代谢障碍不同,因此胆红素代谢功能试验结果各有不同(表 3-9)。

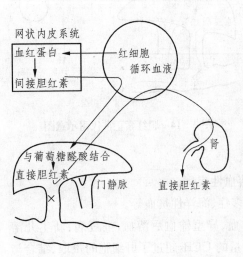

图 3-17　胆汁淤积性黄疸发生机制示意图

表 3 - 9　　　　　　　　　　　3 种黄疸的胆红素代谢功能试验结果

	血清胆红素			尿 二 胆	
	总胆红素(TB)	直接胆红素(UCB)	间接胆红素(CB)	尿胆红素	尿胆原
溶血性黄疸	增加	轻度增加	明显增加	阴性	强阳性
肝细胞性黄疸	增加	中度增加	中度增加	阳性	阳性
胆汁淤积性黄疸	增加	明显增加	轻度增加	强阳性	阴性

【临床表现】

黄疸首先出现的部位是结膜、巩膜、舌下及软腭等处,其次是颜面及前胸部,以后全身皮肤均匀分布。

1. 不同类型黄疸的特点

(1)溶血性黄疸　一般黄疸较轻,皮肤呈浅柠檬黄色。急性溶血时可有高热、寒战、头痛及腰背痛,并有明显贫血和血红蛋白尿(尿呈酱油色)。重者可有急性肾衰竭。慢性溶血多为先天性,可有贫血和脾大。

(2)肝细胞性黄疸　皮肤、黏膜呈浅黄至深金黄色,常伴有乏力、食欲减退、厌油及腹胀、恶心、呕吐、肝区不适或疼痛等症状,重者可有出血倾向。

(3)胆汁淤积性黄疸　黄疸多较严重,皮肤暗黄色,完全梗阻者可呈黄绿或绿褐色。尿色深如浓茶,粪便颜色变浅,肝外胆道完全阻塞时粪便呈白陶土色。因血中胆盐潴留,常有皮肤瘙痒;因脂溶性维生素 K 吸收障碍,常有出血倾向。

2. 发生、发展和程度　急骤出现常见于急性肝炎、胆囊炎、胆石症、急性溶血等;缓慢潜隐发生的黄疸常见于肝硬化、壶腹周围癌等,病毒性肝炎和溶血性黄疸持续 1 个月左右逐渐消退。肝外肿瘤阻塞所致的胆汁淤积性黄疸常进行性加深;慢性胆汁淤积性黄疸可迁延数月或数年。黄疸的程度常与病变的轻重一致。溶血性黄疸程度较轻,肝细胞性黄疸次之,而胆汁淤积性黄疸多较严重。黄染越深,病情越重;梗阻越完全、瘙痒越明显;尿色越深,粪便颜色越浅,提示黄疸程度较深。瘙痒减轻,黄疸渐消退,则表明病情在好转。

3. 伴随症状　黄疸伴腹水多见于重症肝炎、肝硬化失代偿期、肝癌等。伴发热,常见于急性胆管炎、钩端螺旋体病、败血症等。病毒性肝炎或急性溶血可先发热后出现黄疸。伴上腹剧痛,见于胆道结石或蛔虫。

4. 心理反应　严重黄疸致外观改变,因创伤性检查或担心预后等,病人常产生焦虑、恐惧、抑郁等心理反应。

【护理评估要点】

(1)是否真性黄疸　注意与假性黄疸的鉴别。如进食过多的橘子、胡萝卜、南瓜等引起皮肤黄染,但以手掌、足底、前额及鼻部等处明显,一般无巩膜及口腔黏膜发黄;长期服用含黄色素的药物,如阿的平、呋喃类药物,可使皮肤黄染,重者亦可巩膜黄染,但以角膜周围最明显,离

角膜缘越远黄染越浅,与黄疸表现相反;中年以后发生的球结膜下脂肪沉积多在内眦部出现分布不均匀的黄色斑块。

(2)相关病史 是否群集发病,有无外出旅游,有无家族遗传史;有无溶血性疾病、肝脏疾病、胆道疾病等病史;有无长期使用某些药物或长期反复接触某些化学毒物史;有无肝炎患者密切接触史或近期内血制品输注史;有无长期大量酗酒及营养失调;有无食用蚕豆等情况。

(3)黄疸的特点 注意发生的急缓,是间断发生还是持续存在;皮肤黏膜及巩膜黄染的程度、色泽;尿液及粪便颜色的改变;有无皮肤瘙痒及其程度等。

(4)伴随症状评估 有无寒战、高热、头痛、腰痛、酱油色尿、乏力、食欲减退、恶心呕吐、消瘦、蜘蛛痣、肝掌、腹水、腹痛等症状。

(5)对机体、功能的影响 有无因皮肤瘙痒所致的睡眠与休息型态的改变;有无因皮肤、黏膜和巩膜发黄所致的自我概念型态的改变;有无焦虑、恐惧等因面临各种检查所致的压力及与压力应对的人体功能性健康型态改变引起的身心反应。

(6)诊疗及护理经过 注意与黄疸有关的实验室检查结果,以助于3种类型黄疸的鉴别;有否做过创伤性的病因学检查;治疗及护理措施,效果如何。

【相关护理诊断】

(1)舒适的改变:皮肤瘙痒 与胆红素排泄障碍、血中胆盐增高刺激皮肤有关。
(2)有皮肤完整性受损的危险 与皮肤瘙痒、皮肤黏膜下出血等有关。
(3)自我形象紊乱 与黄疸所致形象改变有关。
(4)焦虑 与病因不明、担心预后或创伤性检查有关。
(5)潜在并发症 肝性昏迷,急性肾衰竭。

(周菊芝)

第十一节　恶心与呕吐

恶心与呕吐(nausea and vomiting)是临床常见症状,恶心是欲将胃内容物经口吐出的一种上腹部特殊不适的感觉。呕吐是胃或部分小肠内容物,通过食管逆流经口腔而排出体外的现象。二者均为复杂的反射动作,可由多种病因引起。

【病因及发生机制】

呕吐是一个复杂的反射活动。过程分3个阶段,即恶心、干呕及呕吐。恶心时胃张力和蠕动减弱,十二指肠张力增加,可伴有或不伴有十二指肠液反流;干呕时胃上部放松,胃窦部短暂收缩;呕吐时胃窦部持续收缩,贲门开放,腹肌收缩,腹压增加,迫使胃内容物急速而猛烈地从胃反流,经食管、口腔而排出体外。

呕吐与反食不同,反食系指无恶心与呕吐的协调动作而胃内容物经食管、口腔溢出体外。

呕吐中枢位于延髓,它有两个功能不同的机构,一是神经反射中枢,即呕吐中枢位于延髓外侧网状结构的背部,接受来自消化道、大脑皮质、内耳前庭、冠状动脉以及化学感受器触发带的传入冲动,直接支配呕吐的动作;一是化学感受器触发带,位于延髓第四脑室的底面,接受各种外来的化学物质或药物(如吗啡、洋地黄、吐根素等)与内生代谢产物(如感染、酮中毒、尿毒症等)的刺激,并由此引发出神经冲动至呕吐中枢再引起呕吐。

引起恶心、呕吐的病因很多,根据发生机制可分为以下几类。

1. 反射性呕吐

(1) 消化系统疾病 ①口咽部刺激;②胃肠疾病,如急性胃炎、慢性胃炎、幽门梗阻、急性阑尾炎、肠梗阻;③肝、胆、胰腺疾病,如肝炎、肝硬化、胆囊炎、胆石症、急性胰腺炎;④腹膜及肠系膜疾病,如急性腹膜炎等。

(2) 其他系统疾病 ①眼部疾病,如青光眼、屈光不正等;②泌尿及生殖系统疾病,如尿路结石、肾绞痛、急性肾盂肾炎、盆腔炎等;③心血管疾病,如急性心肌梗死、心力衰竭等。

2. 中枢性呕吐

(1) 神经系统疾病 见于脑膜炎、脑炎、脑脓肿、脑出血、脑梗死、高血压脑病、颅脑外伤、颅内血肿、脑肿瘤等。

(2) 药物或化学毒物 如吗啡、洋地黄、各种抗生素及抗肿瘤药物、乙醇、重金属、一氧化碳、有机磷、鼠药等。

(3) 其他 妊娠、肾上腺皮质功能不全、甲亢、低血糖、尿毒症、糖尿病酮症酸中毒、低钠血症、低钾血症、低氯血症等。

3. 前庭功能障碍性呕吐 如 Meniere 病、迷路炎、晕动病等。

4. 神经性呕吐 如胃肠神经官能症、神经性厌食、癔症等。

【临床表现】

恶心常为呕吐的前驱表现,但也有呕吐前无恶心,或有恶心而无呕吐的情况。有恶心感时多伴有皮肤苍白、流涎、出汗、心率减慢、血压降低等迷走神经兴奋的表现。呕吐后,常有轻松感。

消化系统疾病引起的呕吐常有恶心先兆,胃排空后仍干呕不止。急性胃肠炎引起的恶心、呕吐多伴有腹痛、腹泻;胃肠梗阻引起者,其呕吐物为隔宿食物,甚至有粪臭味。

中枢性呕吐呈喷射性、较剧烈且多无恶心先兆,吐后不感轻松,可伴剧烈头痛及不同程度的意识障碍。

前庭功能障碍性呕吐与头部位置改变有关,多伴有眩晕、眼球震颤、恶心、血压下降、出汗、心悸等自主神经功能失调症状。

神经性呕吐与精神或情绪因素有关,常无恶心先兆,食后即吐,吐后可再进食。

剧烈、频繁的恶心、呕吐,不仅给病人带来不适,甚至可引起胃及食管黏膜损伤及上消化道出血,同时由于丢失大量胃液而引起水、电解质及酸碱平衡紊乱。长期呕吐影响进食者,可致营养不良。儿童、老人和意识障碍者,易发生误吸而导致肺部感染、窒息。

【护理评估要点】

(1) 询问呕吐发作的病因及诱因,如有无确定的病因,与体位、活动、进食、咽部刺激等是否有关。是否有加重与缓解的因素。

(2) 询问呕吐发生与持续的时间、频率,晨起或夜间,间歇或持续,以及呕吐的特点,呕吐物性状及气味,是否有酸味,是否有胆汁,呕吐物的量等。

(3) 询问诊治情况,如是否做过 X 线钡餐、胃镜、腹部 B 超、血糖、尿素氮等检查。

(4) 询问呕吐的伴随症状,不同疾病引起的呕吐,其伴随症状不同。如颅内压增高者多伴有剧烈头痛及意识障碍;急性心肌梗死、肺栓塞则伴有胸痛;急性胃肠炎多伴有腹痛、腹泻。

【相关护理诊断】

(1) 舒适的改变:恶心、呕吐 与急性胃炎有关;与急性肝炎有关;与服用药物有关等。

(2) 体液不足/有体液不足的危险 与呕吐引起体液丢失过多和(或)摄入量减少有关。

(3) 营养失调 低于机体需要量,与长期呕吐和食物摄入量不足有关。

(4) 潜在并发症 肺部感染;窒息。

(李晓慧)

第十二节 呕血与黑便

呕血与黑便(hematemesis and melena) 呕血是上消化道疾病(是指屈氏韧带以上的消化器官,包括食管、胃、十二指肠、肝、胰和胆道)或全身性疾病所致的急性上消化道出血,血液经胃从口腔呕出称为呕血。呕血同时因部分血液经肠道排出体外,形成黏稠发亮的柏油样便称黑粪。

【病因】

(1) 食管疾病 食管静脉曲张破裂、食管炎、食管癌、食管异物、食管外伤等。

(2) 胃及十二指肠疾病 消化性溃疡、急性糜烂性胃炎、慢性胃炎、胃癌、应激性溃疡等。

(3) 肝、胆和胰腺疾病 肝硬化所致的食管或胃底静脉曲张破裂、肝癌破裂出血、急性出血性胆管炎、胆结石、急性胰腺炎合并脓肿、胰腺癌破裂出血等。

(4) 血液及造血系统疾病 白血病、血小板减少性紫癜、血友病、弥散性血管内凝血、再生障碍性贫血等。

(5) 其他全身性疾病 流行性出血热、钩端螺旋体病、尿毒症、暴发性肝炎及系统性红斑狼疮等。

上述病因中,以消化性溃疡引起的出血最为常见,其次是胃底或食管静脉曲张破裂,再其次为急性胃黏膜病变。

【临床表现】

1. 呕血 呕血前多有上腹部不适及恶心,随后呕出血性胃内容物。呕出血液的颜色取决于出血量及血液在胃内停留的时间。血红蛋白和胃酸作用可生成咖啡色或棕褐色的酸化正铁血红素。若出血量大,在胃内停留的时间短,则呕出的血液颜色呈鲜红色或暗红色;若在胃内停留的时间长,则为咖啡色或棕褐色。呕血者说明胃内潴留血量至少达 250～300 ml。呕血患者还要注意与咯血的鉴别(详见本章第 6 节)。

2. 黑便 呕血可伴有黑便,而黑便不一定伴有呕血。黑便主要取决于出血部位及出血量的多少,黑便者出血量至少在 50 ml 以上。上消化道大出血,既有呕血,也可有黑便,而小量出血只有黑便。下消化道出血可仅有黑便而无呕血。出血量较小时粪便外观可无异常,须通过大便潜血试验加以鉴别,每日出血量达 5 ml 大便潜血试验即呈阳性。

3. 全身症状

(1)急性失血表现 上消化道出血在 1 000 ml 以下,主要表现为头晕、乏力、出汗、四肢厥冷、心慌、脉搏增快。

(2)急性周围循环衰竭表现 出血量大于 1 000 ml,可有脉搏细速、血压下降、呼吸急促及休克等急性周围循环衰竭表现。上消化道出血量的估计见表 3-10。

出血后 24 小时内可出现吸收热,体温一般为 38.5℃,持续 3～5 天。若为高热,应考虑感染或其他一些传染病,如流行性出血热等。若为长期慢性出血,患者可呈贫血貌。

4. 血液学改变 早期血液检查血液学改变可不明显,随组织液的渗出及输液等血液被稀释,血红蛋白和红细胞可降低,出现贫血表现,出血停止后逐渐恢复正常。氮质血症:血红蛋白的分解产物在肠内被吸收,故在出血数小时后,血中尿素氮开始上升,24～48 小时可达高峰,如无继续出血 1～2 天即可降至正常。

表 3-10 上消化道出血量的估计

程度	失血量	血压	脉搏	血红蛋白/(g/L)	临床表现
轻度	占全身总血量 10%～15%,成人出血量＜500 ml	基本正常	正常或稍快	无变化	一般不引起全身症状或仅有头晕、乏力
中度	占全身总血量 20%左右,成人出量 500～1 000 ml	收缩压下降	100 次/分左右	70～100	一时性眩晕、口渴、心悸、烦躁、尿少、皮肤苍白
重度	占全身总血量 30%以上,成人出血量＞1 500 ml	收缩压在 10.6 kPa 以下	＞120 次/分,细弱或摸不清	＜70	烦躁不安、神志恍惚、四肢厥冷、少尿或无尿、呼吸深快

【护理评估要点】

(1)病因与诱因 有无消化性溃疡、慢性肝炎等病史,有无服用肾上腺糖皮质激素、水杨酸

类等药物史,出血前有无酗酒、进食粗硬或刺激性食物等。

(2) 确定是否为呕血 注意排除口、鼻腔、咽喉等部位出血及咯血。此外,进食大量动物血、肝,服用铋剂、铁剂、炭粉或中药可使粪便发黑,但一般黑而无光泽,隐血试验阴性。

(3) 出血部位 一般幽门以上部位出血多兼有呕血与黑便,幽门以下部位出血常引起黑便。但与出血量多少及出血速度有关,出血量少或出血速度缓慢的幽门以上部位出血可仅有黑便;出血量大、出血速度快的幽门以下部位出血可因血液反流入胃,同时出现呕血与黑便。

(4) 出血量观察 记录呕血持续时间、次数、量、颜色以及黑粪次数、量、性状。一般粪便隐血试验阳性者示每日出血量大于 5 ml。出现黑便示出血量在 50～70 ml 以上。呕血示胃内积血量达 250～300 ml。由于呕血与黑便常混有呕吐物与粪便,故失血量难以估计,临床上常根据全身状况判断出血量。

(5) 出血是否停止 注意排便次数、颜色的变化。若短期内频繁排出柏油样便或暗红色便,提示有继续出血。出血停止后黑便持续时间与病人的排便次数有关。若每日排便一次,粪便颜色约在 3 天后恢复正常。出血是否停止,不能单纯根据排便情况判断,必须结合临床表现,如血压、脉搏、意识、肠鸣音、血红蛋白、红细胞计数等综合判断。

【相关护理诊断】

(1) 组织灌注量改变 与上消化道出血所致血容量减少有关。
(2) 活动无耐力 与上消化道出血所致贫血有关。
(3) 恐惧 与急性上消化道大量出血有关。
(4) 知识缺乏 缺乏有关出血病因及防治的知识。
(5) 潜在并发症 休克;急性肾功能衰竭。

(李晓慧)

第十三节 便 血

便血(hematochezia)是指消化道出血,血液自肛门排出。便血一般提示为下消化道出血,即屈氏韧带以下的空肠、回肠、结肠、直肠和肛门等部位的出血。便血颜色可呈鲜红、暗红或黑便(柏油便),少量出血不造成粪便颜色改变,需经隐血试验才能确定,称隐血便。

【病因及发生机制】

下消化道出血可因下消化道炎症或血管病变、息肉、良性或恶性肿瘤等引起消化道黏膜破溃出血所致,亦可因全身性疾病所致的凝血功能障碍而引起。临床常见病因有:
(1) 小肠疾病 如肠结核、肠伤寒、小肠憩室、急性出血性坏死性肠炎、小肠息肉等。
(2) 结肠疾病 如急性细菌性痢疾、阿米巴痢疾、溃疡性结肠炎、结肠息肉、结肠癌等。
(3) 直肠肛管疾病 非特异性直肠炎、直肠息肉、直肠癌、痔、肛裂等。

（4）全身性疾病　白血病、血小板减少性紫癜、血友病、维生素 C 及 K 缺乏症、流行性出血热等。

【临床表现】

1. 便血　由于病因、出血部位、出血量、出血速度及血液在肠道内停留的时间不同,便血的表现也不同。小肠病变引起的便血,由于出血部位高、出血量少、血液在肠道内停留的时间长,粪便可呈黑色或柏油样;若出血部位低、出血量多、在肠道内停留时间短,则呈暗红色或紫红色,其至呈鲜红色。

（1）鲜血便　常见于痔疮、肛裂、直肠癌。肛门或肛管疾病(痔、肛裂、直肠肿瘤):血色鲜红不与粪便混合或黏附于粪便表面或便后滴血。细菌性痢疾:血便、黏液脓血便。阿米巴痢疾:暗红色果酱样便。结肠炎、直肠炎、癌:脓血或黏液血便。急性出血性坏死性小肠炎:洗肉水样血便,且有特殊的腥臭味。

（2）柏油便　上消化道或小肠出血在肠内停留时间较长,因红细胞破坏后,血红蛋白在肠道内与硫化物结合形成硫化亚铁,使粪便呈黑色,并由于附有黏液而发亮,类似柏油,故称为柏油便(tarry stool)。

（3）隐血便　消化道出血每日 5 ml 以下,无肉眼可见的粪便颜色改变,需用隐血试验的方法才能确定。持续阳性:常提示消化道肿瘤;间歇阳性:常提示消化性溃疡。

2. 全身表现　短时间内大量出血,可有急性失血性贫血及周围循环衰竭的表现,但临床较少见。出血速度缓慢、出血量较少时,可表现为持续性或间断性肉眼可见的少量血便而无明显的全身症状。少量的消化道出血,可无肉眼所见的粪便颜色改变,仅表现为粪便隐血试验阳性。长期慢性失血可出现乏力、头晕、失眠等贫血症状,病人常因此而就诊。

【护理评估要点】

（1）病因与诱因　结合病人既往病史、伴随症状和体征等则有助于明确出血病因。应注意病人既往有无类似的便血史、有无慢性痢疾、肠息肉、溃疡性结肠炎、痔疮、肛裂和血液病等,有无用过抗凝药、有无胃肠手术史等相关病史。便血可因进食刺激性食物、饮食不规律、便秘、过度劳累、精神刺激等诱发或加重。应询问病人有无上述情况,及其对有关诱因的认识和态度。

（2）确定是否为便血　食用过多的肉类、猪肝、动物血后,粪便可变暗褐色,潜血试验亦呈阳性,但素食后即转为阴性;服某些中草药、药用碳、铁剂、铋剂,便可呈黑色,但粪便隐血试验阴性;口、咽、肺等出血被吞咽后由肛门排出,潜血试验亦呈阳性,可借此与便血相鉴别。

（3）便血方式　注意便血是出现在排便前,还是排便后;血液是滴下、喷出,还是与粪便混在一起。便血方式与病变部位、出血速度及量等密切相关。

（4）观察粪便的颜色、量及性状　记录排便的次数和量,观察粪便为鲜红色、暗红色、黑色,还是柏油样便;全部为血液与粪便相混合,还是仅附着于粪便表面;是否有血性稀便、软便、黏液血便或脓血便等。

（5）伴随症状　便血伴发热多见于急性细菌性痢疾、肠伤寒、流行性出血热等传染病及溃

痪性结肠炎等免疫性疾病;便血伴中腹部疼痛多见于小肠病变,伴下腹部疼痛多见于结肠病变,无痛性鲜血便应警惕直肠癌的可能;便血伴全身出血倾向者,提示可能为血液系统疾病。

(6)便血的心理反应 大量便血、长期便血不能确诊、反复便血不愈或预后不佳者,应评估其有无焦虑、恐惧等情绪反应。

【相关护理诊断】

(1)组织灌注量改变 与大量便血所致血容量减少有关。

(2)活动无耐力 与便血所致贫血有关。

(3)有皮肤完整性受损的危险 与排泄物对肛门周围皮肤刺激有关。

(4)焦虑 与长期便血而未能确诊有关。

(李晓慧)

第十四节 意 识 障 碍

意识障碍(disturbance of consciousness)是指人体对周围环境及自身状态的识别和察觉能力降低,对外界环境刺激缺乏反应的一种精神状态。严重的意识障碍表现为昏迷。

【病因及发病机制】

意识由意识内容及其"开关"系统组成。意识内容在意识觉醒状态的基础上产生,包括记忆、思维、定向力、情感、知觉和理解等精神活动。意识的"开关"系统包括经典的感觉传导径路(特异性上行投射系统)及脑干网状结构(非特异性上行投射系统)。意识的"开关"系统激活大脑皮质并维持大脑皮质一定水平的兴奋性,使机体处于觉醒状态,从而在此基础上产生意识内容。意识状态的正常有赖于大脑皮质和皮质下的网状结构功能的正常。任何导致大脑皮质弥漫性损害或脑干网状结构上行系统的损害,均可产生意识障碍。

意识障碍的常见病因分为感染性和非感染性两大类:

1. 感染性因素

(1)颅内感染 脑炎、脑膜炎、脑型疟疾等。

(2)全身严重感染 伤寒、斑疹伤寒、败血症、中毒性肺炎、中毒型细菌性痢疾、严重胆道感染等。

2. 非感染性因素

(1)颅脑疾病 如脑出血、脑血栓形成、脑栓塞、蛛网膜下腔出血、高血压脑病、脑肿瘤、脑脓肿、脑震荡、脑挫裂伤、颅骨骨折、癫痫等。

(2)内分泌与代谢障碍 甲状腺危象、甲状腺功能减退、糖尿病酮症酸中毒、低血糖昏迷、肝性脑病、肺性脑病、尿毒症、妊娠中毒症等。

(3)心血管疾病 完全性房室传导阻滞、心律失常所致 Adams-Stokes 综合征、严重休克等。

（4）中毒　包括安眠药、有机磷农药、酒精、一氧化碳、氰化物、吗啡等中毒。

（5）水、电解质紊乱　如稀释性低钠血症、低氯性碱中毒、高氯性酸中毒等。

（6）其他　如电击、中暑、淹溺、高山病等。

【临床表现】

意识障碍的临床表现由于病因和病理生理基础不同而轻、重不等，并随疾病的演变而变化。

1. 嗜睡　为程度最轻的意识障碍。病人处于病理性睡眠状态，但可被轻度刺激或语言唤醒，醒后能正确回答问题，但反应迟钝，停止刺激后又入睡。

2. 意识模糊　是意识水平轻度下降，较嗜睡为深的一种意识障碍。患者能保持简单的精神活动，主要表现为定向力障碍，如对时间、地点、人物的定向能力发生障碍。

3. 昏睡　患者处于病理性熟睡状态，不易唤醒，但在强烈刺激下如压眶、摇动身体、大声呼喊等可被唤醒，但很快又再入睡。醒时答语模糊或答非所问。

4. 昏迷　昏迷是最严重的意识障碍，表现为意识持续的中断或完全丧失。按程度不同又分为以下3种。

（1）浅昏迷　意识大部分丧失，无自主运动，对声、光刺激无反应，对疼痛刺激有痛苦表情或肢体退缩等防御反应。吞咽反射、角膜反射和瞳孔对光反射可存在，血压、脉搏、呼吸无明显变化，可有排便、排尿失禁。

（2）中度昏迷　对各种刺激无反应，对剧烈刺激可有防御反应，但减弱。角膜反射、瞳孔对光反射迟钝，眼球无转动为其特征。

（3）深昏迷　意识完全丧失，对各种刺激均无反应，所有深、浅反射都消失，生命体征不稳定，肌肉松弛，大小便失禁。

此外，还有一种以中枢神经系统兴奋性增高为主的急性脑功能失调，称谵妄（delirium）。表现为意识模糊、幻觉、错觉、定向力丧失、躁动不安、言语杂乱等。见于急性感染高热期、肝性脑病、中枢神经系统疾病、某些药物中毒等。

【护理评估要点】

（1）询问意识障碍的起病情况、相关病因及诱因等。

（2）判断意识障碍程度　通过与患者的交谈，了解其思维反应、定向力及对语言信号的理解能力，并根据生理反射的检查结果，判断意识障碍的程度。

（3）注意意识障碍患者的身体反应　定时测量体温、脉搏、呼吸、血压等生命体征，观察瞳孔变化。评估营养状态，有无排便、排尿失禁，有无口腔炎、角膜炎、角膜溃疡、结膜炎。有无压疮形成，有无肢体肌肉挛缩、关节僵硬、肢体畸形及活动受限等。

【相关护理诊断】

（1）清理呼吸道无效　与意识障碍有关。

（2）有误吸的危险　与意识障碍所致咳嗽反射减弱或消失有关。

（3）有外伤的危险　与意识障碍所致躁动不安有关。

（4）营养失调:低于机体需要量　与意识障碍不能正常进食有关。

（5）有皮肤完整性受损的危险　与意识障碍所致自主运动丧失,排便、排尿失禁有关。

（6）躯体移动障碍　与意识障碍所致自主运动丧失有关。

（7）有废用综合征的危险　与意识障碍所致自主运动丧失有关。

（李晓慧）

思考题

一、问答题

1. 临床上常见的热型有哪些?

2. 发热的常见原因有哪些? 发热是如何分度、分期的?

3. 如何区别间歇热、回归热?

4. 水肿的发生机制有哪些?

5. 心源性与肾源性水肿如何鉴别?

6. 肺源性呼吸困难有哪些常见类型? 各自特点有哪些?

7. 心源性呼吸困难的特点有哪些?

8. 肠绞痛、肾绞痛、胆绞痛如何鉴别?

9. 简述支气管扩张症、肺脓肿时痰液的特点。

10. 简述颅内压增高性头痛的特点。

11. 简述咯血与呕血的异同。

12. 列出大咯血患者的护理评估要点。

13. 简述咯血主要护理诊断及其相关因素。

14. 发绀分为几类? 各有哪些表现特点?

15. 发绀的护理评估要点有哪些?

16. 发绀的主要护理诊断是什么?

17. 心悸发生的原因有哪些?

18. 心悸的护理评估要点有哪些?

19. 简述心悸的主要护理诊断。

20. 皮肤黏膜出血的护理评估要点有哪些?

21. 简述黄疸的分类及其临床特点。

22. 黄疸的护理评估要点有哪些?

23. 简述黄疸的主要护理诊断。

24. 简述呕血的常见原因。

25. 意识障碍的不同程度是如何分度的?

二、病案分析

1. 患者,男性,34 岁,患支气管扩张,反复咳脓痰,咯血 5 年,今晨起突然咯血 500 ml 左右,

随之胸闷、气急、发绀、呼吸音减弱。

分析思考:(1)该患者的护理评估要点是什么?(2)该患者主要护理诊断及其相关因素有哪些?

2.　患儿,出生5小时,无诱因出现四肢及躯干皮肤发绀,口腔黏膜青紫,经保暖发绀无减轻。体检,一般情况尚好,听诊心前区可闻及杂音。应考虑该患儿是先天性心脏发绀,应进一步检查确诊。

分析思考:(1)该病例有何临床特点?属于哪种发绀?(2)该患儿主要护理诊断及其相关因素是什么?

3.　男性患者,62岁,冠心病史8年,1年前有心肌梗死史。近几天感冒后出现心悸、胸闷来诊。心脏听诊心率108次/分,节律绝对不规整,心尖区第一心音强弱不等,记录心电图提示:心房颤动,陈旧性前间壁心肌梗死。

分析思考:(1)该患者引起心悸的病因是什么?(2)该患者主要护理诊断及其相关因素是什么?

4.　男性,7岁,因皮肤出现散在针尖大小的出血点,伴双眼睑轻度水肿,尿呈深茶色,面色黄、浮肿伴血尿6天,出现"肾功能异常"1天入院。身体评估:全身散在出血点及瘀斑,皮肤黄染。双眼睑、颜面水肿,巩膜黄染,睑结膜及唇苍白。腹软,肝肋下4cm质中边锐,无触痛及叩击痛,双肾区叩击痛阳性,甲床苍白。

分析思考:(1)如何进行护理评估?(2)该病人主要护理诊断及其相关因素是什么?

5.　男,30岁,厌食、恶心、尿黄7天,无发热。身体评估:巩膜黄染,肝肋下2cm,质软,触痛,胆囊区无压痛,胆红素37 μmol/L,结合胆红素20 μmol/L,尿胆原增高,尿红胆素阴性。考虑为病毒性肝炎。

分析思考:(1)该患者的黄疸属于哪种类型?(2)该患者主要护理诊断及其相关因素是什么?

第四章 身 体 评 估

身体评估(physical assessment)是护士通过感觉器官和借助简单的辅助工具(体温表、听诊器等)对病人身体状况进行评估,以发现病人全身或局部的某些病理形态改变,结合护理病史,作出护理诊断,使病人得到行之有效的护理。与医疗身体评估不同的是,护理身体评估的目的是了解病人的健康状况,及时发现需要由护士解决的健康问题和预防可能发生的健康问题;护理身体评估的重点在于视诊检查以及与护理问题相关的护理体检。

进行身体评估时要求环境安静、温暖,光线适宜,体位舒适。开始身体评估之前要作好解释工作,避免引起病人的不安。身体评估的顺序为:一般情况(包括体温、脉搏、呼吸、血压,以及营养、发育状态和意识、姿势、步态等),头、颈、胸、腹,脊柱,四肢,肛门、直肠,生殖器,神经反射等。对某些急、慢性传染病(如肝炎、结核等)进行身体评估时,应穿隔离衣,戴口罩和手套,并做好隔离、消毒工作。对危重病人则应立即进行抢救,待病情好转后再做详细检查。

第一节 一般状态评估

一般状态评估是对患者全身状态的概括性观察,以视诊为主,配合触诊进行。一般状态评估的内容包括性别、年龄、体温、脉搏、呼吸、血压、发育与体型、营养状态、意识状态、语调与语态、面容与表情、体位、姿势与步态等。

一、性别

正常人的性征很明显,性别(gender)不难判断。评估中应注意:①某些疾病对性征的影响,如肾上腺皮质肿瘤可使男性乳房女性化及出现其他第二性征的改变。②性别与某些疾病的发生率有关,如甲状腺疾病和系统性红斑狼疮多见于女性,而甲型血友病仅见于男性。③性染色体异常对性别和性征的影响,如性染色体数目或结构异常可导致两性畸形。

二、年龄

一般通过问诊了解患者的年龄(age)。在某些特殊情况下,如对意识障碍、濒死或故意隐瞒真实年龄者,则需通过观察来判断患者的年龄。年龄的判断多以皮肤黏膜的弹性与光泽、肌肉的状态、毛发的颜色和分布、面与颈部皮肤皱纹及牙齿的状态等作为依据。年龄与疾病的发生和预后有密切的关系,如佝偻病、麻疹、百日咳、白喉多见于幼儿与儿童;结核病、风湿热多见于青少年;动脉硬化、冠心病、恶性肿瘤多发生于中、老年人。青年患病后易康复,老年人则相对较慢。

三、生命体征

生命体征(vital sign)是标志生命活动存在与质量的重要征象,为身体评估的重要项目之一。其内容包括体温、脉搏、呼吸和血压。测量之后应及时、准确地记录在病历和体温记录单上(具体测量方法、正常值和临床意义参见本系列教材《护理学基础》)。

四、发育与体型

发育(development)正常与否通常以年龄与智力和体格成长状态(身高、体重及第二性征)之间的关系进行综合评价。发育正常者相互间关系均衡。机体的发育受种族遗传、内分泌、营养代谢、生活条件和体育锻炼等多种因素的影响。成人发育正常的判断指标为:两上肢展开的长度约等于身高,胸围等于身高的一半,坐高等于下肢的长度。

1. 体型　体型(habitus)是发育的形体表现,包括骨骼、肌肉与脂肪分布的状态。临床上将成年人体型分为以下 3 种:

(1) 无力型(瘦长型)　表现为体高肌瘦、颈长肩窄、胸廓扁平,腹上角<90°。

(2) 正力型(均称型)　表现为身体各部分匀称适中,腹上角 90°左右。

(3) 超力型(矮胖型)　表现为身短粗壮、颈粗肩宽、胸廓宽厚,腹上角>90°。

2. 病态发育　临床上的病态发育与内分泌疾病密切相关。常见的病态发育如下:

(1) 腺垂体　发育成熟前腺垂体功能亢进者,体格异常高大,称为巨人症;腺垂体功能减退者,体格异常矮小,称为侏儒症。

(2) 甲状腺　发育成熟前甲状腺功能减退,体格矮小,智力低下,称为呆小症。

(3) 性腺　某些疾病如结核、肿瘤破坏性腺分泌功能,可出现性腺功能低下所致的第二性征改变。男性表现为"阉人征",表现为上下肢过长,骨盆宽大,无须,毛发稀少,皮下脂肪丰满,外生殖器发育不良,发音女声;女性表现为男性化,出现乳房发育不良、闭经、体格男性化、多毛、皮下脂肪减少,发音男声。

五、营养状态

营养状态是指与营养摄取相关的健康状况,营养状态与食物的摄取、消化、吸收及代谢等因素有关,并受到心理、社会、文化和环境因素的影响,是估计个体健康和疾病程度的标准之一。营养过度或营养不良均可致营养状态的改变,前者引起肥胖,后者引起消瘦。

营养状态一般根据皮肤、毛发、皮下脂肪、肌肉的发育情况进行综合判断,最简便而迅速的方法是观察皮下脂肪的充实程度。尽管脂肪的分布存在个体差异,男女亦各有不同,但前臂屈侧或上臂背侧下 1/3 处脂肪分布的个体差异最小,为判断脂肪充实程度最方便和最适宜的部位。

1. 营养状态分级　临床上习惯用良好、中等、不良 3 个等级对营养状态进行描述。

(1) 营养良好　皮肤黏膜红润、光泽、弹性好,毛发润泽,皮下脂肪丰满,肌肉结实,肩胛部及股部肌肉丰满。

(2) 营养不良 皮肤黏膜干燥,弹性减低,毛发稀疏,皮下脂肪菲薄,肌肉松弛,肩胛骨、髂骨嶙峋突出。

(3) 营养中等 介于两者之间。

测量一定时间内体重的增减是观察营养状态的常用方法之一。理想体重(kg)=[身高(cm)-100]×0.9(男性);[身高(cm)-100]×0.85(女性)。体重在标准体重±10%范围内为正常。

2. 皮下脂肪测量 皮下脂肪直接反映体内脂肪量,与营养状态关系密切,可作为评估营养状态的参考。常用测量部位如下。

(1) 三头肌皮脂厚度测量 被评估者手臂放松下垂,掌心对着大腿侧面,评估者站在被评估者背面,以拇指与示指在肩峰和鹰嘴的中点捏起皮脂,捏时两指间的距离为 3 cm,用皮脂卡尺测量,重复 2 次取其平均值。标准厚度男性为 12.5 mm,女性为 16.5 mm。

(2) 肩胛骨下皮脂厚度测量 被评估者取坐位或俯卧位,手臂及肩部放松,评估者以拇指与示指捏起肩胛下角下方皮脂。测量方法及标准厚度同前。

(3) 脐旁皮脂厚度测量 在腹部锁骨中线平脐的部位测量。方法及标准厚度同前。

3. 异常营养状态 临床上常见的异常营养状态如下。

(1) 消瘦 体重减轻至正常的 10%时称为消瘦,极度消瘦称恶病质。常见原因如下:①摄食障碍:多见于食道、胃肠道疾病,神经系统及肝、肾等内脏疾病引起的严重恶心、呕吐等。②消化障碍:见于消化道疾病引起消化液或酶的合成和分泌减少,影响消化吸收。③消耗增多:慢性消耗性疾病和严重神经精神因素的影响,如长期活动性肺结核、恶性肿瘤、代谢性疾病、内分泌疾病,出现糖、脂肪、蛋白质的消耗过多。

(2) 肥胖 体重超过标准体重 20%以上者称为肥胖。

$$体重质量指数=体重(kg)/身高(m)^2$$

按 WHO 的标准,体重质量指数男性大于 27,女性大于 25 即为肥胖症。包括单纯性肥胖和继发性肥胖。摄食过多或运动过少是导致单纯性肥胖的主要原因,并有一定的遗传倾向,其全身脂肪分布均匀,儿童期生长较快,青少年期有时可见外生殖器发育迟缓,一般无其他异常表现。某些内分泌疾病是继发性肥胖的主要原因,其脂肪分布多有显著特征性,如肾上腺皮质功能亢进表现为向心性肥胖,以面部、肩背部、腰腹部最显著;又如下丘脑病变所致的肥胖性生殖无能综合征表现为大量脂肪积聚在面部、腹部、臀部及大腿,性器官和第二性征发育不全。

六、意识状态

意识(consciousness)是大脑高级神经中枢功能活动的综合表现,即对环境的知觉状态。各种影响大脑功能的疾病均会引起不同程度的意识改变,这种状态称为意识障碍。正常人意识清晰,反应敏捷精确,思维活动正常,语言流畅、准确,词能达意。临床上多通过与病人交谈了解其思维、反应、情感活动和定向力是否正常,必要时可作简单计算、痛觉试验、瞳孔对光反射、腱反射等判断意识障碍的程度(详见第三章第十四节意识障碍)。

七、面容与表情

健康人表情自然、神态安怡。疾病可使人的面容（facial feature）与表情（expression）发生变化。某些疾病发展到一定程度时，可出现特征性的面容与表情，对疾病的评估具有重要价值。常见典型病容如下。

（1）急性病容　面色潮红，呼吸急促，鼻翼扇动，口唇疱疹，表情痛苦。见于急性热病如疟疾、大叶性肺炎、流行性脑脊髓膜炎等。

（2）慢性病容　面色灰暗或苍白，面容憔悴，目光暗淡。见于慢性消耗性疾病，如恶性肿瘤、肝硬化和严重肺结核等。

（3）甲状腺功能亢进面容　面容惊愕、眼裂增宽、眼球突出、目光炯炯（图4-1），见于甲状腺功能亢进症。

（4）二尖瓣面容　双颊紫红，口唇发绀。见于风湿性心脏病二尖瓣狭窄（图4-2）。

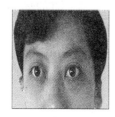 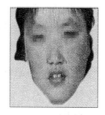 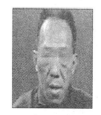

图4-1　甲状腺功能亢进面容　　图4-2　二尖瓣面容　　图4-3　肢端肥大症面容

（5）肢端肥大症面容　头颅增大，面部变长，下颌增大前突，眉弓及两颧隆起，唇舌肥厚，耳、鼻增大（图4-3）。

（6）满月面容　面圆如满月，皮肤发红，常伴痤疮、小须。见于Cushing综合征及长期使用肾上腺糖皮质激素者（图4-4）。

（7）面具面容　面容呆板无表情，似面具样。见于帕金森病、脑炎等（图4-5）。

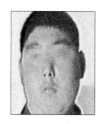 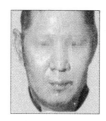 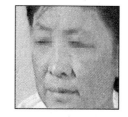

图4-4　满月面容　　图4-5　面具面容　　图4-6　黏液性水肿面容

（8）黏液性水肿面容　颜面浮肿、苍白，面宽，唇厚，目光呆滞，反应迟钝，眉毛、头发稀疏。见于甲状腺功能减退症（图4-6）。

（9）脱水面容　双目无神，眼眶凹陷，鼻骨嵴耸，唇干，皮肤干燥松弛。见于血容量明显减少的患者，如严重腹泻、大出血及休克等。

（10）伤寒面容　表情淡漠，反应迟钝、呈无欲状态。见于伤寒患者。

(11) **苦笑面容** 牙关紧闭,面肌痉挛,呈苦笑状。见于破伤风(图4-7)。

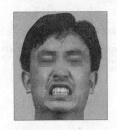

图4-7 苦笑面容

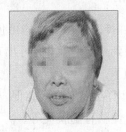

图4-8 贫血面容

(12) **贫血面容** 面色苍白,唇舌色淡,表情疲惫。见于各种原因所致的贫血(图4-8)。

(13) **肝病面容** 面色晦暗,额部、鼻背、双颊有褐色色素沉着。见于慢性肝脏疾病。

(14) **肾病面容** 面色苍白,双睑、颜面浮肿,舌色淡,舌缘有齿痕。见于慢性肾脏疾病。

八、体位

体位(position)是指患者身体所处的状态。不同病情的患者常采取不同的体位。常见体位如下。

1. 自动体位 身体活动自如,不受限制。见于轻病人。

2. 被动体位 不能随意调整或变换体位。见于意识丧失或极度衰弱的病人。

3. 强迫体位 为减轻疾病痛苦被迫采取的体位。

(1) **强迫仰卧位** 仰卧,双腿屈曲以减轻腹肌的紧张。见于急性腹膜炎。

(2) **强迫俯卧位** 俯卧位可使脊背部肌肉松弛。见于脊椎疾病。

(3) **强迫侧卧位** 有胸膜疾病者多卧向患侧,以减轻疼痛或咳嗽,有利于健侧代偿性呼吸。见于一侧胸膜炎或大量胸腔积液的病人。

(4) **强迫坐位(端坐呼吸)** 严重呼吸困难的患者不能平卧,必须采取坐位,甚至还需两手支撑床边,上身前俯。见于心功能不全、支气管哮喘患者。

(5) **强迫蹲位** 患者在活动过程中,因心悸、呼吸困难而采取蹲踞位以缓解症状。见于发绀型先天性心脏病。

(6) **强迫停立位** 步行中突发心前区疼痛而被迫即刻站立,并以右手按抚心前区。见于心绞痛者。

(7) **辗转体位** 腹痛发作时,病人辗转反侧,坐卧不安。见于胆石症、胆道蛔虫症、肠绞痛等。

(8) **角弓反张位** 因颈或脊背肌肉强直,使病人头向后仰,屈背挺胸呈弓状。见于破伤风和小儿脑膜炎。

九、姿势和步态

姿势(posture)指举止的状态。健康成人躯干端正,肢体活动灵活适度。受疾病的影响,患者可出现姿势的改变。如心功能不全时患者常取坐位;胃、十二指肠溃疡或胃痉挛性疼痛时,患者常捧腹而行。

步态(gait)指走动时表现的姿态。健康人步态稳健,某些疾病可使步态异常,并具有一定的特征性。常见的异常步态有如下几种。

(1)蹒跚步态 蹒跚步态(waddling gait)行走时身体左右摆动如鸭步。见于佝偻病、进行性肌营养不良等。

(2)醉酒步态 醉酒步态(drinken main gait)行走时重心不稳,步态紊乱如醉酒状。见于小脑疾病、酒精中毒等。

(3)慌张步态 慌张步态(festinating gait)起步后小步急速前行,躯干前倾,有难于止步之势。见于帕金森病患者。

(4)共济失调步态 共济失调步态(ataxic gait)站立时双足分开过宽,行走时一脚高抬,骤然垂落,且双目下视,摇晃不稳,闭目则不能保持平衡。见于脊髓疾病。

(5)跨阈步态 跨阈步态(steppage gait)病人患足下垂,行走时高抬下肢才可起步。见于多发性神经炎腓总神经麻痹的病人。

(6)剪刀步态 剪刀步态(scissors gait)因双下肢肌张力增高,尤以内收肌张力增高明显,移步时下肢过度内收,两腿交叉前行呈剪刀状。见于脑瘫与截瘫病人。

(李晓慧)

第二节 皮肤、浅表淋巴结评估

一、皮肤评估

皮肤本身的疾病很多,许多疾病在病程中可同时伴随着多种皮肤病变和反应。评估皮肤时,应注意其颜色、湿度、弹性、皮疹、皮下出血、蜘蛛痣与肝掌、水肿及瘢痕等。评估方法主要靠视诊,有时需配合触诊才能获得更清楚的印象。

1. 颜色 与皮肤毛细血管分布、血管充盈度和色素等有关。

(1)发红 皮肤毛细血管扩张、血流加速或红细胞量增多可引起皮肤发红(redness)。生理情况见于日晒、运动、饮酒,病理情况见于烫伤、发热性疾病和阿托品中毒等。

(2)苍白 苍白(pallor)是由于贫血、末梢毛细血管痉挛或充盈不足所致。见于惊恐、寒冷、休克、虚脱以及主动脉瓣关闭不全。

(3)发绀 皮肤黏膜呈青紫色称为发绀(cyanosis)。常见部位为口唇、耳郭、面颊和肢端,多见于心、肺疾病或局部循环障碍所致的还原血红蛋白增多,也可见于异常血红蛋白血症(见第三章第七节发绀)。

(4)黄染 皮肤黏膜发黄称为黄染(stained yellow)。主要见于黄疸,在自然光线下检查较为正确。黄疸的程度与血清胆红素含量有关,见于胆道阻塞、肝细胞损害和溶血性疾病。食入过多的胡萝卜可使手掌、足底、前额及鼻部皮肤黄染,而巩膜无黄染;长期服用带有黄色素的阿的平、呋喃类药物,也可导致皮肤黄染,严重者出现巩膜黄染,但以角膜周围最明显。

（5）**色素沉着** 因表皮内层黑色素增加所致部分或全身皮肤色泽加深,称为色素沉着（pigmentation）。身体外露部分、口腔黏膜等处出现色素沉着,或正常有色素沉着的部位,如乳头、生殖器、关节、肛门等处色素明显加深,才具临床意义。全身性色素沉着见于慢性肾上腺皮质功能减退症,也可见于肝硬化、肝癌晚期以及长期使用砷剂、马利兰等药物。妊娠妇女面部、额部可发生色素沉着,称妊娠斑。老年人全身或面部可有散在色素沉着,称老年斑。

（6）**色素脱失** 皮肤丧失原有色素称色素脱失。由于酪氨酸酶缺乏以致体内酪氨酸不能转化为多巴胺而形成黑色素所引起。常见有白癜风、白斑及白化症。

2. 湿度 皮肤湿度与汗腺分泌功能有关,在气温高、湿度大的环境中,出汗增多是正常的生理调节功能。病理情况下可有出汗过多或无汗。出汗增多见于风湿病、结核病、甲状腺功能亢进、佝偻病。手脚皮肤发凉而大汗淋漓称为冷汗,见于休克、虚脱。夜间睡后出汗称为盗汗,是结核病的常见征象。无汗时皮肤异常干燥,见于维生素 A 缺乏症、硬皮病、尿毒症和脱水。

3. 弹性 皮肤弹性即皮肤紧张度。与年龄、营养状态、皮下脂肪及组织间隙所含液体量有关。儿童及青年人皮肤紧张富有弹性,中年以后弹性减低,老年人弹性差。评估时常取手背或上臂内侧部位,用示指和拇指将皮肤捏起,正常人于松手后皮肤皱褶迅速平复。弹性减弱时皮肤皱褶平复缓慢,见于长期消耗性疾病或严重脱水病人。

4. 皮疹 多为全身性疾病的表现之一,常见于传染病、药物过敏和皮肤病。发现皮疹时应注意颜色、形状、分布部位、平坦或隆起、有无脱屑及抓痕等。常见皮疹如下。

（1）**斑疹** 局部皮肤发红,一般不隆起于皮肤表面,见于丹毒、风湿性多形性红斑。玫瑰疹为鲜红色圆形斑疹,直径 2～3 mm,多出现于胸、腹部,是伤寒和副伤寒的特征性皮疹。

（2）**丘疹** 除局部颜色改变外,病灶凸出皮面,见于麻疹、药物疹、湿疹等。

（3）**斑丘疹** 在丘疹周围有皮肤发红的底盘称为斑丘疹,见于风疹、药物疹、猩红热等。

（4）**荨麻疹** 为隆起皮面的苍白色或红色的局限性水肿,常伴瘙痒,为速发性皮肤变态反应所致,见于各种异性蛋白或药物过敏反应。

5. 压疮 又称压力性溃疡,为局部组织长期受压,发生持续缺血、缺氧、营养不良所致的皮肤损害。易发生于枕部、耳郭、肩胛部、脊柱、肘部、髋部、骶尾部、膝关节内外侧、内外踝、足跟等身体受压较大的骨突部位。根据组织损伤程度,可将压疮分为以下 4 期：①瘀血红肿期：此期皮肤红肿,有触痛。②炎性浸润期：红肿扩大、变硬,表面由红转紫,并有水疱形成。③浅表溃疡期：水疱逐渐扩大、溃破,继发感染。④坏死溃疡期：坏死组织侵入真皮下层和肌肉层,感染向深部扩展,可破坏深筋膜,继而破坏骨膜和骨质。

6. 皮肤及黏膜下出血 病理情况下可出现皮肤黏膜下出血,表现有多种。直径小于 2 mm 者称为淤点,直径 3～5 mm 为紫癜,大于 5 mm 称为淤斑,片状出血伴皮肤隆起者叫血肿。皮肤黏膜出血见于出血性疾病、重症感染、某些血管损害性疾病以及工业毒物或药物中毒。

7. 蜘蛛痣与肝掌 皮肤小动脉末端分支性扩张所形成的血管痣,形如蜘蛛,称为蜘蛛痣。主要出现在上腔静脉分布的区域内,如面、颈、手背、上臂、前胸和肩部等处。评估时用火柴杆压迫痣中心,其辐射状小血管网消失,去除压力后又出现。见于慢性肝炎、肝硬化,其发生可能与体内雌激素水平增高有关。慢性肝病患者手掌大、小鱼际肌处常发红,压之褪色,称为肝掌,

发生机制同蜘蛛痣。

8. 水肿　轻度水肿视诊不易发现,以指压局部组织后出现凹陷,为凹陷性水肿。黏液性水肿及象皮肿可见组织明显肿胀,但指压后局部组织无凹陷,为非凹陷性水肿。凹陷性水肿根据其轻重程度不等,可分为轻、中、重三度。

轻度:仅见于眼睑、踝部及胫骨前皮下组织,指压后有轻度凹陷,平复较快。

中度:全身软组织均可见明显水肿,指压后出现较深凹陷,平复缓慢。

重度:全身严重水肿,低部位皮肤紧张发亮,甚至有液体渗出,胸、腹腔可有积液,外阴部也可有明显水肿。

二、浅表淋巴结评估

淋巴结分布于全身,评估时只能检查身体各部的浅表淋巴结。正常浅表淋巴结很小,直径多在 0.2～0.5 cm 之间,质地柔软、表面光滑,与周围组织无粘连,不易触及,也无压痛。

1. 淋巴结分布　人体浅表淋巴结呈组群分布,每个组群的淋巴结收集一定区域的淋巴液。颈部淋巴结的分布见图 4-9。耳后、乳突淋巴结收集头皮范围内的淋巴结,颌下淋巴结收集口底、颊黏膜、牙龈等处的淋巴液;颏下淋巴结收集颏下三角区组织、唇和舌部的淋巴液;颈深淋巴结上群收集鼻咽部淋巴液;颈深淋巴结下群收集咽喉、气管、甲状腺等处的淋巴液;左锁骨上淋巴结群收集食管、胃等器官的淋巴液;右锁骨上淋巴结群多收集气管、胸膜、肺等处的淋巴液;腋窝淋巴

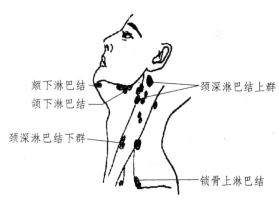

图 4-9　颈部淋巴结的分布

结收集乳房、胸壁、臂部淋巴液;腹股沟淋巴结收集会阴部和下肢的淋巴液。局部炎症或肿瘤可引起相应区域的淋巴结肿大。

2. 评估方法和内容　主要使用触诊,并按一定顺序进行,评估对象取坐位,也可取仰卧位,全身放松。评估者依次对评估对象的耳前、耳后、乳突区、枕骨下区、颈后三角、颈前三角、锁骨上窝、腋窝、滑车上、腹股沟、腘窝淋巴结进行触摸。对肿大的淋巴结要注意其部位、大小、数量、硬度、压痛、活动度、有无粘连,局部皮肤有无红肿、瘢痕及瘘管等,同时可寻找引起淋巴结肿大的原发病灶。

3. 淋巴结肿大的临床意义

(1) 局部淋巴结肿大　①非特异性淋巴结炎:肿大的淋巴结一般有压痛,质软,无粘连,由引流区的急、慢性炎症引起。②淋巴结核:常发生在颈部,质稍硬,大小不等,可相互粘连,或与周围组织粘连,晚期破溃后形成瘘管。③恶性肿瘤淋巴结转移:转移淋巴结质地坚硬,与周围组织粘连,一般无压痛。胃癌或食管癌多向左锁骨上转移,称 Virchow 淋巴结;肺癌多向右锁骨上淋巴结转移;腋下淋巴结肿大见于乳腺癌转移;颈部淋巴结肿大可见于鼻咽癌转移。

（2）全身淋巴结肿大　淋巴结遍及全身，大小不等，无粘连，质地与病变性质有关，可见于淋巴瘤、白血病、传染性单核细胞增多症等。

（李晓慧）

第三节　头、颈部评估

一、头部评估

1. 头发和头皮

（1）头发　需注意头发(hair)的颜色、疏密度、有无脱发。脱发可由疾病引起，如伤寒、甲状腺功能低下、斑秃；也可由物理和化学因素引起，如放射治疗和肿瘤化疗后引起的脱发。

（2）头皮　头皮(scalp)观察应注意有无头皮屑、头癣、炎症、外伤、血肿和瘢痕等。

2. 头颅　评估头颅时要注意其大小、外型及有无异常运动。头颅的大小通常以头围来衡量，测量时以软尺自眉间绕到颅后通过枕骨粗隆。头围在正常发育阶段的变化为：新生儿约 34 cm，出生后前半年增加 8 cm，后半年增加 3 cm，到 18 岁可以达 53 cm 或以上，以后无变化。矢状缝和其他颅缝大都在生后 6 个月内骨化，骨化过早会影响颅骨的发育。头颅的大小异常或畸形可成为一些疾病的典型体征。临床常见头颅异常如下。

（1）小颅　小颅(microcephalia)指小儿囟门过早闭合，形成头小畸形，常伴智力障碍。

（2）尖颅　尖颅(oxycephaly)是指矢状缝与冠状缝过早闭合，导致头顶部尖突高起。见于先天性疾病尖颅并指（趾）畸形（图 4 - 10）。

（3）方颅　方颅(squared skull)者头顶平坦呈方形，且前额左右突出。见于小儿佝偻病。

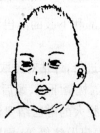

图 4 - 10　尖颅

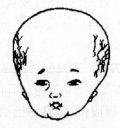

图 4 - 11　脑积水

（4）巨颅　巨颅(large skull)者头颅增大，以额、顶、颞及枕部突出明显，对比之下颜面很小；头皮静脉充盈、双目下视。见于脑积水（图 4 - 11）。

3. 头部异常运动　头部运动受限，见于颈椎疾病；头部不随意地颤动，见于震颤麻痹（Parkinson 病）；与颈动脉搏一致的点头运动，见于严重主动脉瓣关闭不全。

4. 头部器官

1）眼　评估时一般按从外向内的顺序进行。

（1）眼眉　眼眉(eyebrow)外 1/3 过于稀疏或脱落，可见于黏液性水肿和腺垂体功能减退

症,特别稀疏者应注意麻风病。

(2) 眼睑　①眼睑(eyelids)水肿:眼睑皮下组织疏松,轻度水肿即可表现出来。常见于肾炎、贫血、营养不良、慢性肝病、血管神经性水肿等。②眼睑下垂:双侧下垂见于重症肌无力;单侧下垂见于各种原因引起的动眼神经麻痹;如单侧眼睑下垂伴有同侧眼球凹陷、瞳孔缩小、面部无汗称为 Horner 综合征,为该侧颈交感神经麻痹所致。③眼睑闭合障碍:双侧见于甲状腺功能亢进症,单侧见于面神经麻痹。④眼睑内翻:由于瘢痕形成使睑缘向内翻转。见于沙眼。

(3) 结膜　检查上睑结膜时需翻转眼睑。嘱评估对象向下看,评估者用示指和拇指捏起上睑中部的边缘,轻轻向前下方牵拉,然后示指轻向下压,配合拇指将睑缘向上捻转,即可将眼睑翻开。检查下眼睑时嘱评估对象往上看,用示指将下眼睑向下分开,即可暴露下眼睑。结膜(conjunctiva)充血见于结膜炎;出血见于高血压、败血症;苍白见于贫血;颗粒与滤泡见于沙眼。

(4) 巩膜　巩膜(sclera)为不透明瓷白色。巩膜黄染多见于黄疸,其特点为均匀分布。中年以后在内眦部可出现黄色斑块,为脂肪沉着所形成,这种斑块呈不均匀分布。

(5) 角膜　检查时用斜光照射容易观察其透明度。注意有无云翳、白斑、软化、溃疡和新生血管等。云翳、白斑发生在角膜的瞳孔部位可影响视力;角膜(cornea)周边的新生血管见于严重沙眼;角膜软化见于维生素 A 缺乏;角膜边缘的灰白色混浊环,多见于老年人,故称为老年环,是类脂质沉着的结果。肝豆状核变性时铜代谢障碍,角膜边缘可出现棕褐色的色素环即 Kayser-Fleischer 环。

(6) 瞳孔　瞳孔(pupil)是重危患者的重要监测项目之一,观察瞳孔的变化可了解中枢神经的功能状态。评估时要注意其大小、形状、双侧是否等大等圆、对光反射等情况。正常人两侧瞳孔等大等圆,直径约 3～4 mm,对光反射灵敏。

双侧瞳孔扩大见于青光眼、颠茄中毒;如双侧瞳孔扩大且对光反射消失,是濒死表现;一侧瞳孔扩大见于该侧动眼神经受损;双侧瞳孔缩小见于吗啡、巴比妥类和有机磷中毒,也可由某些药物作用所致(毛果芸香碱、氯丙嗪)。两侧瞳孔大小不等,常提示颅内高压、脑疝形成,见于脑外伤、脑肿瘤、颅内出血等。

(7) 眼球　注意眼球(eyeball)的外形有无凹陷、突出以及眼球的运动、震颤、眼压等。

眼球突出(Exoph thalmos):双侧眼球突出见于甲状腺功能亢进。患者除突眼外还有以下眼征:①Graefe 征,眼球下转时上睑不能相应下垂;②Stellwag 征,瞬目减少;③Mobius 征,辐辏运动减弱;④Joffroy 征,上视时无额纹出现。单侧眼球突出,多由于局部炎症或眶内占位性疾病所致。

眼球凹陷(Enophthalmos):双侧凹陷见于严重脱水。单侧凹陷见于 Horner 综合征。

眼球运动:检查方法为让病人头部不动,视线随医生手指所示方向作上下左右和旋转运动,观察有无斜视、复视或震颤。斜视见于动眼神经、外展神经受损时,如脑炎、脑膜炎、脑出血、脑肿瘤等。眼球震颤是指眼球有节律的快速往返运动,运动方向以水平方向多见,垂直和旋转方向少见。眼球震颤多见于耳源性眩晕、小脑疾病等。

眼压:正常人的眼压为 1.3～2.99 kPa。精确测量眼压,可用眼压计,简便方法可用手指测量,让受检者向下方看,医生以两手指轻按上眼睑两侧,避免压迫角膜,其余手指放在额及颧

部,不应悬空,以手测定,与医生自己的眼压相比,判断眼压有无增高或减低,眼压明显降低(触之很软),见于严重脱水及糖尿病酮中毒昏迷;青光眼时眼压明显增高。

(8)晶体 注意有无混浊。晶体混浊称为白内障,多见于老人、糖尿病及眼外伤等。

(9)视力 色觉及眼底检查方法详见本系列教材《五官科护理》。

2)耳 注意外耳道有无红肿、溢液、流脓及疼痛,耳部有无小结及牵拉痛,乳突有无压痛。尚应注意听力有无障碍。外耳道炎时局部有红肿疼痛,并有耳部牵拉痛。慢性化脓性中耳炎病人的外耳道常有脓性分泌物,同时伴有鼓膜穿孔,乳突炎时乳突部有压痛。

听力检查 粗略的评估方法为:让病人闭目静坐,评估者持手表自1 m外逐渐移近耳部,直到听到手表的滴答声为止。一般在1 m处即可听到机械表的滴答声。精确测量须使用规定频率的音叉或电测听设备进行测试,对明确诊断更有价值。听力减退见于外耳道耵聍或异物、听神经损害、局部或全身血管硬化、中耳炎等。

3)鼻 注意外形、分泌物、通气与否、副鼻窦有无压痛、有无鼻翼扇动等。

(1)鼻外形 鼻梁部皮肤出现红色水肿斑块,并向两侧面颊部扩展,见于系统性红斑狼疮。如发红的皮肤集中在鼻尖和鼻翼,并有毛细血管扩张和组织肥厚,见于酒渣鼻。鼻腔完全堵塞、外鼻变形,鼻梁宽平如蛙状,称为蛙状鼻,见于肥大的鼻息肉患者。鼻梁塌陷称马鞍鼻,见于鼻骨折、先天性梅毒和麻风病。

(2)鼻翼煽动 吸气时鼻孔开大,呼气时鼻孔回缩,见于严重呼吸困难如支气管哮喘、心源性哮喘发作、小儿肺炎、急性左心衰竭等。

(3)鼻出血 多为单侧,见于鼻外伤、鼻腔感染、局部血管损伤、鼻咽癌。双侧出血多由于全身性疾病引起,如流行性出血热、血小板减少性紫癜、原发性高血压、维生素C缺乏等。妇女如发生周期性鼻出血应考虑子宫内膜异位症。

(4)鼻腔分泌物 鼻腔黏膜受刺激可引起分泌物增多。清稀无色为卡他性炎症;黏稠发黄的脓性分泌物为鼻或鼻窦的化脓性炎症。

(5)鼻窦 为鼻腔周围含气的骨质空腔,共4对,均有窦口与鼻腔相通。当引流不畅时易发生炎症,表现为鼻塞、流涕、头痛和鼻窦压痛。各鼻窦压痛检查如下:①上颌窦。医生双手固定于病人的两侧耳后,将拇指分别置于鼻翼两侧水平线与通过瞳孔向下垂直的交叉处,向后按压。②额窦。一手扶持病人枕部,用另一手置于眼眶上面内侧,用力向后按压。③筛窦。一手扶持病人枕部,以另一手拇指置于鼻根部与眼内角之间向筛窦方向加压。④蝶窦。因解剖部位较深,不能进行体表检查。各鼻窦体表位置如图4-12所示。

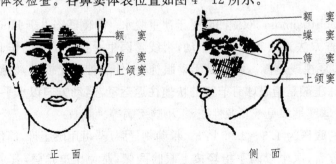

正面　　　　　　　　　　　侧面

图 4-12　鼻窦体表位置

4）口腔 包括口唇、口腔器官及组织、气味等。

（1）口唇 正常人口唇红润光滑。贫血、休克患者口唇苍白；缺氧者口唇发绀。急性发热性疾病如大叶性肺炎、流行性感冒、疟疾患者易出现口唇疱疹，为继发单纯病毒感染所致。核黄素缺乏易出现口角糜烂。口角歪斜见于面神经瘫痪或脑血管疾病。

（2）口腔黏膜 正常口腔黏膜光洁呈粉红色。如在第二磨牙的颊黏膜处出现针尖大小的灰白色斑点，周围有红晕，称为麻疹黏膜斑（Koplik 斑），是麻疹的早期特征。出血性疾病可在口腔黏膜下出现大小不等的出血点和淤斑；肾上腺皮质功能减退患者可出现蓝黑色色素沉着。黏膜溃疡见于慢性复发性口疮。黏膜上有白色凝乳块状物，称为鹅口疮，为白色念珠菌感染，多见于衰弱的儿童、老年人或长期使用广谱抗生素和抗肿瘤药物后。

（3）牙齿 检查牙齿时应注意有无龋齿、缺齿、残根、义齿等。正常牙齿呈瓷白色。黄褐色牙称斑釉牙，为长期饮用含氟量较高的水所致。

（4）牙龈 正常牙龈呈粉红色。牙周炎时可见齿龈肿胀、溢脓。齿龈出血见于出血性疾病。齿龈游离缘出现蓝灰色线称铅线，是铅中毒的特征。

（5）舌 检查时应注意舌苔、舌质、舌的运动。伸舌偏斜见于舌下神经麻痹。甲状腺功能亢进患者伸舌时可见细微震颤。高热患者舌干燥呈暗红色；伤寒患者舌根及中央有厚苔而周围及舌头呈红色；核黄素缺乏时，舌上有不规则隆起上皮，称为地图舌（geographic tongue）；猩红热患者舌乳头增大呈鲜红色称草莓舌（strawberry tongue）；贫血时舌面光滑、舌质淡称为光滑舌（smooth tongue），也称镜面舌。

（6）咽和扁桃体 患者面对光源，张口发"啊"音，评估者用压舌板迅速下压舌前 2/3 和舌后 1/3 交界处，观察软腭、腭垂、扁桃体、咽后壁。急性咽炎时，咽部红肿；慢性咽炎时黏膜充血、粗糙，咽后壁淋巴滤泡增生。急性扁桃体炎时，腺体红肿，隐窝中有黄白色脓性分泌物。

扁桃体肿大分为 3 度（图 4－13）：未超出咽腭弓者为Ⅰ°肿大；超出咽腭弓者为Ⅱ°肿大；达到或超出咽后壁中线者为Ⅲ°肿大。

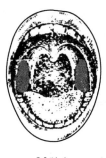 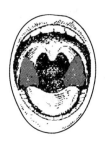 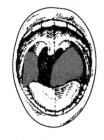

Ⅰ°肿大 Ⅱ°肿大 Ⅲ°肿大

图 4－13 扁桃体肿大分度

（7）喉 位于口咽之下，喉下为气管，喉为软骨、肌肉、韧带、纤维组织及黏膜所组成的一个管腔结构，是发音的主要器官。急性声音嘶哑或失音见于急性喉炎；慢性失音见于喉癌（检查方法参见本系列教材《五官科护理》）。

（8）口腔气味　牙龈炎、牙周炎、龋齿、消化不良可致口臭。其他疾病所致口腔特殊气味有:糖尿病酮症酸中毒者有烂苹果味;尿毒症者有氨味;肝坏死者有肝腥味;有机磷农药中毒有蒜味。

5）腮腺　腮腺位于耳屏、下颌角、颧弓所构成的三角区内。正常腮腺体薄而软,不易触及。腮腺导管开口相当于上颌第二磨牙对面的颊黏膜上,检查时应注意导管口有无分泌物。腮腺肿大时可见到以耳垂为中心的隆起,并可触及边缘不明显的包块。腮腺肿大常见于以下情况。

（1）急性流行性腮腺炎　为冬春季流行的一种病毒性传染病。多发生于小儿及青年,主要症状有发热、腮腺迅速肿大,开始常为单侧,继而可累及双侧,并出现腮腺压痛。

（2）急性化脓性腮腺炎　发生于抵抗力低下的重症病人,多为单侧性,检查时在导管口处加压后有脓性分泌物流出,多为口腔不洁所引起。

（3）腮腺肿瘤　混合瘤质韧呈结节状,边界清楚,可有移动性;恶性肿瘤质硬、有痛感、发展迅速,与周围组织有粘连,可伴有面瘫。

二、颈部评估

1. 颈部外形与运动　正常人颈部两侧对称,柔软,活动自如。脑膜炎、蛛网膜下隙出血时可出现颈项强直;颈部软组织炎症、颈椎病变、颈肌扭伤可引起颈部活动受限;重症肌无力、严重消耗性疾病晚期患者抬头困难。头部向一侧偏斜称为斜颈,见于先天性颈肌挛缩或斜颈,也见于颈部外伤。

2. 颈部血管　重点观察有无颈静脉怒张、颈动脉搏动和颈静脉搏动。

（1）颈静脉怒张　正常人坐位或立位时颈外静脉不显露;平卧位时稍见充盈,但充盈的水平不超过锁骨上缘到下颌角距离的下1/3处。如卧位时超过正常水平,或立位、坐位时见到颈静脉充盈,称为颈静脉怒张,提示上腔静脉压力升高,见于右心衰竭、心包积液、心包缩窄、上腔静脉阻塞综合征。

（2）颈动脉搏动　正常人颈部动脉的搏动,只有在剧烈活动后心搏出量增加时才可见到。如在静息状态下出现颈动脉的明显搏动,提示脉压增大,见于主动脉瓣关闭不全、高血压、甲状腺功能亢进和严重贫血。

（3）颈静脉搏动　正常情况下不会出现颈静脉搏动。当严重的三尖瓣关闭不全伴颈静脉怒张时,方可见到颈静脉搏动,但触诊并无搏动感,据此可与颈动脉搏动相鉴别。后者常有明显的搏动感。

3. 甲状腺　甲状腺位于甲状软骨下方,正常时表面光滑、柔软不易触及,在做吞咽动作时可随吞咽上下移动。凡能看到或能触及甲状腺均示甲状腺肿大。甲状腺检查按视、触、听诊的顺序进行。

（1）视诊　评估对象取坐位,头稍后仰,做吞咽动作,观察甲状腺有无肿大及是否对称。正常人甲状腺外观不突出,女性在青春期可略增大,属正常现象。

（2）触诊　触诊比视诊更能明确甲状腺的轮廓及病变的性质。最常采用的是后面触诊法,

即评估者站在患者背后,双手拇指置于患者颈部。检查右叶时,左手示指及中指将甲状腺轻推至右侧,右手示指、中指、环指触摸甲状腺,配合吞咽动作,重复检查。用同法检查左侧。或位于病人前面,评估者左手拇指置于甲状软骨下气管右侧向左轻推右叶,左手三指触摸甲状腺右叶。换手检查左叶。如触到肿大的甲状腺,要注意其大小、两侧是否对称、质地、表面情况、有无结节及囊性感、压痛、震颤等。

甲状腺肿大分为3度:不能看出肿大但能触及者为Ⅰ度;能看到肿大又能触及、但位于胸锁乳突肌以内者为Ⅱ度;超过胸锁乳突肌外缘者为Ⅲ度。

(3)听诊 当触到肿大的甲状腺时,应以钟型听诊器直接放在肿大的甲状腺上进行听诊。甲状腺功能亢进时,可闻及低调的连续性静脉"嗡嗡"音。临床上甲状腺肿大常见于单纯性甲状腺肿、甲状腺功能亢进、慢性淋巴性甲状腺炎、甲状腺肿瘤。

4. 气管 正常人气管位于颈前正中部。检查时让患者取坐位或仰卧位,使颈部处于自然正中位置,评估者将右手示指与环指分别置于两侧胸锁关节上,中指置于气管之上,观察中指与示指和环指间的距离。正常人两侧距离相等,示气管居中;气管移位时两侧距离不等。如大量胸腔积液、积气、纵隔肿瘤时,可将气管推向健侧;而肺不张、肺纤维化、胸膜粘连时,可将气管拉向患侧。

(李晓慧)

第四节 胸 部 评 估

胸部的主要器官及组织包括胸壁、胸廓、乳房、气管、支气管、肺脏、心脏、大血管、食管、纵隔等。胸部检查时应遵循视诊、触诊、叩诊、听诊的顺序。

一、胸部的体表标志

1. 骨骼标志 锁骨、肋骨、胸骨、胸骨角(路易角,Louis 角)、第 7 颈椎棘突、肩胛骨下角等。

(1)胸骨角 为胸骨柄与胸骨体连接处向前突起所形成的角。此角与第 2 肋软骨相连是计算肋骨顺序的标志。

第 7 颈椎棘突:为背部颈椎与胸椎交界的骨性标志,低头时更有明显的突出,此以下即为计算胸椎的起点。

(2)肩胛角 被评估者正坐,双手下垂时,肩胛角位置相当于第 7 或第 8 肋骨水平。

(3)腹上角 为左右肋弓在胸骨下端汇合处所形成的夹角,又称胸骨下角,相当于横膈的穹隆部。正常约 70°~110°,其后为肝脏左叶、胃及胰腺的所在区域。

2. 胸部分区 胸骨上窝,锁骨上、下窝,腋窝;肩胛间区,肩胛下区,肩胛上区(图 4-14)。

(1)胸骨上窝 胸骨上方的凹陷部,气管位于其后。

(2)肩胛上区 背部肩胛冈以上区域。外上以斜方肌上缘为界,相当于上叶肺尖下部。

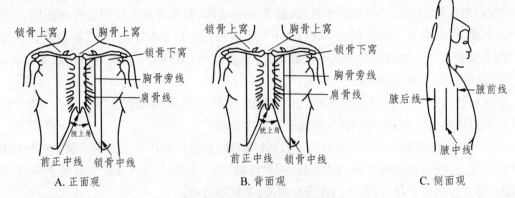

图 4-14 胸部体表标线与分区

（3）肩胛下区　在背部两肩胛下角连线与平第12胸椎水平线之间的区域。

（4）肩胛间区　背部两肩胛骨之间的区域。

（5）锁骨上窝　为锁骨上方的凹陷部,相当于两肺上叶肺尖的上部。

（6）锁骨下窝　为锁骨下方的凹陷部,相当于两肺上叶肺尖的下部。

3. 标志线　正中线,锁骨中线,腋前线,腋中线,腋后线,肩胛下角线、后正中线(图4-14)。

（1）锁骨中线　为锁骨肩峰端与胸骨端二者中点的垂直线,正常男子此线常通过乳头。

（2）腋前、中、后线　通过腋窝前皱襞、腋窝中央部、腋窝后皱襞所作的垂直线,为腋前、中、后线;腋前、后线间等距离的平行线叫腋中线。

（3）前正中线　通过胸骨中央的垂直线。

（4）后正中线　通过脊椎棘突的垂直线。

（5）肩胛下角线　当两臂自然下垂时通过肩胛下角的垂直线。

二、胸壁、乳房及胸廓评估

1. 胸壁　主要评估胸壁静脉、肋间隙及胸壁压痛、皮下气肿情况。

（1）静脉　正常胸壁静脉不可见,上腔或下腔静脉梗阻时,可出现侧支循环,有胸壁静脉怒张,上腔静脉梗阻时,静脉血流方向自上而下,下腔静脉梗阻时血流自下而上。

（2）胸壁压痛　手指轻压胸壁,注意胸部压痛的部位、程度、深浅,特别注意胸骨有无压痛。

（3）皮下气肿　胸部皮下组织有气体积存时称为皮下气肿。以手按压皮下气肿的皮肤,可出现捻发感或握雪感,听诊可闻及类似捻发音。

（4）肋间隙　吸气时肋间隙回缩提示呼吸道阻塞。肋间隙膨隆见于大量胸腔积液、张力性气胸、严重肺气肿;亦可见于胸壁肿瘤、主动脉瘤、婴儿和儿童心脏明显肿大者。

2. 乳房　评估时病人应取坐位或仰卧位,光线充足,胸部充分暴露。

（1）视诊　病人取坐位,注意双侧乳房的大小、对称性、外表、乳头状态、有无溢液等。正常人双侧乳房基本对称,如一侧明显增大见于先天畸形、囊肿、炎症或肿瘤,如一侧明显减小多见

于发育不全。正常男性及儿童乳房不明显,女性乳房在青春期逐渐增大,乳头较大呈圆柱状,男性乳头大约在锁骨中线第 4 肋间隙。患乳腺癌时乳房皮肤可出现橘皮样外观,乳头内陷伴乳头血性溢液。

(2)触诊 注意乳房组织的质地、弹性、有无压痛、肿块等。病人坐位,双臂自然下垂后高举过头顶或采用双手叉腰的方式,也可以平卧位,肩下垫一小枕。检查时一般由外上象限开始,左侧沿顺时针,右侧沿逆时针方向进行,最后触诊乳头。要先健侧,后患侧。正常乳房触诊时有弹性颗粒感和柔韧感,青年人乳房柔软,中年人可触及乳腺小叶,老年人触诊时则有纤维结节感。在月经期乳房有紧张感,妊娠期有柔韧感,哺乳期呈结节感。炎症时有压痛,乳腺癌时可触及无痛肿块。

3. 胸廓 主要评估胸廓的形态,有无变形等。

(1)扁平胸 胸廓的前后径小于左右径,呈扁平形,见于瘦长体型、慢性消耗性疾病,如肺结核等。

(2)桶状胸 胸廓的前后径几乎等于左右径,呈圆桶形,见于支气管哮喘、慢性支气管炎、肺气肿、老年及矮胖体型的人。

(3)鸡胸(佝偻病胸) 胸廓的前后径略长于左右径,胸骨下端前突,胸廓前侧壁肋骨凹陷,沿胸骨前面各肋软骨与肋骨交界处隆起,形成串珠状,胸部前下肋骨向外突出,胸骨下部剑突处内陷,见于佝偻病。

(4)脊柱畸形引起的胸廓变形 严重的脊柱前凸、后凸或侧凸均能导致胸部两侧不对称,肋间隙增宽或变窄。常见于脊柱结核等。

(5)胸廓一侧变形 胸廓一侧膨隆多见于大量胸腔积液、气胸或一侧严重代偿性肺气肿。一侧平坦或下陷常见于肺不张,肺纤维化。广泛性胸膜增厚和粘连等。

(6)胸廓局部隆起 多见于心脏明显肿大,心包大量积液,主动脉瘤及胸内或胸壁肿瘤,肋软骨炎和肋骨骨折等。

三、肺脏的评估

肺脏的检查必须在双侧对称部位、对照比较的情况下来确定病变部位和病变性质,最好取坐位,病情重时可取仰卧位,要充分暴露被检查部位。

1. 视诊

1)呼吸运动 呼吸运动是通过膈和肋间肌的收缩和松弛来完成的,胸廓随呼吸运动的扩大和缩小,从而带动肺的扩张和收缩。正常情况下吸气为主动运动,此时胸廓增大,胸膜腔内负压增高,肺扩张,空气经上呼吸道进入肺内。呼气为被动运动,此时肺脏弹力回缩,胸廓缩小,胸膜腔内负压降低,肺内气体随之呼出。吸气时可见胸廓前部肋骨向上外方移动,膈肌收缩使腹部向外隆起,而呼气时则前部肋骨向下内方移动,膈肌松弛,腹部回缩。

正常男性和儿童以腹式呼吸为主,女性以胸式呼吸为主。某些疾病,如肺或胸膜疾病的肺炎、重症肺结核和胸膜炎等,或胸壁疾病如肋间神经痛、肋骨骨折等,均可使胸式呼吸减弱而腹

式呼吸增强。腹膜炎、大量腹水,肝脾极度肿大,腹腔内巨大肿瘤及妊娠晚期时,膈肌向下运动受限,则腹式呼吸减弱,代之以胸式呼吸。当上呼吸道部分阻塞时,因气流不能顺利进入肺,故当吸气时呼吸肌收缩,造成胸腔内负压极度增高,从而引起胸骨上窝、锁骨上窝及肋间隙向内凹陷,称为"三凹征"。因吸气时间延长,又称为吸气性呼吸困难,常见于气管阻塞,如气管异物。下呼吸道阻塞患者,因气流呼出不畅,呼气用力,引起肋间隙膨隆,呼气时间延长,称为呼气性呼吸困难,常见于支气管哮喘、阻塞性肺气肿。

2) **呼吸频率** 应在病人不觉察时计算节律、类型、深度以及两侧呼吸运动是否对称。正常成人静息状态下,呼吸为 16~20 次/分,新生儿呼吸约 44 次/分,随着年龄的增长而逐渐减慢。常见的呼吸类型及特点见图 4-15。

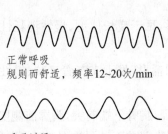

正常呼吸
规则而舒适,频率12~20次/min

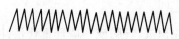

呼吸过缓
呼吸频率＜12次/min

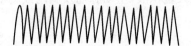

呼吸过速
呼吸频率＞20次/min

过度通气
深呼吸,频率＞20次/min

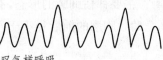

叹气样呼吸
频繁地间插深呼吸

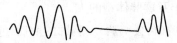

陈-施呼吸
不同呼吸深度的周期性变化
并间插呼吸停顿

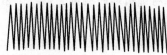

库什摩呼吸
快而深且用力呼吸

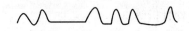

毕奥呼吸
间插不规则地周期性呼吸暂停
打乱了呼吸的连续性

图 4-15 常见呼吸节律改变

(1) **呼吸过速** 指呼吸频率超过 20 次/分而言。见于发热、疼痛、贫血、甲状腺功能亢进及心力衰竭等。一般体温升高 1℃,呼吸大约增加 4 次/分。

(2) **呼吸过缓** 指呼吸频率低于 12 次/分而言。呼吸浅慢见于麻醉剂或镇静剂过量和颅内压增高等。

(3) **呼吸深度的变化** 呼吸浅快,见于呼吸肌麻痹、严重鼓肠、腹水和肥胖等,以及肺部疾病,如肺炎、胸膜炎、胸腔积液和气胸等。呼吸深快,见于剧烈运动、情绪激动或过度紧张时,因机体供氧量增加需要增加肺内气体交换,常出现呼吸深快,并有过度通气的现象,此时动脉血二氧化碳分压降低,引起呼吸性碱中毒,患者常感口周及肢端发麻,严重者可发生手足搐搦及呼吸暂停。当严重代谢性酸中毒时,亦出现深而慢的呼吸,由于细胞外液碳酸氢盐不足,pH 降

低,肺脏排出 CO_2 增多,进行代偿,见糖尿病酮症酸中毒和尿毒症酸中毒等,此种深长的呼吸又称之为库什摩(Kussmaul)呼吸。

3) **呼吸节律** 正常成人静息状态下,呼吸的节律基本上是均匀而整齐的。当病理状态下,往往会出现各种呼吸节律的变化。常见呼吸节律的改变见图 4-15。

(1) **潮式呼吸** 也称陈-施(Cheyne-Stokes)呼吸。是一种由浅慢逐渐变为深快,然后再由深快转为浅慢,随之出现一段呼吸暂停后,又开始如上变化的周期性呼吸。潮式呼吸周期可长达 30 秒至 2 分钟,暂停可持续 5～30 秒,常需要较长时间仔细观察才能获得周期性节律变化的全过程。

(2) **间停呼吸** 也称毕奥(Biots)呼吸。表现为有规律呼吸几次后,突然停止一段时间,又开始呼吸,并周而复始。

(3) **抑制性呼吸** 表现为胸部发生剧烈疼痛所致的吸气相突然中断,呼吸运动短暂地突然受到抑制,患者表情痛苦,呼吸浅而快。常见于急性胸膜炎、胸膜恶性肿瘤、肋骨骨折及胸部严重外伤等。

(4) **叹气样呼吸** 表现在一段正常呼吸节律中插入一次深大呼吸,并常伴有叹息声。多为功能性改变,见于神经衰弱、精神紧张或抑郁症。

潮式呼吸与间停呼吸两种周期性呼吸的节律变化是由于呼吸中枢的兴奋性降低,使调节呼吸的反馈系统失常。在缺氧特别严重,二氧化碳潴留至一定程度时,才能刺激呼吸中枢,促使呼吸恢复和加强;当积聚的二氧化碳呼出后,呼吸中枢又失去有效的兴奋性,使呼吸又再次减弱进而暂停。此种情况多发生于某些中枢神经系统疾病,如脑炎、脑膜炎、颅内压增高及某些中毒,如糖尿病酮症酸中毒、巴比妥中毒等。有些老年人深睡时亦可出现潮式呼吸,此为脑动脉硬化、中枢神经供血不足的表现。间停呼吸较潮式呼吸更为严重,预后差,常见于临终前。

2. 触诊

1) **呼吸运动胸廓扩张度** 两手置于被检者胸廓下面的前侧部,左右拇指分别沿两侧肋缘指向剑突,拇指尖在前正中线两侧对称部,两手掌和伸展的手指置于前侧胸壁。后胸廓扩张度的测定,将两手平置于被检查者背部,约于第10肋骨水平,拇指与中线平行,并将两侧皮肤向中线轻推。嘱被评估者做深呼吸运动,观察比较两手触到的胸廓扩张度是否一致(图 4-16)。一侧胸廓扩张度受限,见于大量胸腔积液、气胸、胸膜增厚和肺不张等。

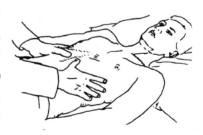

图 4-16 胸廓扩张度的检查

2) **触觉语颤** 检查者将两手掌或手掌尺侧缘平贴在被检者胸廓两侧的对称部位,嘱其重复发"一"长音,自上而下,由内到外依次检查,比较两侧手的震动感。注意正常人语颤分布,前胸上部较下部强,右上胸较左上胸强,后胸下部较上部强,肩胛间区亦较强。

(1) **语音震颤减弱或消失** 主要见于:①肺泡含气量过多,如肺气肿;②支气管阻塞,如阻塞性肺不张;③大量胸腔积液或气胸;④胸膜高度增厚粘连;⑤胸壁皮下气肿。

(2) **语音震颤增强** 主要见于:①肺组织实变,如大叶性肺炎实变期、肺栓塞等;②接近胸

膜的肺内巨大空腔,如空洞型肺结核、肺脓肿等。

3)**胸膜摩擦感** 指当急性胸膜炎时,因纤维蛋白沉着于两层胸膜,使其表面变为粗糙,呼吸时脏层和壁层胸膜相互摩擦,可由评估者的手感觉到,称为胸膜摩擦感。操作手法同胸廓触诊,部位常于胸廓的前下侧部,当被评估者吸气和呼气时均可触及,可用手掌平放腋窝及前胸下部,嘱被评估者深呼吸,以触知有无摩擦感。

3. 叩诊

1)**体位** 可坐位或卧位,坐位时头稍向前倾,两手自然下垂或置于膝上,保持对称的体位,胸部肌肉松弛,嘱病人作平静均匀的呼吸。

2)**方法** 直接叩诊法和间接叩诊法。辨别各种叩诊音:清音(肺野),浊音(肝相对浊音),实音(肝及心脏绝对浊音区),鼓音(左肺下部半月区——讨贝氏区),过清音。正常肺部叩诊为清音,右肺上叶叩诊音较左肺上叶浊,前胸上部较下部浊,背部较前胸浊。肺的前面沿各肋间,侧面沿腋中线(此时病人的手应放在头上),后面依肩胛上部、肩胛间及肩胛下区顺序,由上向下叩,比较两侧对称部位的叩诊音。

叩诊手法及注意事项:①以左中指的第1、2节作为叩诊板指,并紧贴于叩击部位表面,右手中指以右腕关节和指掌关节活动叩击左手中指第2指骨的前端或第1、第2之间的指关节。②由肺尖部开始,自上而下进行叩诊,比较两侧对称部位的叩诊音,叩诊前胸及两侧时,板指应与肋骨或肋间隙平行,嘱被检查者举起上臂置于头部,自腋窝开始向下叩诊至肋缘。叩诊背部时,嘱被评估者向前稍低头,双手交叉抱肘,在肩胛区板指与脊柱平行,肩胛下区,板指仍保持与肋骨或肋间隙平行。③叩诊时要左右对称,由上而下,由前胸、侧面(腋部)到背侧按顺序进行叩诊(图4-17、图4-18)。

3)**检查** 主要检查肺下界移动度、肺上界及肺前界(图4-17)。

(1)**肺下界移动度** 被评估者在平静呼吸时,评估者于被评估者肩胛线叩出肺下界的位置,正常肺下界为平静呼吸时在锁骨中线为第6肋间隙;在腋中线为第8肋间隙;在肩胛线为第10肋间隙。然后嘱被检查者作深吸气后并屏住呼吸的同时,沿该线继续向下叩诊,当由清音变为浊音时,即为肩胛线上肺下界的最低点。当被评估者恢复平静呼吸时,再嘱作深呼气并屏住呼吸,然后由上向下叩诊,直至清音变为浊音,即为肩胛线上肺下界的最高点。最高至最低点之间距离即为肺下界移动度。同样可在双侧锁骨中线、腋中线叩出肺下界并标记,即为肺下界移动度,正常肺下界移动度为6～8 cm。两侧肺下界大致相同,病理情况下,肺下界可降低或上升。一般腋中线和腋后线上的移动度最大。肺下界移动度减弱见于:①肺组织弹性消失,如肺气肿;②肺组织萎缩,如肺不张和肺纤维化等;③肺组织炎症和水肿、胸腔大量积液、积气及广泛胸膜增厚粘连时肺下界及其移动度不能叩得。

(2)**肺上界(肺尖宽度)** 即肺尖的上界,又称为Kronig峡,由斜方肌前缘中央部开始叩诊为清音,逐渐叩向外侧,再向内叩,由清音变为浊音做标记,测量内外两标记间的宽度,正常肺尖的宽度为4～6 cm,右侧稍窄。肺上界变窄或叩诊浊音,常见于肺结核所致的肺尖浸润、纤维性变和萎缩;增宽常见于肺气肿。

(3)**肺前界** 正常的肺前界相当于心脏的绝对浊音界。

4）**胸部异常叩诊音**　正常胸部的清音区范围内出现浊音、实音、过清音或鼓音时则为异常叩诊音,提示存在肺、胸膜、膈或胸壁的病理改变(图 4 - 18)。

（1）**浊音或实音**　发生于肺部大面积含气量减少的病变和肺内不含气的病变,如肺炎、肺结核、肺梗死、肺不张、肺水肿、肺肿瘤、肺包虫或囊虫、未液化的肺脓肿、胸腔积液、胸膜增厚等。

（2）**过清音或鼓音**　发生于肺张力减弱,含气量增多时,如肺气肿、空洞型肺结核、液化的肺脓肿或肺囊肿,气胸时为鼓音。

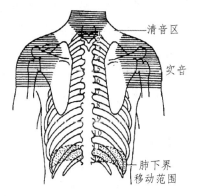

图 4 - 17　正常肺尖宽度与肺下界移动度

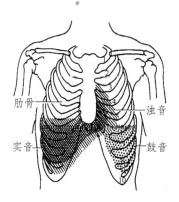

图 4 - 18　正常前胸部叩诊音

4. 听诊

1）**体位**　病人可坐位或卧位,微张口,必要时可深呼吸。

2）**方法**　由肺尖部开始,自上而下,分别检查前胸到两侧及背部,左右对比听诊。

3）**呼吸音**

（1）**支气管呼吸音**　类似把舌尖抬高张口呼出空气所发出的"哈"音。其特点为呼气期较吸气期为长,音较强,调较高。正常在喉、胸骨上窝,背部 6、7 颈椎及第 1、2 胸椎附近可听到。异常支气管呼吸音,即如在正常肺泡呼吸音部位听到支气管呼吸音,则为异常的支气管呼吸音,或称管样呼吸音,常由肺组织实变、肺内大空腔和压迫性肺不张等因素引起。

（2）**肺泡呼吸音**　类似上齿咬下唇吸气时所产生的"夫"音,声音柔和,有如微风吹拂的声音。其特点为吸气比呼气的声音长,音强而调高,呼气期音短,音弱而调低,此音在正常两侧肺野均可听到。异常肺泡呼吸音如下:①肺泡呼吸音减弱或消失常由于肺泡通气量减少,进入肺内气体流速减慢和呼吸音传导障碍所致,见于胸廓活动受限、呼吸肌疾病、支气管阻塞、压迫性肺膨胀不全、腹部疾病等;②肺泡呼吸音增强常由于肺泡通气功能增强,进入肺泡内的气体流速加快所致,见于机体需氧量增加如运动、发热、贫血等,血液酸度增高等;③呼气音延长常由于下呼吸道部分阻塞、肺组织弹性减退所致;④断续性呼吸音和粗糙性呼吸音常由于支气管黏膜轻度水肿或炎症使管壁不光滑、气道流通不畅所致,见于支气管或肺部炎症的早期。

（3）**支气管肺泡呼吸音**　特点为吸气时可听到似肺泡呼吸音的吸气音,但音调较高且较响亮;呼气音似支气管呼吸音的呼气音,但强度稍弱,音调稍低。吸气与呼气声音在时间、强弱度及音调方面几乎相等。正常此音在胸骨两侧第 1、2 肋间隙,肩胛间区的第 3、4 胸椎水平及肺

尖前后部可听到。异常支气管肺泡呼吸音,常见于支气管肺炎、肺结核、大叶性肺炎初期或在胸腔积液上方肺膨胀不全的区域听及。

4) **啰音** 呼吸音以外的附加音,正常情况下不存在。按性质不同可分为下列几种:

(1) **湿性啰音** 又称水泡音,系由于吸气时气体通过呼吸道内的分泌物时,形成的水泡破裂所产生的声音;或为小支气管壁因分泌物粘着而陷闭,当吸气时突然张开重新充气所产生的爆裂音。其特点为:为呼吸音外的附加音,断续而短暂,一次连续多个出现,于吸气时或吸气终末较为明显,部位恒定,性质不易变,中小水泡音可同时存在,咳嗽后可减轻或消失。按音响强度可分为响亮性和非响亮性;按呼吸道腔径大小和腔内渗出物多少可分为粗、中、细湿性啰音和捻发音。局部出现多见于支气管扩张、肺结核或肺炎等,两肺底出现见于肺瘀血、支气管肺炎等。如布满两肺则见于急性肺水肿、严重的支气管肺炎。

(2) **干性啰音** 其特点为:持续时间长,吸气呼气相均可听到,以呼气相明显,性质、强度及部位均易变,数量上在瞬间可有明显增减。可分为高调(哨笛音)和低调(鼾音)两种。发生在气管、主支气管的常为低调,发生在较小支气管或细支气管的常为高调。

5) **语音共振** 可分为以下几种:支气管语音、胸语音、羊鸣音和耳语音。嘱被评估者重复发"一"长音,在胸部对称部位听诊,正常可听到柔而模糊的声音,音节不能分辨。

6) **胸膜摩擦音** 胸膜有炎症时,胸膜表面粗糙,颇似以一手掩耳,用指腹摩擦手听到的声音。最常听到的部位是前下侧胸壁,常发生于纤维素性胸膜炎、肺栓塞、胸膜肿瘤及尿毒症等患者。

四、心脏的评估

被检查者仰卧位,暴露胸,检查者在其右侧。开始时检查者视线与被检查者胸廓同高,观察心前区有无隆起及异常搏动。然后,视线逐步高于胸廓,全面观察心前区。

1. 视诊

1) **心前区隆起** 正常人无心前区隆起。如在胸骨下段及胸骨左缘3、4、5肋骨与肋间的局部隆起,为心脏增大,尤其是右室肥厚挤压胸廓所致。常见于先心病法洛四联症,肺动脉瓣狭窄或风湿性二尖瓣狭窄。

2) **心尖搏动** 正常位于胸骨左缘第5肋间,左锁骨中线内0.5～1.0 cm,搏动范围直径为2～2.5 cm。左心室肥大时,范围增大,可为抬举性心尖搏动。

心尖搏动移位:心尖搏动向左移位,甚至略向上,为右心室增大;心尖搏动向左向下移位,为左心室增大;当左、右心室均增大时,心尖搏动向左下移位,但常伴心浊音界向两侧扩大。当心脏收缩时心尖搏动内陷,称负性心尖搏动。见于粘连性心包炎或心包与周围组织广泛粘连;重度右室肥大致心脏顺钟向转位,使左心室向后移位也可引起负性心尖搏动。

3) **心前区异常搏动**

(1) **剑突下搏动** 可能是右心室收缩期搏动,也可能为腹主动脉搏动产生。如深吸气后搏动增强为右心室搏动,减弱则为腹主动脉搏动;其次是用手指平放从剑突下向上压入前胸壁后方,右心室搏动冲击手指末端,而腹主动脉搏动则冲击手指掌面。

(2) **心底部异常搏动** 胸骨左缘第2肋间收缩期搏动多见于肺动脉扩张或肺动脉高压;胸

骨右缘第 2 肋间收缩期搏动多见于主动脉弓动脉瘤或升主动脉扩张。

（3）**胸骨左缘 3、4 肋间搏动** 多见于右心室搏出的压力负荷增加所致的右心室肥大。

2. 触诊 常用右手以手掌尺侧或用 2～4 指尖指肚触诊,不加压。用触诊确定心尖搏动的位置比视诊更为准确。

（1）**心前区搏动** 右室肥大时胸骨左缘 3～4 肋间或剑突下出现搏动。

（2）**心尖搏动** 注意心尖搏动位置,强度、范围、触诊感知的心尖搏动凸起冲动时标志着心室收缩期。心尖区抬举性搏动为左室肥厚的体征。

（3）**震颤** 又称猫喘,与在猫喉部摸到的呼吸震颤类似,是触诊时手掌感到的一种细小的震动感。为心血管器质性疾病的标志。可以根据触及震颤的部位及时期来判断病变的部位及性质。一般情况下触诊有震颤者,多数也可以听到杂音。常见于某些先心病及狭窄性瓣膜病变。而瓣膜关闭不全时较少有震颤,仅在房室瓣重度关闭不全时可扪及震颤,见表 4-1。

表 4-1　　　　　　　　　　　　心前区震颤的临床意义

部 位	时 期	常 见 病 变
胸骨右缘第 2 肋间	收缩期	主动脉瓣狭窄(风湿性、先天性、老年性)
胸骨左缘第 2 肋间	收缩期	肺动脉瓣狭窄(先天性)
胸骨左缘 3、4 肋间	收缩期	室间隔缺损(先天性)
胸骨左缘第 2 肋间	连续性	动脉导管未闭(先天性)
心尖区	舒张期	二尖瓣狭窄(风湿性)
心尖区	收缩期	重度二尖瓣狭窄(风湿性与非风湿性)

（4）**心包摩擦感** 是由于急性心包炎时心包纤维素渗出致表面粗糙,心脏收缩时脏层与壁层心包摩擦产生的振动传至胸壁所致。于收缩期和舒张期可触及双相的粗糙摩擦感。在心前区胸骨左缘第 4 间隙处(裸区)容易触到,是心包炎的特征,收缩期、前倾体位或呼气末更为明显。

3. 叩诊 心脏相对浊音界。

1）体位和方法 被评估者坐位,评估者左手板指与所叩心界边缘平行,以左手中指作为叩诊板指,平置于心前区拟叩诊的部位,以右手中指藉右腕关节活动叩击板指。卧位时板指与肋间平行,坐位时板指与肋间垂直,放在肋间,以听到声音由清变浊来确定心浊音界。

2）顺序 先叩左界,后右界,由下而上,从心尖搏动最强点外 2～3 cm 处开始,由外向内叩至由清音变为浊音时,翻转板指作标记,如此向上逐一肋间叩诊,直至第 2 肋间。然后叩右界要先叩出肝浊音界,于其上一肋间(通常为 4 肋间),由外向内叩出浊音界,逐一肋间向上到第 2 肋间,分别标记。

3）测量记录 测出前正中线到左锁骨中线的距离;以直尺测量每一肋间心脏左、右界距前正中线的距离,并填表,见表 4-2。

4）心浊音界改变及其意义

（1）**心脏移位** 大量胸水或气胸使心浊音界移向健侧,肺不张与胸膜增厚使心浊音界移向病侧,大量腹水使膈肌抬高,心脏横位,心界向左增大。

表 4 - 2　　　　　　　　　　　　　　正常心脏相对浊音界

右/cm	肋间	左/cm
2～3	Ⅱ	2～3
2～3	Ⅲ	3.5～4.5
3～4	Ⅳ	5～6
	Ⅴ	7～9

注:左锁骨中线距前正中线为 8～10 cm

（2）心脏本身病变　①左室增大:心浊音界左下增大,心腰加深,似靴型。常见于主动脉瓣病变或高血压性心脏病(图 4 - 19)。②右室增大:轻度增大时,相对浊音界无明显改变,显著增大时,心界向左扩大。常见于肺心病或单纯二尖瓣狭窄。③双室增大:心浊音界向两侧增大,且左界向左下增大,称普大心。常见于扩张型心肌病。④左房增大合并肺动脉段扩大:心腰丰满或膨出,心界如梨型。常见于二尖瓣狭窄,又称为二尖瓣型心(图 4 - 20)。

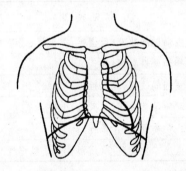

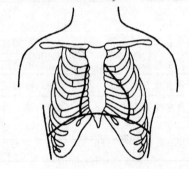

图 4 - 19　主动脉瓣关闭不全的心浊音界（靴型心）　图 4 - 20　二尖瓣狭窄的心浊音界（梨型心）

4. 听诊

1）体位　取坐位或卧位,必要时左侧卧位。

2）听诊部位　传统有 5 个听诊区(图 4 - 21):①二尖瓣区(心尖区),位于心尖搏动最强点。②三尖瓣区,胸骨体下端近剑突,稍偏右或稍偏左处,两侧均可。③肺动脉瓣区,胸骨左缘第 2 肋间处。④主动脉瓣区,胸骨右缘第 2 肋间处。⑤主动脉瓣第二听诊区,胸骨左缘第 3 肋间处。

3）听诊顺序　二尖瓣区→肺动脉瓣区→主动脉瓣区→主动脉瓣第二听诊区→三尖瓣区,即从心尖区开始至肺动脉瓣区这种逆时钟方向心脏听诊顺序,并与心脏视诊、触诊、叩诊协调一致。

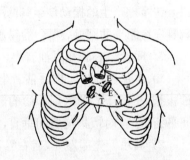

M: 二尖瓣区　　A: 主动脉瓣区
E: 主动脉瓣第二听诊区(Erb区)
P: 肺动脉瓣区　　T: 三尖瓣区
图 4 - 21　心脏瓣膜的部位及听诊区

4）听诊内容　听诊内容包括心率、心律、心音、额外心音、杂音及心包摩擦音。

（1）心率　每分钟心搏次数。正常为 60～100 次/分;心率<60 次/分为心动过缓;心率>100 次/分为心动过速。

（2）心律　心脏跳动的节律。正常时整齐,异常时可有:①窦性心律不齐,指吸气时心率增

快,呼气时减慢,一般无临床意义;②期前收缩,是指在规则心律基础上,突然提前出现一次心跳,其后有一较长间隙;③心房颤动,心律绝对不规则,第一心音强弱不等和心率快于脉率,称脉搏短绌,常见于二尖瓣狭窄,冠心病和甲状腺功能亢进,少数原因不明称特发性。

（3）心音　按其在心动周期中出现的先后顺序有 4 个,分别称为第一(S_1)、第二(S_2)、第三(S_3)及第四心音(S_4),通常听到的是第一和第二心音,第三心音有时在青少年可听到;第四心音一般听不到,听到多数属病理情况。

第一心音(S_1):即心室收缩的开始,主要由于二尖瓣和三尖瓣的突然关闭瓣叶紧张产生振动所致。在心尖部最响,音调较第二心音低,时限较长。

第二心音(S_2):标志心室舒张的开始,主要由于血流在主动脉与肺动脉内突然减速和半月瓣突然关闭引起瓣膜振动所致。在心底部最响,音调较高,时限较短。

第三心音(S_3):出现在心室快速允盈期末,距第二心音后约 0.12～0.18 秒,主要由于心室快速充盈末血流冲击室壁,心室肌纤维伸展延长,使心室壁、房室瓣、腱索和乳头肌突然紧张、振动所致。也叫舒张早期或快速充盈音。音调低钝而重浊,持续时间短(约 0.04 秒)而强度弱,在心尖部及其内上方,左侧卧位、呼气末更清楚。

第四心音(S_4):出现在心室舒张末期,约在第一心音前 0.1 秒(收缩期前),其产生与心房收缩使房室瓣及其相关结构突然紧张振动有关。病理情况下如听到,则在心尖部及其内侧较明显,低调而弱。也称房性或收缩期前奔马律。

5）心音改变及其临床意义

（1）心音强度改变　除胸壁厚度、肺含气量多少等心外因素,影响心音强度主要因素还有心室收缩力、心排血量、瓣膜位置和瓣膜的活动性及其与周围组织的碰击(如人工瓣与瓣环或支架的碰撞)等。

S_1 增强:常见于二尖瓣狭窄、高热、贫血、甲状腺功能亢进和完全性房室传导阻滞。二尖瓣狭窄时由于心室充盈减少,在心室开始收缩时二尖瓣位置低,左心室内压快速上升,引起瓣膜关闭振动幅度加大;而在高热、贫血、甲状腺功能亢进时心肌收缩力增强、心动过速所致。

S_1 减弱:常见于二尖瓣关闭不全、P-R 间期延长、心肌炎、心肌病、心肌梗死和左心衰竭以及主动脉瓣关闭不全。二尖瓣关闭不全、P-R 间期延长、主动脉瓣关闭不全是由于左心室舒张期过度充盈,二尖瓣漂浮位置较高,关闭时振幅较小,其他则是由于心肌收缩力降低所致。

S_1 强弱不等:常见于心房颤动、频发室性早搏和完全性房室传导阻滞。当心室收缩恰好出现在心房收缩之后,心室既未完全舒张,亦未完全收缩,二尖瓣位置较低时,心室快速收缩使二尖瓣有力关闭,致 S_1 增强,产生"大炮音";当两次心搏相距远时,则 S_1 减弱。

S_2 增强:常见于高血压、动脉粥样硬化、肺心病、左向右分流的先心病和左心衰竭。由于体循环阻力增高或血流增多,主动脉压力加大,主动脉关闭有力所致。

S_2 减弱:常见于低血压、主动脉瓣或肺动脉瓣狭窄和关闭不全。由于体循环或肺循环阻力降低,血流减少,瓣膜病变所致。

（2）心音性质改变　心肌病变严重时,第一心音明显减弱,失去原有的低钝特点,由于第二心音也弱,S_1 与 S_2 极相似,形成"单音律"。当心率增快,收缩期与舒张期时限几乎相等,S_1、S_2

均减弱时,听诊类似钟摆声,称"钟摆律"或"胎心律","钟摆律"的出现提示病情严重,如大面积急性心肌梗死和重症心肌炎等。

(3) 心音分裂 S_1 或 S_2 的两个主要成分之间的间距延长,导致听诊时闻及其分裂为两个声音即称心音分裂。正常生理情况下,三尖瓣关闭迟于二尖瓣 $0.02\sim0.03$ 秒,肺动脉瓣关闭迟于主动脉瓣 0.03 秒。

S_1 分裂:当左右心室收缩明显不同步时,S_1 的两个成分相距 0.03 秒以上时,可出现 S_1 分裂。常见于心室电或机械活动延迟使三尖瓣关闭明显迟于二尖瓣,如完全性右束支传导阻滞、右心衰竭、先天性三尖瓣下移畸形、二尖瓣狭窄或心房黏液瘤。

S_2 分裂:临床较常见,在肺动脉瓣区明显。可有下列 4 种情况:①生理性分裂。青少年常见,深吸气时因胸腔负压增加,右心回心血流增加,右室排血时间延长,左右心室舒张不同步,使肺动脉瓣关闭明显延迟,因而出现 S_2 分裂。②通常分裂。是临床上最为常见的 S_2 分裂,见于肺动脉瓣关闭明显延迟,如完全性右束支传导阻滞、肺动脉瓣狭窄、二尖瓣狭窄伴肺动脉高压等,或主动脉瓣关闭时间提前如二尖瓣关闭不全和室间隔缺损等左室射血时间缩短的疾病。③固定分裂。指 S_2 分裂不受吸气、呼气的影响,S_2 分裂的两个成分时距较固定,见于房间隔缺损。④反常分裂。又称逆分裂,指主动脉瓣关闭迟于肺动脉瓣,吸气时分裂变窄,呼气时变宽。见于完全性左束支传导阻滞、主动脉瓣狭窄或重度高血压。

6) 额外心音 指在正常心音之外听到的附加心音,与心脏杂音不同。多数为病理性,大部分出现在 S_2 之后即舒张期。与原有的 S_1、S_2 构成三音律,如奔马律、开瓣音、心包叩击音等。

(1) 舒张期额外心音

奔马律:系在 S_2 之后出现的响亮额外音,当心率增快时与原有的 S_1、S_2 构成类似马奔跑时的蹄声,故称奔马律,是心肌严重损害的体征。按其出现的时间早晚可分 3 种。

① 舒张早期奔马律:最为常见,是病理性的 S_3,又称第三心音奔马律,是由于心室舒张期负荷过重,心肌张力减低与顺应性减退以致心室舒张时,血液充盈引起室壁振动。听诊部位,左室奔马律在心尖区或其内侧,呼气响亮;右室奔马律则在剑突下或胸骨右缘第 5 肋间,吸气响亮。其出现提示有严重器质性心脏病如心力衰竭、急性心肌梗死、重症心肌炎与心肌病等严重心功能不全。

② 舒张晚期奔马律:又称收缩期前奔马律或房性奔马律,发生于 S_4 出现的时间,实为增强的 S_4,在心尖部稍内侧听诊最清楚,其发生与心房收缩有关,多数是由于心室舒张末期压力增高或顺应性减退,以致心房为克服心室的充盈阻力而加强收缩所产生的异常心房音。多见于阻力负荷过重引起心室肥厚的心脏病,如高血压心脏病、肥厚型心肌病、主动脉瓣狭窄和冠心病等。

③ 重叠型奔马律:为舒张早期和晚期奔马律重叠出现引起。两音重叠的形成原因可能是 P-R 间期延长及明显心动过速。心率较慢时两种奔马律同时出现而没有重叠,则听诊为 4 个心音,称舒张期四音律,常见于心肌病或心力衰竭。

开瓣音:又称二尖瓣开放拍击声,出现于心尖内侧第二心音后 0.07 秒,听诊特点为音调高、历时短促而响亮、清脆、呈拍击样。见于二尖瓣狭窄时,舒张早期血液自左房迅速流入左室

时,弹性尚好的瓣叶迅速开放后又突然停止所致瓣叶振动引起的拍击样声音。开瓣音的存在可作为二尖瓣瓣叶弹性及活动尚好的间接指标,还可作为二尖瓣分离术适应证的重要参考条件。

心包叩击音:见于缩窄性心包炎者,在 S_2 后约 0.1 秒出现的中频、较响而短促的额外心音。为舒张早期心室急速充盈时,由于心包增厚阻碍心室舒张,以致心室在舒张过程中被迫骤然停止,引起室壁振动而产生的声音,在心尖部和胸骨下段左缘最易闻及。

肿瘤扑落音:见于心房黏液瘤患者,在 S_2 后约 0.08~0.12 秒,出现时间较开瓣音晚,声音类似,但音调较低,且随体位改变。由于黏液瘤在舒张期随血流进入左室,撞碰房室壁和瓣膜,瘤蒂柄突然紧张产生振动所致。常在心尖或其内侧胸骨左缘第 3、4 肋间闻及。

(2)收缩期额外心音

收缩早期喷射音:为高频爆裂样声音,高调、短促而清脆,紧接于 S_1 之后约 0.05~0.07 秒,在心底部听诊最清楚。由于肺动脉扩大或主动脉在心室射血时动脉壁振动以及在主、肺动脉阻力增高的情况下,半月瓣瓣叶用力开启或狭窄增厚的瓣叶在开启时突然受限产生振动所致。①肺动脉收缩期喷射音在肺动脉瓣区最响,可见于肺动脉高压、原发性肺动脉扩张、轻中度肺动脉瓣狭窄、房间隔缺损和室间隔缺损等。②主动脉收缩期喷射音在主动脉瓣区听诊最响,见于高血压、主动脉瘤、主动脉瓣狭窄、主动脉瓣关闭不全与主动脉缩窄等。

收缩中晚期喀喇音:为高调、短促、清脆如关门落锁的"Ka-Ta"样声音。多数由于二尖瓣在收缩中晚期脱入左房,引起"Ka-Ta"样声音。因瓣叶突然紧张或其腱索的突然拉紧产生振动所致,临床上称为二尖瓣脱垂。出现在 S_1 后 0.08 秒者称为收缩中期喀喇音,0.08 秒以上者称为收缩晚期喀喇音。收缩中晚期喀喇音合并收缩晚期杂音称二尖瓣脱垂综合征。改变体位从下蹲到直立可使喀喇音发生较早,反之在下蹲位或持续紧握指拳时可使之延迟发生。

(3)医源性额外音 主要有人工瓣膜音和人工起搏音两种。

7)杂音 是指在心音与额外心音之外,在心脏收缩或舒张时血液在心脏或血管内产生湍流所致的室壁、瓣膜或血管壁振动所产生的异常声音。杂音产生的具体机制有血流加速、瓣膜开放口径或大血管通道狭窄、瓣膜关闭不全、异常血流通道、心腔异物或异常结构和大血管瘤样扩张。

杂音在某瓣膜听诊区最响则提示该瓣膜有病变。杂音的传导方向都有一定规律,如二尖瓣关闭不全的杂音向左腋下传导,主动脉瓣狭窄的杂音向颈部传导。

不同时期的杂音反映不同的病变。可分为收缩期杂音、舒张期杂音、连续性杂音,收缩期及舒张期均出现但不连续则称双期杂音。还可根据杂音在收缩期或舒张期出现的早晚而进一步分为早期、中期、晚期或全期杂音。一般舒张期杂音和连续性杂音均为病理性或器质性杂音,而收缩期杂音则有器质性和功能性两种可能。

一般而言,功能性杂音较柔和,器质性杂音较粗糙。临床上可根据杂音的性质,推断不同的病变。杂音的音色描述为吹风样、隆隆样、机器样、喷射样、叹气样、乐音样和鸟鸣样等。

杂音的强度一般采用 Levine 6 级分级法,主要指收缩期杂音,对舒张期杂音的分级也可采用此标准。杂音分级的记录方法:杂音级别为分子,6 为分母;如响度为 2 级的杂音则记为 2/6级杂音。一般认为 3/6 级或以上的杂音多为器质性病变。杂音强度分级见表 4-3。

表4-3   **杂音强度分级**

级 别	记 录	听 诊 特 点	震 颤
1级	1/6级	杂音很轻微,所占时间很短,须仔细听	无
2级	2/6级	较易听到的弱杂音	无
3级	3/6级	中等响亮的杂音	无或可能有
4级	4/6级	较响亮的杂音,常伴有震颤	有
5级	5/6级	很响的杂音,粗糙、震耳、传至背部,伴有震颤	明显
6级	6/6级	极响,听诊器距胸壁一定距离时亦可听到,有强烈的震颤	强烈

    杂音与呼吸体位有一定关系,如二尖瓣狭窄杂音,以左侧卧位及呼气时更清楚;主动脉瓣关闭不全的杂音则以前倾坐位及呼气时更清楚。

    (1) 收缩期杂音   发生在第一、二心音之间。

    二尖瓣区:①功能性,见于运动、发热、贫血、妊娠与甲状腺功能亢进等;②相对性,见于左心增大引起的二尖瓣相对性关闭不全,如高血压性心脏病、冠心病、心肌炎、贫血性心脏病和扩张型心肌病等;③器质性,主要见于风湿性二尖瓣关闭不全、二尖瓣脱垂综合征等。

    主动脉瓣区:①器质性,见于主动脉瓣狭窄。杂音为喷射性,响亮而粗糙,向颈部传导,常伴有震颤,且 A_2 减弱;②相对性,见于升主动脉扩张,如高血压性心脏病和主动脉粥样硬化。杂音柔和,常有 A_2 亢进。

    肺动脉瓣区:①生理性,多见于青少年及儿童;②相对性,见于肺多血或肺动脉高压导致肺动脉扩张产生的肺动脉瓣相对狭窄、二尖瓣狭窄、房间隔缺损;③器质性,见于肺动脉瓣狭窄。

    三尖瓣区:①相对性,多见于右心室扩大的病人如二尖瓣狭窄伴右心衰竭、肺心病心衰;②器质性,极少见。

    其他部位:常见的有胸骨左缘第3、4肋间响亮而粗糙的收缩期杂音伴震颤,提示室间隔缺损或肥厚型梗阻性心肌病。

    (2) 舒张期杂音   发生在第二心音至下一心动周期第一心音之间。

    二尖瓣区:①器质性,见于风湿性二尖瓣狭窄;②相对性,主要见于较重度主动脉瓣关闭不全,主动脉反流入左心室的血液导致左室舒张容量负荷过高,将二尖瓣前叶冲起。二尖瓣基本处于半关闭状态,呈现相对狭窄而产生杂音,称 Austin-Flint 杂音。

    主动脉瓣区:可见于各种原因的主动脉瓣关闭不全。杂音呈舒张早期开始的递减型柔和叹气样的特点,常向胸骨左缘及心尖传导,于前倾坐位、呼气末屏住呼吸时明显,在主动脉瓣第二听诊区最清楚。

    肺动脉瓣区:多见于肺动脉扩张导致相对性关闭不全。杂音呈递减型、吹风样、柔和常合并 P_2 亢进,称 Graham-Stell 杂音。常见于二尖瓣狭窄伴明显肺动脉高压。

    三尖瓣区:见于三尖瓣狭窄,极少见。

    (3) 连续性杂音   在收缩期和舒张期均可听到的杂音,将第二心音掩盖。常见于先心病动脉导管未闭、动静脉瘘。杂音粗糙、响亮似机器转动样,持续于整个收缩与舒张期,其间不中

断。在胸骨左缘第2肋间稍外侧,常伴有连续性震颤。

8) **心包摩擦音** 脏层与壁层心包由于生物性或理化因素致纤维蛋白沉积而粗糙,以致在心脏舒缩时互相摩擦而出现的声音称为心包摩擦音。见于各种感染性心包炎,也可见于风湿性病变、急性心肌梗死、尿毒症、系统性红斑狼疮等。其发生与心跳一致、与呼吸运动无关,常在胸骨左缘3～4肋间闻及,收缩期与舒张期均可闻及,粗糙、音调高、不传导,呈搔抓样,加压使摩擦音加强,在坐位、上身略向前倾、屏气时易听到。

五、血管检查

1. 脉搏 常触桡动脉,检查时两侧脉搏对比,注意其脉率、节律、紧张度和动脉壁弹性等。

(1) **脉率** 正常人脉率为60～100次/分,婴幼儿、儿童较快,老年人较慢。心房颤动或频发期前收缩时,脉率可少于心率,称脉搏短绌。

(2) **脉律** 正常人脉律规则,少数可出现窦性心律不齐。心房颤动、期前收缩、房室传导阻滞时,脉律不规则。

(3) **紧张度** 用靠动脉近端的手指压迫血管,直到在动脉远端的手指触不到脉搏,其时所用的压力大小,即表示脉搏的紧张度,脉搏的紧张度与血压高低有关。

(4) **动脉壁状态** 以近心的手指压迫动脉阻断血流,以远心的手指检查血管壁状态,检查时发现动脉硬而缺乏弹性似条索状或结节状,提示动脉硬化。

(5) **强弱** 即脉搏的大小取决于周围血管阻力和动脉的充盈度,与脉压大小有关。凡有动脉受压,管壁变厚,血栓阻塞时,脉搏可减弱。可左、右、上、下脉搏对比。

(6) **脉波** 正常脉波由升支(叩击波)、波峰(潮波)和降支(重搏波)三部分组成。

水冲脉(water hammer pulse):脉搏骤起骤落,犹如潮水涨落。见于主动脉瓣关闭不全、甲状腺功能亢进、先心病动脉导管未闭和严重贫血。

迟脉(pulse tardus):升支上升缓慢,波幅低,波顶平宽,降支也慢。见于主动脉瓣狭窄。

重搏脉(dicrotic pulse):重搏波增大,使一次心搏引起的脉波似2次。见于肥厚型梗阻性心肌病及长期发热使外周血管紧张度降低患者。

交替脉(pulsus alternans):节律规则而强弱交替的脉搏。常见于高血压心脏病、急性心肌梗死和主动脉瓣关闭不全。

奇脉(paradoxical pulse):吸气时脉搏减弱或消失,而呼气时增强,又称"吸停脉"。见于心包压塞或心包缩窄。

无脉(pulseless):即脉搏消失。见于严重休克及多发性大动脉炎。

2. 血管杂音

(1) **静脉杂音** 颈静脉"嗡鸣"声属无害性杂音,肝硬化门静脉高压引起腹壁静脉曲张时,可在脐周或上腹部闻及连续性静脉"嗡鸣"声。

(2) **动脉杂音** 甲状腺功能亢进时甲状腺侧叶可闻及连续性动脉杂音;多发性大动脉炎时在狭窄的病变部位可听到收缩期杂音;肾动脉狭窄时在上腹部或腰背部闻及收缩期杂音;肺内动静脉瘘在胸部相应部位有连续性杂音;冠状动静脉瘘则在心前区出现浅表柔和的连续性杂

音或双期杂音。

3. 周围血管征 脉压增大所致,见于甲亢、严重贫血、主动脉瓣关闭不全、动脉导管未闭症、动静脉瘘等。

(1)水冲脉 整个手握住被检者腕部并使其手臂抬高过头,可感到脉搏骤起骤降有力搏动。

(2)毛细血管搏动征 指手指轻压病人指甲床末端,可见到红白交替的节律性微血管搏动。

(3)枪击音 听诊器胸件放于股动脉处可听到的与心跳一致的短促的"Ta-Ta"音。

(4)杜氏(Duroziez)加压二重音 将听诊器胸件稍加压力所听到的收缩期和舒张期双重杂音,呈吹风样,不连续。

(张殿龙)

第五节 腹 部 评 估

腹部位于横膈与骨盆之间,前面及侧面为腹壁,后面为脊柱及腰肌,内含腹膜腔和腹腔脏器等。腹腔脏器很多,互相交错重叠,正常脏器部分与肿块容易混淆,因此,仔细检查和辨认非常重要。检查腹部仍用视诊、触诊、叩诊、听诊等基本检查法,但以触诊最为重要,需要反复实践才能掌握。并且还需借助实验室、影像学和内镜等检查。

一、腹部的体表标志与分区

要正确对腹部进行评估,准确记录腹部症状和体征出现的部位,首先须熟悉腹部脏器的部位及其在体表的投影。为了准确描写和记录脏器病变的位置,常需要借助一些腹部脏器的体表标志及对腹部进行适当的分区。

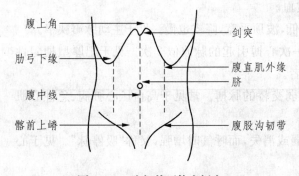

图 4-22 腹部前面体表标志

1. 体表标志 常用的体表标志如图4-22所示。

(1)腹上角(胸骨下角) 为两侧肋弓的夹角,剑突根部,用于判断体形及肝脾的测量。

(2)肋弓下缘 由8~10肋软骨构成,其下缘为体表腹部的上界,用于腹部分区及肝脾的测量。

(3)脐 为腹部中心,位于第3~4腰椎之间,为腹部四区分法、阑尾压痛点及腰椎穿刺的定位标志。

(4)腹中线(腹白线) 为前正中线的延续,为腹部四区分法的垂直线。

(5)腹直肌外缘 抬头抬肩时可明显辨认相当于锁骨中线的延续,右侧腹直肌外缘与肋弓下缘的交界处为胆囊点。

(6)髂前上棘 髂棘前方的突出点,为腹部九区分法、阑尾压痛点的定位标志及骨髓穿刺

的部位。

（7）**腹股沟韧带**　是腹部体表的下界，为寻找股动、静脉和腹股沟疝通过的部位。

（8）**耻骨联合**　为腹中线最下部的骨性标志。

（9）**肋脊角**　背部两侧第12肋骨与脊柱的交角，为肾脏叩击痛位置。

2. 腹部分区　临床上常用上述体表标志将腹部划分为若干区，目前常用的腹部分区法有四区分法、九区分法及七区分法。

1）**四区分法**　通过脐分别划一水平线与垂直线，将腹部分为右上腹、右下腹、左上腹、左下腹四区（图4-23）。各区所包含的主要脏器如下。

（1）**左上腹部**　胃、部分小肠、部分横结肠和降结肠、肝左叶、脾、胰体及胰尾、左肾、左肾上腺、结肠脾曲及腹主动脉。

（2）**左下腹部**　部分小肠、部分降结肠、乙状结肠、充盈的膀胱、左输尿管、增大的子宫、女性左侧卵巢及输卵管、男性左侧精索。

（3）**右上腹部**　幽门、十二指肠、肝右叶、胆囊、胰头、右肾、右肾上腺、结肠肝曲、部分升结肠及横结肠、部分小肠、腹主动脉。

（4）**右下腹部**　部分小肠、盲肠、阑尾、部分升结肠、充盈的膀胱、增大的子宫、右侧输尿管、女性右侧卵巢及输卵管、男性右侧精索。

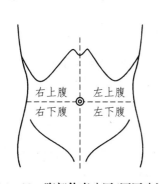

图4-23　腹部体表分区（四区分法）

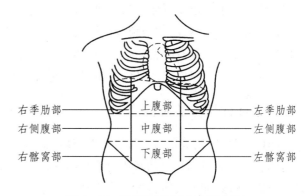

图4-24　腹部体表分区（九区分法）

2）**九区分法**　由两条水平线和两条垂直线将腹部划分为九个区。上下两条水平线为：①连接两侧肋弓下缘的肋弓线；②连接两侧髂前上棘的髂棘线。左右两条垂线分别是通过左右髂前上棘至腹中线连线中点的垂直线。上述四线相交将腹部分为九个区。即左右上腹部（左右季肋部）、左右侧腹部（左右腰部）、左右下腹部（左右髂部）、上腹部、中腹部（脐部）、下腹部（图4-24）。各区的主要脏器如下。

（1）**左上腹部（左季肋部）**　胃、结肠脾曲、脾、胰尾、左肾、左肾上腺、降结肠。

（2）**左侧腹部（左腰部）**　降结肠、空肠或回肠、左肾下极。

（3）**左下腹部（左髂部）**　乙状结肠、淋巴结、女性左侧卵巢及输卵管、男性左侧精索。

（4）**上腹部**　胃、肝左叶、十二指肠、横结肠、大网膜、胰头与胰体、腹主动脉。

（5）**中腹部（脐部）**　十二指肠下部、空肠、回肠、横结肠、下垂的胃、输尿管、肠系膜、腹主动

脉、大网膜。

（6）下腹部　回肠、乙状结肠、输尿管、增大的子宫、充盈的膀胱。

（7）右上腹部（右季肋部）　肝右叶、胆囊、结肠肝区、右肾上腺、右肾上部。

（8）右侧腹部（右腰部）　升结肠、空肠、右肾。

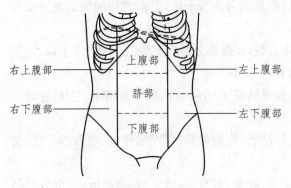

右上腹部——
右下腹部——

上腹部
脐部
下腹部

——左上腹部
——左下腹部

图 4-25　腹部体表分区（七区分法）

（9）右下腹部（右髂部）　盲肠、阑尾、回肠下端、淋巴结、男性右侧精索、女性右侧卵巢及输卵管。

3）**七区分法**　在九区分法基础上，将两侧腹部的三区改为通过脐水平线分成上下两区，即为左右上腹部、左右下腹部、上腹部、脐部、下腹部（图 4-25）。各区的主要脏器如下。

（1）**左上腹部**　脾、胃、结肠脾曲、胰尾、左肾、左肾上腺、降结肠。

（2）**左下腹部**　乙状结肠、降结肠、左输尿管、女性左侧卵巢及输卵管、男性左侧精索。

（3）**上腹部**　肝左叶、胃、十二指肠、横结肠、胰头与胰体、腹主动脉。

（4）**脐部**　十二指肠下部、空肠、回肠、下垂的胃或横结肠、大网膜肠系膜及腹主动脉。

（5）**下腹部**　回肠、乙状结肠、输尿管、增大的子宫、充盈的膀胱。

（6）**右上腹部**　肝右叶、胆囊、结肠肝区、右肾上腺、右肾。

（7）**右下腹部**　回盲部、阑尾、左输尿管、男性右侧精索、女性右侧卵巢及输卵管。

二、腹部评估方法及内容

腹部评估前，应嘱被评估者排空小便，被评估者取仰卧位，置一小枕于头下，两手自然放于躯干两侧。评估者可与被评估者进行简单的交谈以帮助被评估者放松腹肌。腹部评估方法仍然采用视诊、触诊、叩诊及听诊等基本方法。其中以触诊最为重要。

1. 视诊　腹部视诊时，被评估者应采取仰卧位，两手自然置于身体两侧，充分暴露腹部，从乳房至耻骨联合，对于女性应盖住乳头。评估者站立于被评估者的右侧，在光线充足的情况下，自上而下进行视诊，观察细小的隆起或蠕动波，评估者需俯身或蹲下，从侧面切线方向观察。腹部视诊的主要内容有腹部外形、呼吸运动、腹壁静脉、胃肠型和蠕动波及腹壁的其他情况如皮疹、疝、上腹部搏动等。

1）**腹部外形**　正常人腹部外形对称，一般描述为平坦、凹陷、膨隆。仰卧位从侧面观察腹部外形是否对称、有无隆起或凹陷，有腹水或腹部包块时，还应测量腹围大小（用软尺经脐绕腹一周的周长）。发育营养良好的青壮年前腹壁与肋缘至耻骨大致位于同一水平面，称为腹部平坦；小儿及肥胖者前腹壁可高于肋缘至耻骨的平面，脐部多呈凹陷状；前腹壁稍低于肋缘至耻骨的平面称为腹部低平。腹部明显膨隆或凹陷具有病理意义。

（1）**腹部膨隆**　指仰卧位时前腹壁明显高出肋缘至耻骨的水平面。

全腹膨隆：全腹呈弥漫性膨隆，外观呈球形或扁圆形。生理情况见于肥胖、足月妊娠等。病理情况见于：①腹腔积液：当腹腔内大量积液，仰卧位时，腹部呈扁平状，并向两侧隆起，称为蛙状腹；侧卧或坐位时，因液体移动致下侧腹部膨隆。常见于肝硬化门静脉高压症、心力衰竭、腹膜转移癌等所致腹腔大量积液。结核性腹膜炎引起腹腔大量积液者，因腹肌紧张，腹部常呈尖凸型，称为尖腹。②腹腔内积气：腹部外观呈球形，改变体位时外形不变，常见于肠梗阻或肠麻痹引起的胃肠道内积气、胃肠穿孔或治疗性人工气腹等。③腹内巨大肿块：如巨大卵巢肿瘤、畸胎瘤等。

局部膨隆：常为脏器肿大、炎性包块、肿瘤、局部积液或腹壁上的肿块和疝等。鉴别局部包块来自腹壁还是腹腔内的方法是：嘱被评估者仰卧抬头抬肩，使腹壁肌肉紧张，如果肿块更清楚，则肿块多为腹壁上的，如肿块变得不清楚或消失，则多为腹腔内。

（2）腹部凹陷　仰卧位时前腹壁明显低于肋缘至耻骨的平面，称为腹部凹陷。

全腹凹陷：主要见于消瘦与脱水者，严重时前腹壁几乎贴近脊柱，肋弓、髂嵴和耻骨联合显露，腹外形如舟状，称舟状腹，见于恶病质。

局部凹陷：较少见，大多见于腹壁手术后瘢痕收缩。

2）呼吸运动　腹壁随呼吸上下起伏，称为腹式呼吸运动。正常成人男性及儿童以腹式呼吸运动为主，成年女性则以胸式呼吸运动为主。腹膜炎症、腹水、急性腹痛、腹腔内巨大肿物或妊娠时腹式呼吸运动减弱；胆或胃肠穿孔所引起的急性腹膜炎或膈肌麻痹等腹式呼吸消失。

3）腹壁静脉　正常人的腹壁静脉一般不显露，在较瘦或皮肤薄而松弛的老年人可见直而细小的静脉网，不迂曲。腹壁静脉明显可见或迂曲变粗，称为腹壁静脉曲张。常见于门静脉高压所致的循环障碍或上、下腔静脉回流受阻。正常时，脐水平线以上的腹壁静脉血自下向上流入上腔静脉，脐水平线以下的静脉血自上而下流入下腔静脉。

门静脉高压所致循环障碍时，以脐为中心向四周放射的腹壁静脉曲张，血流的流向与正常相同（图4-26）。

上腔静脉阻塞时，上腹壁及胸壁浅静脉曲张，血流方向自上而下流入下腔静脉。

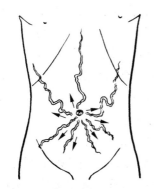

图4-26　门静脉高压时腹壁浅
静脉血流分布和方向

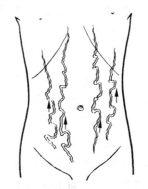

图4-27　下腔静脉梗阻时腹壁浅
静脉血流分布和方向

下腔静脉阻塞时，腹壁两侧及脐下腹壁静脉曲张，血流由下而上流入上腔静脉（图4-27）。

检查方法:评估者用右手示指和中指并拢紧压在一段无分支的静脉上,其中一只手指紧紧压住静脉并向外滑动 3~5 cm,挤出静脉内血液;然后放松该手指,另一手指紧压不动,看静脉是否迅速充盈;再用同样的方法放松另一手指,根据血流的充盈情况可判断出血流方向(图4-28)。

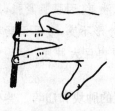 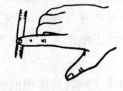 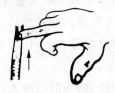

A. 挤出静脉内血液   B. 放松一指观察充盈情况   C. 放松另一指再作观察

图 4-28 检查静脉血流方向手法示意图

4) **胃肠型和蠕动波**   正常人一般看不到胃和肠的轮廓及蠕动波,但在腹壁菲薄或松弛的老年人,经产妇或极度消瘦者可见到。胃肠道发生梗阻时,在梗阻近端的胃或肠道因内容物聚集而饱满隆起,在腹壁上可见到明显的轮廓,称为胃型或肠型,同时伴该部位蠕动加强,在腹壁可见到自左肋缘下开始缓慢向右推进的蠕动波,蠕动波一般到右腹直肌下消失。有时可见到自右向左的逆蠕动波。小肠梗阻所致蠕动波多见于脐部。肠麻痹时,肠蠕动波消失。

5) **腹壁其他情况**   腹部视诊时还需注意下列情况。

(1) **皮肤**   观察皮肤颜色、色素、弹性、皮疹、瘢痕、出血点等情况。

(2) **脐部**   正常人脐与腹壁相平或稍凹陷。腹壁肥胖者脐常呈深凹状;脐明显突出见于大量腹水者。

(3) **疝**   腹部疝可分为腹内疝和腹外疝,后者多见。是腹腔内容物经腹壁或骨盆的间隙或薄弱部分向体表突出而形成。

(4) **上腹部搏动**   大多由腹主动脉搏动传导而来,可见于正常人较瘦者。有时见于腹主动脉瘤和肝血管瘤。患腹主动脉瘤和肝血管瘤时搏动明显。二尖瓣狭窄或三尖瓣关闭不全引起右心室增大时,上腹部可见明显搏动,吸气时尤为明显。这是肝脏扩张性搏动所致。

2. 触诊   腹部评估以触诊最为重要。触诊时,被评估者常取仰卧位,头垫低枕,两下肢屈曲并稍分开,两手自然放于躯干两侧,做缓慢、较深的腹式呼吸,使腹肌尽可能松弛。触诊肝、脾可分别采取左、右侧卧位。触诊肾脏时可采用坐位或立位。评估者一般位于右侧,面对被评估者,前臂应与腹部在同一平面。触诊时,手要温暖,动作要轻柔,由浅入深,先从"正常"部位开始,最后移向"病变"局部,一般由左下腹开始逆时针方向进行触诊,并与被评估者交谈,转移其注意力而减少腹壁紧张,同时观察被评估者的反应及表情。

根据不同的目的采取不同的触诊方法。浅部触诊法用于腹壁紧张度、抵抗感、浅表压痛等的检查;深部触诊法用于腹腔脏器、深部压痛、反跳痛及肿物等的检查。腹部触诊的主要内容如下。

1) **腹壁紧张度**   正常人腹壁有一定的张力,但触之柔软,称为腹壁柔软。某些病理情况可使腹壁紧张度增高或减弱。

(1) **腹壁紧张度增加**   当腹腔容量增加,如腹水、胀气时,可使腹壁紧张度增加;腹腔内炎症刺激腹膜时,腹肌可因反射性痉挛而引起腹肌痉挛。腹壁紧张分为弥漫性腹肌紧张和局限

性腹肌紧张。

弥漫性腹肌紧张常见于：①胃肠穿孔或脏器破裂所致的急性弥漫性腹膜炎，腹壁明显紧张，硬如木板，称为板状腹；②结核性腹膜炎炎症发展较慢，对腹膜刺激缓慢，并且有腹膜增厚，与肠管、肠系膜粘连，触之腹壁柔软并且有抵抗，不易压陷，犹如揉面团，称揉面感。

局限性腹肌紧张常见于腹部某一脏器炎症波及局部腹膜，如急性阑尾炎出现右下腹紧张，急性胆囊炎发生右上腹紧张。

（2）腹壁紧张度减低 多因腹肌张力减低或消失所致。可见于慢性消耗性疾病、刚放出大量腹水者、严重脱水、腹肌瘫痪及重症肌无力，也可见于身体瘦弱的老年人和经产妇。腹壁紧张度减低或消失表现为按压腹壁松弛无力，失去弹性。

2）压痛与反跳痛 正常人腹部在浅部触诊时一般不引起疼痛，重压时可有不适感。

（1）压痛 由浅入深按压腹部引起疼痛，称为腹部压痛，常为病变所在的部位，多由炎症、结石及肿瘤等病变引起，压痛多来自该部位腹壁或腹腔病变。压痛局限于一点，称为压痛点。

临床意义较大的压痛点有：①胆囊点，位于腹直肌外缘与肋缘交界处，常见于胆囊病变。②阑尾点，又称 McBurney 点，位于右髂前上棘与脐部连线的中、外 1/3 交界处，常为阑尾病变的标志。

此外，在上腹部剑突下正中线偏右或偏左的压痛点，见于消化性溃疡；胸部痛变可在上腹部或肋下部出现压痛点，盆腔病变可在下腹部出现压痛。

（2）反跳痛 指评估者用手指按压被评估者腹部出现压痛后，稍停片刻，然后突然松开时被评估者感觉腹痛加重，伴有痛苦表情或呻吟，称为反跳痛。反跳痛的出现标志着壁层腹膜受腹膜炎症累及，当突然抬手时腹膜被牵拉所致。

3）脏器触诊 腹腔内的脏器较多，重要的有肝、脾、肾、胆囊、膀胱等，通过触诊常可发现脏器的肿大、质地有无改变、局部有无肿块及有无压痛等病变，对临床寻找病因有重要意义。

（1）肝脏触诊 通过肝脏触诊主要了解肝下缘的位置、质地、表面、边缘及搏动等。

触诊方法 评估者站于被评估者右侧，被评估者取仰卧位，两膝关节屈曲，使腹壁放松，并做深呼吸，以使肝脏上下移动。常用的方法如下。

① 单手触诊法：评估者右手平放于被评估者右侧腹壁上，估计在肝下缘下方，右手四指并拢，掌指关节伸直，示指与中指指端指向肋缘，或示指的侧缘对着肋缘，嘱被评估者做缓慢而深的腹式呼吸，触诊的手应与被评估者的呼吸运动密切配合，当深呼气时，腹壁松弛，触诊手指主动下按；当深吸气时腹壁隆起，触诊的手指被动上抬，但仍紧贴腹壁，右手上抬的速度落后于腹壁的抬起，并以指端或桡侧向前上迎随膈下移的肝下缘，在右锁骨中线及前正中线分别触诊肝下缘并测量其大小。

② 双手触诊法（图 4-29）：评估者右手位置同单手触诊法，左手自被评估者右腰部后方向上托起肝脏，大拇指固定在右肋缘，触诊时左手向上推，使吸气时右手指更易触及到下移的肝下缘。

③ 冲击触诊法（沉浮触诊法）：主要用于腹腔内有

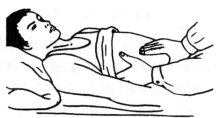

图 4-29 肝脏双手触诊法

大量液体,不易触到肿大的肝脏下缘时。

触诊内容　触诊肝脏时应注意以下情况。

① 大小:正常成人在右锁骨中线肋缘下一般触不到肝下缘,仅少数正常人可被触及,但在 1 cm 以内;在剑突下触及肝下缘,多在 3 cm 以内,当肝上界正常或升高时,肝下缘超过上述标准,提示肝脏肿大。

② 质地:肝脏质地分为 3 级,质软、质韧和质硬。正常肝脏质软如触口唇;急性肝炎、脂肪肝时肝脏质地稍韧,慢性肝炎及肝瘀血时质韧如触及鼻尖;肝硬化和肝癌时质硬如触及前额。

③ 表面形态及边缘:正常人肝脏表面光滑,边缘整齐,厚薄一致。脂肪肝或肝瘀血时肝边缘圆钝。肝癌者肝脏表面不光滑,呈不均匀结节状,边缘厚薄不一。

④ 压痛:正常人肝脏无压痛,肝脓肿、肝炎等可有压痛。

⑤ 搏动:正常人肝脏不伴有搏动,在三尖瓣关闭不全时,右心室收缩的搏动可通过下腔静脉而传导到肝,使肝呈扩张性搏动。

(2) 胆囊触诊　触诊要领与肝脏触诊相同。正常胆囊不能触及。

胆囊肿大超过肝缘及肋缘,可在右肋缘下腹直肌外缘处触到一张力较高、梨形或卵圆形的肿块,随呼吸上下移动,即为肿大的胆囊。

在胆囊未肿大或未肿大到肋缘下时,不能触到胆囊,但可探查到胆囊触痛。评估者以左手掌平放在被评估者右肋缘部,将拇指用力压在胆囊点处(图 4-30),嘱被评估者缓慢深呼吸,在吸气过程中因发炎的胆囊下移触及用力按压的拇指而疼痛,被评估者突然屏气,称为 Murphy 征阳性,常见于急性胆囊炎。

胆囊肿大呈囊性感,无压痛,见于壶腹周围癌。胆囊肿大有实性感,见于胆囊结石或胆囊癌,如胆囊明显肿大而无压痛,且出现黄疸并进行性加重,为胰头癌压迫总胆管导致梗阻的表现。

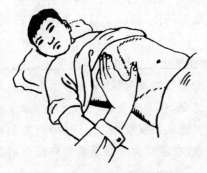

图 4-30　Murphy 征检查法

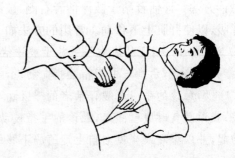

图 4-31　脾脏触诊

(3) 脾脏触诊　通常脾脏触诊采用单手触诊法及双手触诊法。脾脏明显肿大,位置较表浅时,用单手触诊稍用力即可触到。如果脾脏轻度肿大,并且位置较深,则需要用双手触诊法进行,被评估者采取仰卧位,双腿稍屈曲,使腹壁松弛,评估者位于右侧,左手置于被评估者左季肋部第 7~10 肋处的侧后方,将脾脏由后向前托起,右手平放腹部与右肋弓垂直,从髂前上棘连线水平开始随被评估者腹式呼吸自下而上进行触诊,直至触到脾下缘或右肋弓(图 4-31)。

轻度肿大,不易触及时,被评估者可采取右侧卧位,右下肢伸直,左下肢屈髋屈膝进行评估。

正常情况下脾脏不能被触及。当内脏下垂、胸腔积液或积气使膈肌下降,脾脏向下移位,深吸气时可触及脾脏的边缘,可为脾下移,除此之外应考虑脾脏肿大。

脾脏肿大的测量方法,见图4-32。当触及肿大的脾脏,临床上常用的测量方法有:①第Ⅰ测量(又称甲乙线),指左锁骨中线与左肋弓交点至脾下缘的距离,以厘米表示(下同)。一般轻度肿大时,只作第Ⅰ测量。②第Ⅱ测量(又称甲丙线),指左锁骨中线与左肋弓交点至脾脏最远点距离。③第Ⅲ测量(又称丁戊线),若脾脏大超过前正中线时,测量脾右缘至前正中线的最大距离,以"+"表示;若未超过前正中线,测量脾右缘至前正中线的最短距离,以"一"表示。

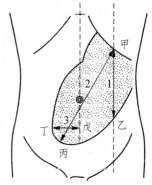

图4-32　脾脏肿大的测量法

临床上将肿大的脾脏分为轻、中、高3度。

轻度肿大:深吸气时,脾在肋缘下不超2 cm。见于急慢性肝炎、伤寒、感染性心内膜炎等。

中度肿大:脾下缘超过2 cm至脐水平线以上者。见于肝硬化、慢性淋巴性白血病等。

高度肿大:脾下缘超过脐水平线或前正中线,即巨脾。见于慢性淋巴性白血病、淋巴瘤等。

(4) **膀胱触诊**　被评估者排空尿液后取仰卧位屈膝,评估者站于被评估者右侧,采用单手滑行触诊法,从脐开始向耻骨联合方向触诊。正常膀胱排空时不能触及。当膀胱充盈增大时,超过耻骨联合上缘方可触及。尿液潴留见于脊髓病、尿路梗阻等。尿液潴留所致的肿大膀胱呈圆形或扁圆形囊性状,按压时有憋胀尿意感,排尿或导尿后缩小或消失,借此可与妊娠子宫、卵巢囊肿等其他肿物鉴别。

3. 叩诊　腹部叩诊可以验证和补充视诊和触诊所得的结果,主要用于评估腹部某些脏器的大小和叩痛、胃肠道有无胀气、腹腔内积气或积液的确定等。腹部叩诊可以采用直接叩诊法或间接叩诊法,一般采用较为准确的间接叩诊法。

1) **腹部的叩诊音**　正常情况下,腹部大部分为鼓音,在肝、脾及增大的膀胱和子宫部位以及两侧腹部腰肌处为浊音。当胃肠高度胀气、麻痹性肠梗阻、胃肠穿孔致气腹时,鼓音明显、范围增大,在浊音界内出现鼓音,甚至出现肝浊音界消失。当肝脾高度肿大、腹腔内肿瘤或大量积液时,鼓音范围缩小,可出现浊音或实音。

2) **肝脏的叩诊**　应用间接叩诊法确定肝的位置、浊音界大小以及肝的叩击痛。

(1) **肝界的确定**　肝上界被肺遮盖的部分叩诊为浊音,未被肺遮盖的肝脏叩诊呈实音。确定上界时,被评估者平卧位,平静呼吸,采用间接叩诊法,在右锁骨中线上由肺清音区向下逐肋间接叩诊,由清音转为浊音时,即为肝上界又称肝相对浊音界,为肝脏真正的上界,未被肺遮盖的肝脏叩诊为实音,称肝绝对浊音界。确定肝下界时,由腹部鼓音区沿锁骨中线向上叩诊,当鼓音转为浊音时即为肝下界。一般肝下缘较薄,叩得的肝下界比实际肝下缘要高1~2 cm。

在判断肝上界时要注意体型,匀称体型者正常的肝界在右锁骨中线上,上界为第5肋间,下界在右肋弓下缘,两者距离为9~11 cm;在右腋中线上,其上界为第7肋间,下界相当于第

10 肋骨水平;在右肩胛线上,上界为第 10 肋间。矮胖型及妊娠妇女的肝上下界均可高一肋间,瘦长型者则低一肋间。

(2)肝浊音界改变的临床意义 肝浊音界扩大见于肝癌、肝炎、肝瘀血和肝脓肿等;肝浊音界缩小见于急性肝坏死、胃肠胀气;肝浊音界消失则见于胃肠穿孔所致的气腹。

(3)肝区叩击痛 评估者左手掌放于被评估者的肝区部位,以右手握拳轻轻击左手背,观察被评估者面部表情和疼痛引起的退缩反应。正常人肝区无叩击痛。肝区叩击痛主要见于肝炎、肝脓肿、肝瘀血等。

3)胆囊的叩诊 胆囊位于深处,被肝遮盖,不能用叩诊法检查其大小,只能检查有无叩击痛。检查方法同肝区叩击痛的检查法。正常人胆囊无叩击痛,胆囊叩击痛主要见于胆囊炎。

4)腹水的叩诊 当腹腔内有中等量以上的积液时,被评估者仰卧位,因重力关系,腹部两侧有液体积聚液,叩诊呈浊音。评估时,先让被评估者仰卧,评估者自腹中部脐水平面开始向被评估者左侧叩诊,发现浊音时,板指固定不动,嘱被评估者右侧卧,再度叩诊,如呈鼓音,表明浊音移动同样方法向右侧叩诊,叩得浊音后嘱被评估者左侧卧,以核实浊音是否移动。当被评估者向左侧卧位,左侧腹部呈浊音。而上面的肠管浮起,呈鼓音;当被评估者向右侧卧位,右侧腹部呈浊音,左侧腹部转为鼓音。这种因体位不同而出现浊音界变动的现象,称为移动性浊音,是腹水的主要征象。当腹水在 1 000 ml 以上时,即可叩出移动性浊音。腹水常见的原因有肝硬化、结核性腹膜炎、心功能不全、肾病综合征等。

腹水应与卵巢囊肿鉴别,卵巢囊肿所致浊音于仰卧位时常在腹中部,鼓音区则在腹部两侧(图 4 - 33)。

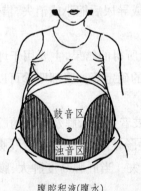
腹腔积液(腹水)

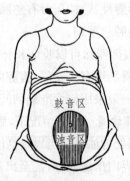
卵巢囊肿

图 4 - 33 腹腔积液与卵巢囊肿叩诊音鉴别示意图

5)肋脊角叩击痛 主要用于评估肾脏有无病变,正常人肋脊角处无叩击痛。评估时,被评估者取坐位或侧卧位,评估者左手掌平放在被评估者的肋脊角处,右手握拳以轻至中等的力量叩击左手背,左右两侧对比。肋脊角叩击痛主要见于肾盂肾炎、肾炎、肾结核、肾结石等。

6)膀胱叩诊 当膀胱充盈时在耻骨联合上方即可叩得浊音。尿液排出后,膀胱空虚,因耻骨上方有肠管存在,故叩诊呈鼓音。借此与妊娠子宫、子宫肌瘤和卵巢囊肿等形成固定的浊音区相鉴别。

7）脾脏叩诊　脾脏浊音区的确定采用轻叩法,在左腋中线上第9～11肋之间可叩到脾浊音,其宽度为4～7 cm,前方不超过腋前线。左侧气胸脾脏浊音区缩小或消失;伤寒、肝硬化等脾脏浊音区扩大。

4. 听诊　腹部听诊应全面听诊各区,主要是听取腹腔脏器、血管以及肌肉运动等的各种声音。腹部听诊的主要内容有肠鸣音、振水音和血管音等。

1）**肠鸣音**　肠蠕动时,肠管内的气体和液体混合而产生的一种断断续续的咕噜声或冒泡音,称为肠鸣音。正常情况下,肠鸣音4～5次/分,全腹均可听到,其音响和音调变化较大。为准确评估肠鸣音的次数和性质,应在固定部位至少听诊1分钟。临床上肠鸣音异常分为以下4种。

（1）肠鸣音活跃　肠鸣音每分钟在10次以上,音调不特别高。主要见于急性肠炎、腹泻药后和胃肠道大出血。

（2）肠鸣音亢进　肠鸣次数增多,声音响亮,音调高亢,呈金属声。主要见于机械性肠梗阻。

（3）肠鸣音减弱　肠鸣音明显少于正常,甚至数分钟才听到1次。主要见于腹膜炎、便秘、低钾血症等。

（4）肠鸣音消失　持续3～5分钟仍未听到一次肠鸣音。主要见于急性腹膜炎或麻痹性肠梗阻。

2）**振水音**　被评估者呈仰卧位,评估者将听诊器体件放于上腹部,同时用稍弯曲的手指在被评估者的上腹部作连续迅速的冲击动作,若胃内有液体积存时,则可闻到胃内气体与液体撞击而产生的声音,称为振水音。正常人饮入大量液体后可出现振水音。当清晨空腹及餐后6～8小时以上,仍有振水音,则表示有液体在胃内潴留,提示幽门梗阻、胃扩张等。

3）**血管杂音**　正常人腹部无血管杂音。血管杂音可分为动脉性杂音和静脉性杂音。动脉性杂音与低调的心脏杂音相似,静脉性杂音为一种连续性嗡鸣音,在左右上腹部分别听诊左右肾动脉,左右下腹部分别听诊左右髂总动脉,沿前正中线听诊腹主动脉,若有收缩期杂音,提示腹主动脉瘤及腹主动脉狭窄。在有腹壁静脉曲张的脐周或上腹部听到静脉性杂音提示门静脉高压有侧支循环形成。

（赵锡荣）

第六节　肛门、直肠和生殖器评估

生殖器、肛门、直肠的评估是全面身体评估不可缺少的一部分,正确的评估对临床工作有重要的意义。检查时应对被评估者说明检查的目的、方法和重要性,以取得配合检查。评估时应设有专用的检查室,对病人必须尊重,动作要轻柔。男医务人员检查女性病人时须有女医务人员在场。

一、肛门、直肠评估

直肠全长约 12～15 cm，为消化道的末段，下连肛管，肛管下端在体表的开口为肛门，位于尾骨尖与会阴中心之间。

1. 检查体位 检查肛门与直肠时可根据具体病情和需要，让病人采取不同的体位，以便达到检查的目的。常用的体位有如下 4 种。

（1）肘膝位 此体位最常用，适用于检查直肠前部、前列腺、精囊及行内镜检查等。病人双肘关节屈曲，置于检查床上，胸部尽量接近床面，双膝关节屈曲成直角跪在检查床上，臀部抬高，头偏向一侧（图 4-34）。

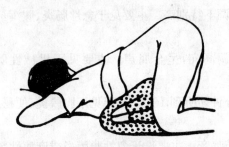

图 4-34 肘膝位

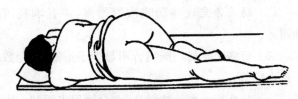

图 4-35 左侧卧位

（2）左侧卧位 此体位适用于病重、年老、体弱或女性被评估者。被评估者取左侧卧位，左腿向腹部屈曲，右腿伸直，臀部靠近检查床右边，评估者面对被评估者背部进行检查（图 4-35）。

（3）仰卧位或截石位 此体位适用于重症体弱被评估者或膀胱直肠窝的检查，也适合于直肠双合诊，且在妇产科检查时为最常用体位。被评估者仰卧在检查台上，臀部垫高、两腿屈曲、抬高并外展，也可将双下肢搁于支腿架上。

（4）蹲位 适用于检查直肠脱出、内痔及直肠息肉等。被评估者蹲成排大便时的姿式，并屏气向下用力。

2. 评估方法 肛门与直肠的评估方法通常采用视诊和触诊，辅以内窥镜检查。评估结果及病变部位应按顺时针方向记录并注明所采用的体位。

1）视诊 用手分开被评估者的臀部，观察肛门及其周围皮肤的颜色与皱褶。正常时肛门周围皮肤颜色较深，皱折呈放射状，让被评估者收缩肛门括约肌时皱褶更明显，做排便动作时皱折变浅。主要观察肛门周围有无脓血、黏液、肛裂、外痔、皮疹、炎症、瘘管口或脓肿等。

（1）肛裂 肛裂是肛管下段（齿状线以下）深达皮肤全层的纵行及菱形裂口或感染性溃疡。被评估者自觉疼痛，排便时疼痛更加明显，在排出的粪便周围常附有少许鲜血。检查时肛门有明显触压痛。

（2）痔 痔是直肠下端黏膜下或肛管边缘皮下的内痔静脉丛或外痔静脉丛扩大和曲张所致的静脉团。以齿状线为界，临床分为 3 种。①内痔：是位于肛管齿状线以上的直肠上静脉曲张所致，表面被直肠下段黏膜所覆盖，在肛门内口可查到柔软的紫红色包块，排便时可突出肛门外，被评估者常有鲜血便；②外痔：是位于肛管齿状线以下的直肠下静脉曲张所致，表面被肛

管皮肤所覆盖,在肛门外口可见紫红色柔软包块,被评估者常有疼痛感;③混合痔:肛管齿状线上、下的静脉丛扩大、曲张所致,具有以上内、外痔的特点。痔多见于成年人。痔块脱出、嵌顿、水肿、感染时可有疼痛。

(3)肛门直肠瘘　简称肛瘘,是直肠与肛门皮肤相通的感染性瘘管,多为肛管或直肠周围脓肿与结核所致,不易愈合。检查时可见肛门周围皮肤有瘘管开口,呈乳头状突起或肉芽组织隆起,压之有少量脓液流出,瘘管位置较浅时,可在皮下扪及一硬索状物,即瘘管。在直肠或肛管内可见瘘管的内口伴有硬结。

(4)直肠脱垂　直肠脱垂又称脱肛,是指肛管、直肠或乙状结肠下端的肠壁部分或全层向外翻出而脱出于肛门之外。检查时让被评估者取蹲位,观察肛门外有无突出物,或让被评估者屏气作排便动作时,肛门外更易看见紫红色球状突出物,此即直肠部分脱垂;若突出物呈椭圆形块状物,表面有环形皱襞,即为直肠完全脱垂。

(5)肛门外伤及感染　肛门有创口或瘢痕,多见于外伤或手术后。肛门周围有红肿,压痛或有波动感,常为肛门周围脓肿。

2)触诊　对肛门和直肠的触诊检查通常称为肛门指诊或直肠指诊,是一项既方便又具有重要诊断价值的检查方法。其不仅能评估肛门直肠的疾病,而且对盆腔的其他疾病如阑尾炎、髂窝脓肿、前列腺与精囊病变、子宫与输卵管的病变等,都有重要的评估价值。

被评估者体位可据具体情况而采取。触诊时评估者右手示指戴指套或手套,并涂以液体石蜡或凡士林、肥皂水等润滑剂。先将检查的示指置于肛门外口轻轻按摩,等被评估者肛门括约肌放松后,评估者以示指指腹徐徐压入肛门、直肠内(图4-36)。先检查肛门及括约肌的紧张度,再检查肛管及直肠的内壁,注意有无压痛、黏膜是否光滑、有无肿块及搏动感。男性被评估者还可触诊前列腺和精囊,正常前列腺如稍扁的栗子大小,上端宽大,下端细小,后面较平坦,表面光滑质韧无压痛,两侧对称,中央沟稍凹陷,前列腺增生者中央沟变浅或消失,前列腺肿大质硬并触及坚硬结节者多考虑前列腺癌。女性被评估者可检查子宫颈、子宫、输卵管等,必要时配用双合诊。

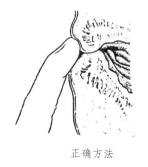
正确方法

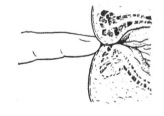
错误方法

图4-36　直肠指诊检查法

直肠指诊常有以下异常发现:①触痛明显,见于肛裂和感染;②触痛伴有波动感,见于肛门、直肠周围脓肿;③触及柔软、光滑而有弹性的包块,多为直肠息肉;④触及坚硬的包块,应考虑直肠癌;⑤指诊后指套表面带有黏液、脓液或血液,说明有炎症或伴有组织破坏,必要时取其涂片作镜检或细菌学检查,以帮助诊断。

二、生殖器评估

生殖器评估包括男性与女性两部分。一般女性被评估者不常规进行生殖器评估,如有适应证或疑有妇产科疾病时才作此项评估。男性生殖器包括阴茎、阴囊、前列腺、精囊等,阴囊内有睾丸、附睾、精索等。评估时充分暴露下身,一般取直立位,双下肢应取外展位,先检查外生殖器(阴茎和阴囊),随后检查内生殖器(前列腺和精囊)。

1. 阴茎 阴茎为前端膨大的圆柱体,分为头、体、根三部分,正常成人阴茎长 7~10 cm。由两个阴茎海绵体构成。阴茎皮肤薄而软,并有显著的伸展性。

1) **阴茎大小与形态** 成人阴茎过小(婴儿型)见于垂体功能或性腺功能不全患者;在儿童期阴茎过大(成人型),见于各种原因所致的性早熟。

2) **包皮** 阴茎的皮肤在阴茎颈前向内翻转覆盖于阴茎表面称为包皮。成年人包皮不应掩盖尿道口,翻起后应露出阴茎头。若不能翻起露出尿道外口或阴茎头称为包茎。可由先天性包皮口狭窄或炎症、外伤后粘连造成。包皮过长超过阴茎头,但翻起后能露出阴茎头,称为包皮过长。包皮过长,特别是包茎易引起尿道外口或阴茎头感染、包皮嵌顿,甚至可诱发阴茎癌。

3) **阴茎头与阴茎颈** 阴茎前端膨大部分为阴茎头或龟头,其后较细部称为阴茎颈。检查时应尽量将包皮上翻,暴露全部阴茎头及阴茎颈,观察其表面色泽,有无充血、水肿、分泌物及结节等。正常人阴茎头表面红润光滑,质地柔软。如有硬结并伴有暗红色溃疡、易出血者疑为阴茎癌,晚期阴茎癌呈菜花状,表面覆盖灰白色坏死组织并有腐臭味。阴茎颈处发现单个椭圆形硬质溃疡称为下疳,常见于梅毒。阴茎颈也是尖锐湿疣的好发部位。尿道口红肿,有脓性分泌物及触痛,多见于尿道炎症,常见为淋球菌或其他病原体所致。

2. 阴囊 阴囊壁为腹壁的延续部分,由多层组织构成。皮色深暗多皱褶,阴囊内中间有一隔膜将其分为左右两个囊腔,每个囊内含有睾丸、附睾和精索。检查时被评估者取立位或仰卧位,两腿稍分开,评估者将双手的拇指置于阴囊前面,其余四指放在阴囊后面,双手同时触诊,检查以下内容。

1) **睾丸** 评估时应注意其形状、大小、硬度、有无触痛等。检查时用一手或双手双侧同时比较触诊。正常表面光滑柔韧、有弹性。如外伤或炎症时,可引起睾丸急性肿痛;一侧睾丸肿大,坚硬并有结节应考虑睾丸肿瘤。

2) **附睾及精索** 两侧对比注意有无结节、囊肿、压痛。如结核性附睾炎,在附睾尾部肿大、质硬,呈结节状无压痛硬块。精索静脉曲张时,在阴囊内可触及曲张的静脉如蚯蚓样的感觉,站立或腹内加压时明显、平卧即消失。

3) **常见阴囊其他异常**

(1) **阴囊水肿** 原因甚多,常见为全身性水肿的一部分,也可为局部因素所致,如局部炎症、过敏反应、静脉回流受阻等。

(2) **阴囊象皮肿** 阴囊皮肤水肿、粗糙、增厚呈象皮样,见于丝虫病引起的淋巴管炎或淋巴管阻塞。

（3）阴囊疝　是指肠管或肠系膜等腹腔内器官,经腹股沟管下降至阴囊内的腹股沟斜疝。表现为一侧或双侧阴囊肿大,触之有囊状感。

（4）鞘膜积液　阴囊肿大触之有水囊样感,透光试验阳性,而阴囊疝或睾丸肿瘤则透光试验阴性,可作鉴别。透光试验用不透明的纸片卷成圆筒,一端置于肿大的阴囊部位,在其对侧以手电筒紧贴皮肤照射,从纸筒另一端观察阴囊透光情况。

（5）阴囊湿疹　阴囊皮肤增厚呈苔藓样,并有小片鳞屑或皮肤呈暗红色糜烂,有浆液渗出,有时形成软痂,伴有顽固性奇痒。

3. 前列腺和精囊　被评估者取肘膝位或左侧卧位,评估前排空膀胱检查者示指戴指套或手套,涂以润滑剂,用示指徐徐插入肛门,向腹侧触诊。正常成人前列腺距肛门约 4 cm,质韧有弹性,可触及左、右两叶及正中沟。前列腺肥大时正中沟消失。若前列腺肿大而表面光滑、质切、无压痛,多见于老年人良性前列腺肥大;前列腺肿大且有明显压痛,多见丁急性前列腺炎;前列腺肿大、质硬,并可触及坚硬结节者,多为前列腺癌。

前列腺触诊时可同时作前列腺按摩,以留取前列腺液检查。

正常精囊位于前列腺上方,肛门指诊时一般不易触及。当前列腺有炎症、结核或癌肿时可侵犯精囊。

（赵锡荣）

第七节　脊柱与四肢评估

脊柱是维持身体正常姿势(特别是立位)的重要支柱,并作为躯体活动的枢纽,椎管由骨与纤维组织构成,内有人体神经系统中非常重要的脊髓和神经。姿势或形态异常、活动受限及疼痛是脊柱病变的主要表现。正常人四肢及其关节左右对称,形态正常,无肿胀及压痛,活动不受限。

一、脊柱

脊柱评估时以视诊为主,结合触诊和叩诊,了解脊柱弯曲度、有无畸形、活动范围是否受限及有无压痛、叩击痛等。

1. 脊柱弯曲度　评估时让被评估者取站立位或坐位,双臂自然下垂,人稍前倾,从后面观察脊柱有无侧弯,或评估者用手指沿脊椎的棘突以适当压力自上而下划压,致皮肤出现一条红色充血痕,用于观察脊柱有无侧弯。

正常人直立位时从背面观脊柱无侧弯。从侧面观察脊柱有四个生理弯曲部位,即颈曲、胸曲、腰曲和骶曲,颈、腰段向前凸,胸、骶段向后凸,呈"S"形。

脊柱病理性变形常见有如下 3 种。

（1）脊柱后凸　脊柱过度后弯称为脊柱后凸,也称驼背,多发生于胸段。常见于佝偻病、胸椎结核、强直性脊柱炎、脊椎退行性变、脊柱外伤骨折等(图 4 - 37)。

（2）脊柱前凸　脊柱过度向前凸出弯曲，多发于腰段脊柱。常见于晚期妊娠、大量腹腔积液、腹腔巨大肿瘤者。

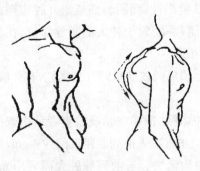 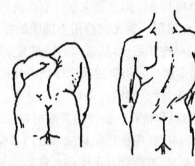

图 4-37　脊柱后凸　　　　　　　　　　图 4-38　脊柱侧弯

（3）脊柱侧凸　脊柱离开后正中线向左或右偏曲称为脊柱侧凸，可分为姿势性和器质性两种。姿势性侧凸无脊柱结构的异常，常见于儿童发育期坐立姿势不端正，或坐骨神经痛、双下肢长短不一、椎间盘脱出症等，改变体位可使侧凸得以纠正。改变体位不能使侧凸得以纠正为器质性侧凸，可见于先天性胸膜粘连、慢性胸膜肥厚及肩或胸部畸形等（图 4-38）。

2. 脊柱活动度　正常人脊柱有一定活动度，颈段与腰段活动范围最大，胸段活动范围较小，而骶段几乎不活动。一般情况下，颈椎可前屈 45°，后伸 45°，左右侧弯 40°，旋转 70°。腰椎前屈 75°，后伸 30°，左右侧弯 35°，旋转 8°，但由于年龄、运动训练等因素致使个体差异很大。

（1）脊柱活动度的评估方法　让被评估者作前屈、后伸、左右侧弯和旋转等动作，以观察脊柱的活动情况及有无变形。但对已有外伤性骨折或关节脱位者，应避免脊柱活动，以防止损伤脊髓。脊柱各段活动度受限常见于相应脊柱节段肌肉、韧带劳损，脊椎增生性关节炎，结核或肿瘤所致脊椎骨质破坏，脊椎外伤所致骨折或关节脱位。

（2）脊柱各段活动度受限　常见于相应脊柱节段肌肉、韧带劳损，脊椎增生性关节炎，结核或肿瘤所致脊椎骨质破坏，脊椎外伤所致骨折或关节脱位。

3. 脊柱压痛和叩击痛

（1）脊柱压痛　被评估者取端坐位，身体稍向前倾，评估者以右手拇指自上而下逐个按压脊椎棘突及椎旁肌肉，观察有无压痛。正常每个棘突及椎旁肌肉均无压痛。若某一部位有压痛，提示压痛部位的脊椎或肌肉可能有病变或损伤，并以第 7 颈椎棘突骨性标志计数病变椎体的位置。常见的病变有脊椎结核、椎间盘突出、脊椎外伤或骨折，若椎旁肌肉有压痛，常为腰背肌纤维织炎或劳损。

（2）脊柱叩击痛　评估方法有直接叩击法和间接叩击法两种。直接叩击即用中指或叩诊锤直接叩击各椎体的棘突，多用于评估胸椎与腰椎。间接叩击法嘱被评估者取坐位，评估者将左手掌置于病人的头顶部，右手半握拳以小鱼际肌部位叩击左手背，了解病人脊柱部位有无疼痛。正常人脊柱无叩击痛，脊柱叩击痛阳性常见于脊柱结核、椎间盘突出及脊椎骨折等，叩击痛的部位多提示病变所在。

二、四肢与关节

四肢及其关节的评估常常运用视诊和触诊,两者相互配合,观察四肢及其关节的形态、肢体位置、活动度或运动情况等。

1. 形态异常

(1) 匙状甲 又称反甲,其特点为指甲中心部凹陷,边缘翘起,呈匙状,病变指甲变薄,表面粗糙有条纹。常见于缺铁性贫血、高原疾病,偶见于风湿热及甲癣等(图4-39)。

(2) 杵状指(趾) 又称槌状指(趾),表现为手指或足趾末端增生、肥厚而呈杵状膨大,称为杵状指(趾)或鼓槌状指(趾)。其特点为末端指节明显增宽、增厚,指甲从根部到末端中拱形隆起,使指(趾)端背面的皮肤与指(趾)甲所构成的基角等于或大于180°(图4-40)。

一般认为杵状指(趾)与肢体末端慢性缺氧、代谢障碍及中毒损害有关。临床常见于化脓性肺部疾病(支气管扩张症、慢性肺脓肿、支气管肺癌)、慢性阻塞性肺气肿、发绀型先天性心脏病、亚急性感染性心内膜炎等。

(3) 肢端肥大症 在青春发育期后发生腺垂体功能亢进,分泌较多的生长激素,因此时骨骺已愈合而躯体不能变得异常高大,就造成骨末端及其韧带等软组织增生、肥大,使肢端较正常明显粗大,称为肢端肥大症。

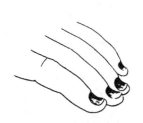
图4-39 匙状甲

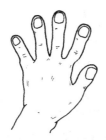
图4-40 杵状指

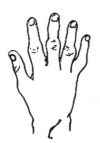
图4-41 梭形关节

(4) 指关节变形 常见的指关节变形有:①梭形关节,常见为近端指关节增生、肿胀呈梭状畸形,双侧对称性病变。早期局部有红肿及疼痛,晚期明显强直、活动受限,重者手腕及手指尺侧偏斜(图4-41)。见于类风湿关节炎。②爪形手,手关节呈鸟爪样变形,表现为掌指关节过伸,指间关节屈曲,骨间肌和大小鱼际萎缩。见于进行性肌萎缩、脊柱空洞症、麻风等,若第4、5指呈爪形手见于尺神经损伤。

(5) 膝关节变形 膝关节如有红、肿、热、痛及运动障碍多为炎症所致,多见于风湿性关节炎风湿活动期、结核性或外伤性关节炎、痛风等。若受轻伤后即引起关节腔或皮下出血、关节增生、肿胀常见于血友病。关节腔内有过多液体积聚时,称为关节腔积液。其特点为关节周围明显肿胀,当膝关节屈曲成90°时,髌骨两侧的凹陷消失,触诊时有浮髌现象。

评估方法:被评估者平卧,肢体伸直放松,评估者左手拇指和其他手指分别固定在肿胀关节上方两侧并加压,使关节腔内的积液不能上下流动,然后用右手示指将髌骨连续向下按压数次,当按压时有髌骨与关节面的碰触感,松开时有髌骨随手浮起感,称为浮髌试验阳性(图

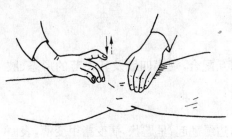

图 4－42　浮髌试验

4－42）。若为结核性膝关节腔积液时，由于结核病变破坏关节软骨，且滑膜有肉芽增生，髌骨与关节面相碰，有一种如同触及绒垫的柔软感。

（6）膝内、外翻畸形　正常人双脚并拢直立时，双膝及双踝均能靠拢。当两下肢膝关节靠近时，双侧小腿斜向外方呈"X"形弯曲，使双侧的内踝分离，称为膝外翻，又称"X"形腿畸形（图4－43）。

如果双脚的内踝部靠拢时两膝因双侧胫骨向外弯曲而呈"O"形时，称为膝内翻，又称"O"形腿畸形（图4－44）。膝内翻、外翻畸形可见于佝偻病和大骨节病。

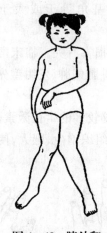

图 4－43　膝外翻

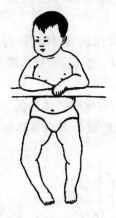

图 4－44　膝内翻

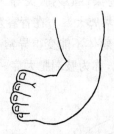

图 4－45　足内翻

（7）足内、外翻畸形　正常人当膝关节固定时，足掌可向内翻、外翻各达35°，复原时足掌、足跟可全面着地。若足掌部活动受限呈固定性内翻、内收畸形，称为足内翻（图4－45）。足掌部固定性外翻、外展，称为足外翻。足外翻、内翻畸形多见于脊髓灰质炎后遗症或先天性畸形。

（8）平跖足　又称平脚板。正常人直立时足跟与足掌前部及足趾部位平稳着地，而足底中部内侧稍离开地面。若足底变平，直立时足底中部内侧也能着地，称为平跖足，多为先天性异常。平跖足者不能持久站立，并影响长途行走或行进速度。

（9）肌肉萎缩　肢体的部分或全部肌肉体积缩小、松弛无力，称为肌肉萎缩现象。一侧肢体肌肉萎缩常见于脊髓灰质炎后遗症、周围神经损伤、偏瘫；双侧肢体的部分或全部肌肉萎缩多为多发性神经炎、横贯性脊髓炎、进行性肌营养不良症等。

（10）下肢静脉曲张　多见于小腿，表现为静脉如蚯蚓状怒张、弯曲，久立位者更明显。严重时有小腿肿胀感，局部皮肤颜色暗紫红色或有色素沉着，甚至形成溃疡经久不愈或遗留棕褐色瘢痕。主要原因是下肢的浅静脉（大、小隐静脉）血液回流受阻或静脉瓣功能不全所致。常见于从事站立性工作者或栓塞性静脉炎患者。

（11）水肿　全身性水肿时双侧下肢水肿，且下肢较上肢明显，常为凹陷性水肿，特别是右心衰竭体循环瘀血时，单侧肢体水肿多由于静脉血或淋巴液回流受阻所致。双侧下肢非凹陷性水肿多见于甲状腺功能减退症，凹陷性水肿静脉回流受阻常见于血栓性静脉炎或静脉局部

受压所致,也可由于肢体瘫痪或神经营养不良所致。淋巴回流受阻常见于丝虫病或其他原因所致淋巴管阻塞,使淋巴管扩张、破裂,淋巴液外溢致纤维组织大量增生,皮肤增厚,指压无凹陷,称为淋巴性水肿或象皮肿。

2. 运动功能障碍 关节活动有两种表现形式,即主动运动和被动运动。主动运动指被检查者用自己力量活动,能达到的最大范围称为主动关节活动范围。被动运动指用外力使关节活动,能达到的最大范围称为被动关节活动范围。

人体内以肩关节活动的范围最大,可屈曲、外展、内收、外旋、内旋等。肘关节和指关节只能作伸、屈运动。腕关节除屈和伸外,也可作外展、内收运动。髋关节可作屈、伸、外展、内收、外旋和内旋运动。膝关节也以屈、伸运动为主,但半屈位时小腿可作小幅度旋转。踝关节可作背屈、跖屈、内翻和外翻运动。趾关节也只能作背屈、跖屈运动。

当以上各关节不能达到各自的活动幅度时,为关节运动受限。关节的退行性变、创伤、炎症、肿瘤等都可以引起关节疼痛、肌肉痉挛、关节失稳,以及关节囊、关节腔、肌腱的挛缩和粘连,从而影响关节的主动或被动运动范围。此外,关节周围受损也可影响关节的运动。

(赵锡荣)

第八节 神经系统评估

神经系统评估是身体评估中的重要部分。神经系统包括中枢神经系统和周围神经系统。神经系统的评估主要包括脑神经、运动系统、感觉系统、神经反射以及自主神经功能的评估。神经系统评估要求有很高的准确性,因此,评估前要做好充分准备,并取得被评估者的合作。

一、脑神经评估

脑神经共 12 对,由于各脑神经伸出的部位不同临床上可从脑神经表现出来的异常现象,判断脑底部病变所在。依其出颅腔的位置高低用罗马数字命名。其中,Ⅰ、Ⅱ、Ⅷ为感觉神经,Ⅲ、Ⅳ、Ⅵ、Ⅺ、Ⅻ为运动神经,Ⅴ、Ⅶ、Ⅸ、Ⅹ为感觉和运动的混合性神经。评估时应按顺序进行,以免遗漏。

1. 嗅神经 嗅神经是第一对脑神经,嗅神经的评估主要评估嗅觉。首先询问被评估者有无嗅觉障碍。然后嘱患者闭目并闭塞一侧鼻孔,用盛有气味而无刺激性溶液的小瓶或特殊气味的物品(如酒、白醋、香水、松节油、肉桂油等)置于另一侧鼻孔下,让被评估者辨别各种气味,并说出是何气味或作出比较,两侧鼻孔分别测试,可了解一侧或双侧嗅觉正常、减退或消失等。一侧功能障碍常提示为同侧嗅神经损伤,可见于创伤、前颅凹占位性病变和脑膜结核等。双侧嗅觉障碍常提示为鼻腔本身疾病。

2. 视神经 视神经是第二对脑神经。视神经评估包括视力、视野和眼底检查三部分。

1)**视力** 分别检查两眼远视力和近视力。对视力严重减退者,可让被评估者在一定距离辨认眼前手指数目。若检查无光感,称完全失明。见于眼疾病所致或视神经萎缩、球后视神经

炎等。

2) **视野** 是指眼球固定不动、正视前方所能看到的最大空间范围。常用的评估方法有手试法和视野计法。

(1) **视野计法** 较为精确,一般在手试法检查有异常时再作此法检查。

(2) **手试法** 简单实用。检查时嘱被评估者背光与评估者对面而坐,两人相距约60~100 cm。各自遮盖相应的眼睛(测试被评估者左眼时,嘱其用右手遮其右眼,以左眼注视评估者的右眼,而评估者遮盖左眼),评估者以示指或其他指示物置于两人中间位置。以评估者自己的视野为参照物分别从上内、下内、上外和下外四个方位的周边向中央移动,直至被评估者看清楚为止,以评定被评估者的视野是否正常。临床常见视野缺损有单盲、偏盲和象限盲,分别提示为视网膜、视神经、视交叉、视束和视中枢的病变。

3) **眼底检查** 一般不能散瞳,以免影响对瞳孔的观察。此检查须借助检眼镜才能看到,评估时应注意观察视神经乳头、视网膜血管和视网膜,了解有无视网膜、颅内、视神经及血管病变等。

3. 动眼、滑车和外展神经 分别是第三、四、六对脑神经。此三对脑神经共同支配眼球运动,合称眼球运动神经,可同时检查。

(1) **外观** 注意有无上睑下垂,双侧睑裂是否对称,眼球有无偏斜、前突、内陷等。

(2) **眼球运动** 评估者竖示指,距被评估者约30~40 cm,嘱被评估者头部不动,双眼注视评估者的示指,并随其向内、外、上、下和旋转各方向运动。注意观察眼球运动有无受限及有无眼球震颤。

(3) **瞳孔** 正常瞳孔为圆形,位置居中,两侧等大等圆,直径约3~4 mm,随光线强弱而缩小与扩大。评估瞳孔对光反射时,以手电筒从侧面由外向内分别照射被评估者的瞳孔,感光侧的瞳孔缩小,称直接对光反射。如用手隔开双眼,未感光侧的瞳孔也缩小称间接对光反射。正常人均存在。评估瞳孔的调节反射时,嘱被评估者先平视远处,然后突然注视某一近物,正常人双侧眼球内聚,瞳孔缩小。

动眼神经麻痹时表现为一侧上睑下垂,眼球处于外斜位,向内、向上及向下运动障碍,同时出现同侧瞳孔散大、光反射消失;如眼球处于内斜位,向外运动障碍,提示为外展神经麻痹;如眼球固定,常提示为三对脑神经均麻痹。同侧瞳孔大小不等,对光反射迟钝或消失见于中枢功能损害。

4. 三叉神经 三叉神经是第五对脑神经。是具有运动与感觉两种功能,为一混合性神经,以管理头面部感觉为主。

(1) **感觉功能** 三叉神经感觉纤维分布在面部皮肤及眼、鼻和口腔黏膜。评估时分别用圆头针、棉签和盛有冷热水的试管检测三叉神经分布区皮肤的痛觉、触觉和温度觉,同时内外、上下、左右对比,并随时询问被评估者是否有感觉减退、消失或过敏。进行上述检查前,须先向被评估者说明,现在手臂预测,再令其闭眼,在脸部测试。角膜的感觉也由三叉神经的眼支支配,角膜反射障碍也为三叉神经受损的表现。

(2) **运动功能** 受三叉神经运动纤维支配。评估时嘱被评估者用力作咀嚼动作,同时评估

者以双手触按被评估者咀嚼肌,以对比双侧肌力强弱。然后嘱被评估者作张口运动,以上、下门齿中缝为标准,观察张口时下颌有无偏斜。如一侧三叉神经损害,则下颌偏向病侧。

5. 面神经 面神经是第七对脑神经。为混合性神经,以支配面部表情肌运动为主,其他尚有管理舌前 2/3 的味觉纤维等。

(1)运动功能 首先观察被评估者双侧的额纹、眼裂、鼻唇沟和口角是否对称,然后嘱被评估者做皱额、皱眉、闭眼、露齿、鼓腮和吹哨等动作,观察有无瘫痪及是否对称。一侧周围性面神经瘫痪表现为同侧面部所有表情肌瘫痪,临床常见为面神经炎、面神经瘤等。中枢性面神经瘫痪表现为病灶对侧下半部表情肌瘫痪,常见于脑血管意外、颅内肿瘤、炎症等。

(2)味觉检查 嘱被评估者伸舌,评估者以棉签蘸取少量含糖、食盐或醋酸溶液,涂于被评估者舌前部的一侧,然后嘱其用手指出事先写在纸上的甜、咸、酸三个字之一。其间不能讲话、不能缩舌、不能吞咽,每测试过一种溶液需用温水漱口,并分别检查两侧以对照。在周围性面神经麻痹中,如出现一侧舌前 2/3 味觉丧失,说明面神经损伤的位置在鼓索支分支以上。

6. 位听神经 位听神经是第八对脑神经。为一对单纯性感觉神经,其包括耳蜗神经和前庭神经两部分。前者主要检查听力,后者主要检查前庭功能。

(1)听力 可先用粗测听力的方法,嘱被评估者闭眼,用手掩住另一侧耳道,评估者持机械手表,自 1 m 以外逐渐移近被评估者的耳部,直到被评估者听到声音为止,测其距离。正常人一般在 1 m 可闻及声音。若要精确测试要使用规定频率的音叉或电测听设备进行。

(2)前庭神经 其联系较为广泛,受损时可出现眩晕、恶心、呕吐、眼球震颤、平衡障碍等。观察被评估者有无眩晕、恶心、呕吐、眼球震颤、平衡障碍等症状。必要时可用外耳道灌注冷热水试验或旋转试验来诱发患者的眼球震颤,并观察其有无减弱或消失。

7. 舌咽、迷走神经 舌咽、迷走神经分别是第九、十对脑神经,均为混合性神经,二者的解剖与功能关系均非常密切,临床上常同时受累,所以常同时检查。

(1)运动功能 首先请被评估者张开嘴巴,观察被评估者发音是否低哑或带鼻音、有无吞咽困难。嘱被评估者张口,观察腭垂是否居中,两侧软腭的高度是否一致,并嘱被评估者发"啊"音时两侧软腭上举是否对称,腭垂有无偏斜。当一侧神经受损时,该侧软腭上提减弱,腭垂偏向健侧。

(2)感觉功能 用棉签或压舌板分别轻触两侧软腭或咽后壁,正常时出现咽部肌肉收缩和舌后缩,并有恶心和作呕反应。有神经损害时则此反射迟钝或消失。舌后 1/3 味觉(苦味)为舌咽神经所支配,如出现一侧舌后 1/3 味觉减退或消失提示该侧舌咽神经损害。

(3)咽壁反射 嘱被评估者张开口,用压舌板轻触咽喉壁,正常引起呕吐反射,软腭会向上收缩,咽部肌肉均匀收缩,再给被评估者一杯水,嘱其喝下,观察其吞咽的动作,呛到或有水自鼻流出均为不正常的现象。

舌咽与迷走神经损害临床上常见为延髓麻痹,急性炎症性脱髓鞘性多发性神经病,双侧脑血管意外等。

8. 副神经 副神经是第十一对脑神经。为一对单纯运动神经,支配双侧胸锁乳突肌和斜方肌。评估时注意胸锁乳突肌与斜方肌是否对称,有无萎缩,嘱被评估者作耸肩及转颈运动,

并比较两侧肌力。副神经受损时,可出现一侧异常,表现为向对侧转头及病侧耸肩无力,该部肌肉也可有萎缩。

9. 舌下神经　舌下神经是第十二对脑神经。为单纯运动神经,支配舌的运动。评估时先观察舌在口腔内有无舌肌萎缩及肌束颤动。然后嘱被评估者伸舌,观察有无偏斜。一侧舌下神经麻痹时,伸舌偏向舌肌瘫痪侧。下运动神经元损害时可见病侧舌肌萎缩及肌束颤动,双侧舌下神经麻痹时,伸舌明显受限或不能;上运动神经元损害时仅见伸舌向病灶对侧偏斜,无舌肌萎缩与肌束颤动。上运动神经元损害常见于脑血管意外,下运动神经元损害常见于各种原因所致延髓麻痹。

二、运动系统评估

运动是指骨骼肌的活动,运动包括随意运动和不随意运动,随意运动受大脑皮层运动区支配,由锥体系统完成,不随意运动由锥体外系、小脑等共同支配。运动系统评估一般包括肌营养、肌张力、肌力、不自主运动和共济运动。

1. 肌营养　观察和比较双侧对称部位的肌肉有无萎缩及假性肥大。必要时用软尺测量两侧肢体同一部位的周径。

（1）肌萎缩　主要见于下运动神经元损害及肌肉疾病,如脊髓前角灰质炎、进行性肌营养不良。

（2）假性肥大　常见于进行性肌营养不良症。

2. 肌张力　指肌肉松弛状态下做被动运动时所感到的阻力,或触摸肌肉时的硬度。评估方法用触摸被评估者肌肉的硬度及被动伸屈其肢体时感知的阻力来判断,以手指捏拿肌肉,感受肌肉的弹性力;以手扶住关节,另一手抓住肢体远端作屈伸的被动运动,注意在被动运动中的阻力。

（1）肌张力增高　伸屈被评估者肢体时阻力较高,见于锥体束病变和锥体外系病变。前者表现痉挛性肌张力增高,开始做被动运动时阻力较大,然后迅速减少,称为折刀样肌张力增高;后者表现为强直性肌张力增高,做被动运动时阻力始终一样增高,亦称铅管样肌张力增高,如伴有震颤则出现规律而断续的阻力增高,称齿轮样肌张力增高,见于震颤麻痹。

（2）肌张力减弱　做被动运动时阻力减低,或触诊时肌肉松软,表现为关节过伸,见于周围神经病变、脊髓灰质炎、脊髓休克期及小脑病变等。

3. 肌力　指肢体随意运动时肌肉最大的收缩力,评估嘱被评估者作肢体屈伸动作,评估者从相反方向测试被评估者对阻力的克服力量,需两侧对比。

（1）肌力分级　肌力采用0～5级的六级记录法。

0级:肌肉完全瘫痪,无任何肌肉收缩。

1级:有肌肉收缩,但不能产生动作。

2级:肢体能在床面上移动,但不能抬离床面。

3级:肢体能抬离床面,但不能抵抗阻力。

4级:肢体能抵抗阻力,但较正常差。

5级：正常肌力。

（2）瘫痪分类　随意运动功能的丧失称瘫痪，依程度不同分为完全性瘫痪和不完全性瘫痪。临床常见类型如下。

单瘫：单一肢体瘫痪，可见于脊髓灰质炎或大脑皮层运动区损伤。

偏瘫：表现为一侧肢体瘫痪和同侧中枢性面瘫及舌瘫，多见于颅内病变。

截瘫：表现为双下肢瘫痪，是颈膨大以下脊髓横贯性损伤的表现。

交叉瘫：病变侧脑神经周围性麻痹与对侧肢体的中枢性瘫痪，是脑干病变的特征。

4. 不随意运动　不随意运动是指随意肌不自主收缩所产生的一些无目的的异常动作，多数为锥体外系病变的表现。

（1）震颤　为两组拮抗肌交替收缩引起的一种肢体摆动动作。临床最常见的是静止性震颤，即震颤在静止时表现明显，而在做意向动作时减轻或消失，常见于震颤麻痹，也可见于老年性震颤。前者同时伴肌张力增高，而后者通常肌张力不高。

（2）舞蹈样动作　为肢体大关节快速、不规则、无目的、不对称的运动，类似舞蹈，睡眠时可减轻或消失。该动作如发生于面部，犹如做鬼脸，多见于儿童期风湿热病变。

（3）手足徐动　又称指划动作，为一种手指或脚趾缓慢持续的伸展动作，见于新纹状体病变。

（4）手足搐搦　发作时手足肌肉呈紧张性痉挛，手腕屈曲，手指伸展，指掌关节屈曲、拇指内收靠近掌心并与小指相对，形成助产士手。见于低钙血症等。

（5）其他　小震颤为手指的细微震颤，闭目平伸双臂易检出，见于甲状腺功能亢进等。

5. 共济运动　主要评估小脑功能。机体任何动作的完成均依赖于某组肌群协调一致的运动称共济运动，这种协调除锥体系统参与外，主要靠小脑的功能，其他还有前庭神经，视神经、深感觉及锥体外系均参与协调。常用的评估方法有如下几种。

（1）指鼻试验　嘱被评估者手臂伸直、外旋，然后用伸直的示指指尖由慢到快反复触及自己的鼻尖，先睁眼后闭眼，先慢后快，并左、右两侧比较。小脑半球病变时同侧指鼻不准；若睁眼准确，闭眼时出现障碍则为感觉性共济失调。

（2）对指试验　被评估者张开双上肢，使双手示指由远而近互碰指尖，观察动作是否准确。

（3）跟-膝-胫试验　先让被评估者仰卧，将一侧下肢伸直抬起；然后将足跟置于对侧下肢的膝盖上，并将足跟沿胫骨前缘直线下移至足背。观察完成动作是否协调及完成动作是否困难。小脑损害时动作不准；感觉性共济失调者闭眼时常难以寻找到膝盖。

（4）Romberg征　又称闭目难立征。嘱被评估者双足并拢直立，两臂向前平伸，先睁眼后闭眼。正常人睁、闭眼均能保持姿势，若出现躯干摇晃或倾斜不稳称阳性，均提示为共济失调。睁眼、闭眼均为阳性，闭眼更明显，提示为小脑病变；睁眼阴性，闭眼阳性，提示为感觉性共济失调，常见于脊髓后索病变。

三、感觉系统评估

感觉系统评估时，被评估者必须意识清醒、精神状态正常、合作、闭目，评估者应向被评估

者说明评估的目的和方法,以取得其配合,评估时需耐心细致,采取左右、近远端对比的原则,必要时可多次重复检查。对感觉缺乏患者应以感觉缺乏区向正常部位逐步移行,避免任何暗示性问话。

1. 浅感觉 为临床上感觉检查最常用的方法,临床常用痛觉、触觉和温度觉三方面检查。

(1)痛觉 用大头针的针尖轻刺被评估者皮肤,询问被评估者有无疼痛的感觉,并左右、远近端对比。做测验时应仔细,操作规范,避免刺破被评估者皮肤造成感染。

(2)触觉 用棉签头上拉出的细丝或软纸片轻触被评估者的皮肤或黏膜,询问有或无感觉,并对比。触觉障碍见于后索病损。

(3)温度觉 用盛有热水(40℃～50℃)或冷水(5℃～10℃)的试管交替接触被评估者皮肤,然后嘱其说出冷或热的感觉。温度觉障碍见于脊髓丘脑侧索损害。

2. 深感觉 是肌肉、肌腱、和关节等深部组织的感觉,临床常用运动觉、位置觉和振动觉三方面检查。深感觉障碍常见于脊髓后索病变。

(1)运动觉 嘱被评估者闭目,评估者轻轻夹住被评估者的手指或足趾的两侧,并做上下运动,然后固定于某一位置。请被评估者说出是第几个手指或足趾,并说出运动方向。

(2)位置觉 嘱被评估者闭目,将其肢体摆动成一姿势,然后请被评估者描述该姿势或用对侧肢体模仿。

(3)振动觉 用振动的音叉柄置于骨隆起处,如内外踝、手指、尺骨茎突、鹰嘴、桡骨小头、脊椎等,询问有无振动感,并两侧对比,判断有无差别。

3. 复合感觉 又称皮层感觉,是经过大脑皮层的分析和综合来完成。深、浅感觉检查正常时才检查复合觉。常用的有皮肤定位觉、两点辨别觉、图形觉和实体觉等。评估时也均需闭目,并两侧对比。

(1)皮肤定位觉 评估者用手指或棉签轻触被评估者皮肤某处,让被评估者指出被触部位。

(2)两点辨别觉 评估者用钝角分规两脚分开一定距离接触被评估者皮肤,如感觉为两点,则缩小其间距,直至感觉为一点为止,再测量分规两脚之间距离。正常人指尖为 2～8 mm,手背为2～3 cm,躯干为 6～7 cm。

(3)图形觉 评估者在被评估者皮肤上画简单几何图形或写简单数字,请其说出。

(4)实体觉 令被评估者用单手触摸生活中常用物品,如钥匙、钢笔、硬币等,然后说出物品形状和名称。

复合觉障碍为皮层病变的特征,但皮层感觉区分布较广,一般病变仅损及部分区域,故常表现为对侧上肢或下肢感觉障碍。

四、神经反射评估

神经反射是以反射弧为基础而表现的,其包括感受器、传入神经、中枢、传出神经和效应器,反射弧中任何一环节病变都可影响反射,使其减弱或消失,反射又受高级神经中枢的控制,如锥体束以上的病变可使反射活动失去抑制,出现反射亢进。神经反射评估时必须左、右两侧

对比,两侧不对称时临床意义较大。神经反射评估一般包括浅反射、深反射、病理反射和脑膜刺激征等。

1. 浅反射 浅反射是刺激皮肤、黏膜、角膜等引起肌肉快速收缩的反应。临床上浅反射消失或减弱见于反射弧受损的周围神经病和锥体束受损,但肥胖者、老年人及经产妇由于腹壁松弛,也可出现腹壁反射减弱或消失。浅反射包括以下内容。

(1)角膜反射 嘱被评估者眼睛向内上注视,评估者用捻成细束的棉絮由角膜外侧缘向内轻触角膜,被刺激侧眼睑即刻闭合,称为直接角膜反射,受试对侧的眼睑即闭合称为间接角膜反射(图4-46)。角膜反射的传入神经为三叉神经眼支,中枢为桥脑,传出神经为面神经。

凡直接与间接反射均消失者为三叉神经病变(传入障碍);如直接反射消失,间接反射存在,为同侧面神经麻痹(传出障碍)。深昏迷病人两侧角膜反射均消失。

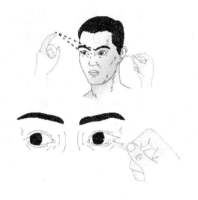 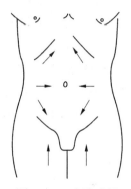

图4-46 角膜反射　　　　　图4-47 腹壁反射

(2)腹壁反射 嘱被评估者仰卧,双下肢稍屈,使腹肌松弛,然后用钝头竹签分别沿肋缘下($T_7 \sim T_8$),平脐($T_9 \sim T_{10}$)和腹股沟上($T_{11} \sim T_{12}$)3个部位,由外向内轻而快地划过一侧皮肤(图4-47),正常反应是同侧腹肌收缩,脐孔向该侧偏移。双侧上、中、下腹壁反射均消失见于昏迷和急性腹膜炎患者;上、中、下部分腹壁反射消失分别见于不同平面的胸髓病损;单侧腹壁反射全消失见于同侧锥体束病损。但肥胖或经产妇腹壁反射可引不出。

(3)提睾反射 被评估者仰卧,双下肢稍屈,使腹肌松弛,用竹签由下而上轻划股内侧上方皮肤,正常可引起同侧提睾肌收缩,表现为同侧睾丸上提。反射中枢位于腰髓1~2节,昏迷病人双侧消失,一侧减弱或消失见于锥体束损害。但局部病变如腹股沟斜疝、阴囊水肿等也可影响提睾反射。

(4)跖反射 被评估者仰卧,下肢伸直,评估者手持其踝部,用钝头竹签划足底外侧,正常反应为足跖屈曲(图4-48)。

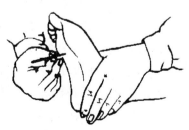

图4-48 跖反射检查法

2. 深反射 刺激骨膜、肌腱等经深部感受器完成的反射称深反射,又称腱反射。评估时被评估者要合作,肢体放松,位置适当。评估者叩击时力量要均等,两侧对比。

(1) 肱二头肌反射　被评估者取坐位或卧位,前臂曲屈90°,评估者左手托起被评估者肘关节并将拇指置于被评估者肱二头肌肌腱上(坐位),或将左手中指置于被评估者肱二头肌肌腱上(卧位),右手持叩诊锤叩击自己的拇指或中指指甲上,正常反射为肱二头肌收缩而致屈肘动作。反射中枢位于颈髓5～6节(图4-49)。

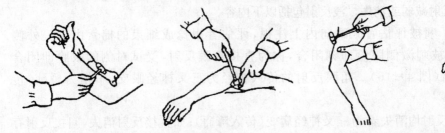

图4-49　肱二头肌反射检查法　　　　图4-50　肱三头肌反射检查法

(2) 肱三头肌反射　被评估者上臂外展,肘部半屈,评估者的左手托持其上臂,右手用叩诊锤叩击鹰嘴上方的肱三头肌肌腱,正常反射为肱三头肌收缩而致前臂伸展。反射中枢为颈髓7～8节(图4-50)。

(3) 膝反射　坐位检查时,嘱被评估者小腿自然下垂放松,与大腿约成90°角;卧位时,被评估者的左手托起两膝关节使小腿与大腿约成120°角,然后右手持叩诊锤叩击髌骨下方的股四头肌肌腱,正常反射为股四头肌收缩而致小腿前伸。反射中枢位于腰髓2～4节(图4-51)。

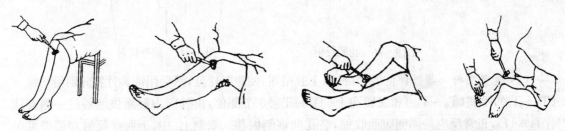

图4-51　膝反射检查法　　　　　　　图4-52　跟腱反射

(4) 踝反射　亦称跟腱反射。被评估者仰卧时,膝部屈曲约90°并外展,下肢取外旋外展位,评估者的左手使其足部背屈约90°,然后叩击跟腱;或被评估者跪于床边,足悬于床外,叩击跟腱。正常反射为腓肠肌收缩而致足跖屈。反射中枢位于骶髓1～2节(图4-52)。

(5) 桡骨骨膜反射　患者前臂置于半屈半旋前位,评估者以左手托住其腕部,并使腕关节自然下垂,叩击桡骨茎突。正常反应屈肘、前臂旋前。反射中枢位于颈髓5～6节。

(6) 阵挛　阵挛是腱反射极度亢进的表现,临床常见有如下2种。①髌阵挛　被评估者仰卧,下肢伸直,被评估者用手指捏住其髌骨上缘上下活动几次后突然和持续用力向下推动,髌骨发生连续性上、下颤动称为髌阵挛阳性(图4-53)。②踝阵挛　被评估者仰卧,评估者的左手托住被评估者腘窝,以右手握其足前部,将足部踝关节背屈几次后突然和持续用力使其背屈,小腿三头肌发生节律性收缩而致足部呈现交替性屈伸动作,称为踝阵挛阳性(图4-54)。

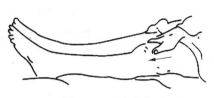

图 4-53　髌阵挛

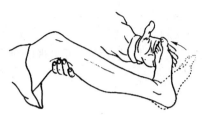

图 4-54　踝阵挛检查法

深反射双侧对称性在一定程度内增强或减弱,有时并不一定表示病理情况,而双侧不对称性变化,常提示一侧有病变。深反射亢进为上运动神经元性病变的重要体征,甚至出现阵挛。深反射减弱或消失常见于下运动神经元性病变、肌肉疾病、深昏迷或脊髓休克期。

3. 病理反射　病理反射指锥体束受损时,大脑失去了对脑干和脊髓的抑制作用而出现的异常反射。1 岁半以内的婴幼儿由于大脑皮层发育未完善,也可出现这种反射,但不属于病理性。

(1) 霍夫曼(Hoffmann)征　评估者左手持被评估者腕关节上方,使其腕关节稍背伸,右手以中指与示指夹持被评估者中指第二节,稍向上提,并用拇指向下弹刮被评估者中指指甲,如出现被评估者拇指及其他四指屈曲动作为阳性表现(图 4-55)。

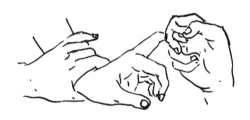

图 4-55　霍夫曼征检查法

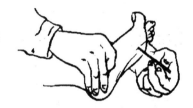

图 4-56　巴彬斯基征检查法

(2) 巴彬斯基(Babinski)征　检查方法同跖反射。阳性反应为拇趾缓慢背伸,有时伴有其他足趾呈扇形散开。本反射是最经典的病理反射,提示锥体束受损(图 4-56)。

(3) 查多克(Chaddock)征　用钝头竹签在足背外侧由外踝下方划至趾跖关节处转向内侧(图 4-57)。

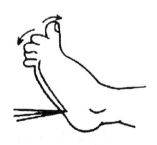

图 4-57　查多克征检查法

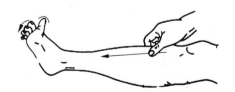

图 4-58　奥本海姆征检查法

(4) 奥本海姆(Oppenheim)征　用拇指和示指在胫骨前缘自上而下滑压(图 4-58)。

(5) 戈登(Gordon)征　用手挤压腓肠肌。其阳性表现与临床意义均与 Babinski 征相同

（图4-59）。

4. 脑膜刺激征 脑膜或附近病变波及脑膜时,可刺激脊神经根,使相应的肌群发生痉挛,当牵涉这些肌肉时,被评估者可出现防御反应,这种现象称为脑膜受刺激,常见于各种脑膜炎、蛛网膜下隙出血和颅内压增高等情况,深昏迷时可消失。

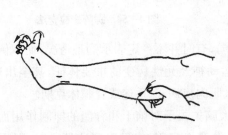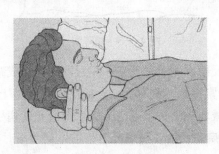

图4-59 戈登征检查法   图4-60 颈强直

（1）颈强直（图4-60） 被评估者去枕仰卧,颈部放松,双下肢伸直,评估者以左手托其后枕部,右手置于被评估者胸前对其做屈颈动作。被动屈颈时如抵抗力增加,被评估者下颏不能贴近前胸且有阻力时,提示颈强直,在除外颈椎或颈部肌肉局部病变后即可认为有脑膜刺激征。

（2）克匿格（Kernig）征 被评估者仰卧,一侧肢体伸直,评估者将另一肢体髋关节、膝关节屈曲成直角,左手置于被评估者膝部,右手置于被评估者踝部,并将其小腿抬高。正常人膝关节可伸达135°以上,如伸膝受限且伴疼痛则为Kernig征阳性（图4-61）。

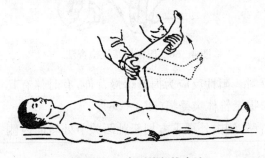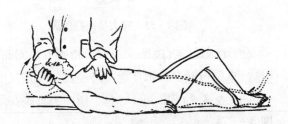

图4-61 克匿格征检查法   图4-62 布鲁津斯基征检查法

（3）布鲁津斯基（Brudzinski）征 被评估者仰卧,下肢自然伸直,评估者以左手托住其后枕部,右手置于其胸部,然后使被评估者头颈前屈。若在头颈前屈时出现双髋与膝关节同时屈曲则为Brudzinski征阳性（图4-62）。

五、自主神经功能评估

自主神经与躯体神经一样也分为中枢与周围两部分,也有传入神经和传出神经。周围自主神经分为交感和副交感两个系统,其主要功能是调节内脏、血管与腺体等活动。大部分内脏接受交感和副交感神经纤维的双重支配,它们之间的作用虽是相互拮抗的,但在大脑皮质的调节下,可协调整个机体内、外环境的平衡。常用的评估方法为观察及自主神经反射。

1. 一般观察

（1）皮肤黏膜 自主神经功能改变可出现多种皮肤黏膜变化,如苍白、潮红、紫绀、色素减少或色素沉着等。亦可发生皮肤质地改变,如过分光滑、变薄、增厚、变硬、潮湿、干燥、脱屑等,有时出现皮疹、水肿和溃疡等。

（2）毛发及指甲 观察有无多毛、毛发稀疏、指甲变形变脆等。

（3）汗液分泌 观察全身排汗情况,注意有无全身或局部出汗过多、过少或无汗。

2. 自主神经反射

（1）眼心反射 压迫眼球数十秒钟后可使迷走神经兴奋性增高,从而使心率减慢,称为眼心反射。操作方法,嘱被评估者仰卧、双眼自然闭合,计数其 1 分钟脉搏。然后评估者用左手中指、示指分别置于被评估者眼球两侧,并逐渐加压,以被评估者不痛为限。加压约 20～30 秒后计数 1 分钟脉搏,正常人可较压迫前减少 10～12 次/分,超过 12 次以上提示为副交感神经功能增强;如压迫后不但不减慢反而加速,则提示为交感神经功能增强。

（2）皮肤划纹试验 用钝头竹签在皮肤上适度加压划一条线,数秒钟后,皮肤先出现白色划痕,高出皮面,后渐转为红色,属正常反应。如白色划痕持续时间超过 5 分钟,提示交感神经兴奋性增高;如红色划痕迅速出现且持续时间长,提示副交感神经兴奋性增高。

（赵锡荣）

思考题

一、问答题

1. 体温测量误差的常见原因是什么?

2. 引起营养不良的原因包括哪几个方面?

3. 皮肤弹性减弱见于哪些情况?

4. 水肿如何分度?

5. 局限性淋巴结肿大的临床意义是什么?

6. 头面部检查包括哪些内容?

7. 在安静时,病人颈动脉搏动明显增强应考虑什么病? 机制是什么?

8. 试述胸骨角的临床意义。

9. 简述桶状胸的临床特征及其意义。

10. 简述语音震颤增强或减弱的临床意义。

11. 简述干性啰音的发生机制和特点。

12. 气胸患者的胸部体征有哪些?

13. 如何从胸肺视、触、叩、听诊鉴别肺气肿与气胸?

14. 影响心尖搏动位置改变的病理因素有哪些? 请各举一例说明。

15. 心左界与心右界分别由哪些解剖结构组成?

16. 什么叫心包摩擦感? 其与心动周期、体位、呼吸的关系怎样?

17. 简述第一、第二心音的区别要点。

18. 器质性与功能性收缩期杂音的鉴别要点是什么?

19. 简述奇脉形成的原因。

20. 简述脉压改变的临床意义。

21. 周围血管征包括哪些体征? 其临床意义是什么?

22. 简述正常腹部可触到的包块。

23. 如何鉴别腹水与巨大卵巢囊肿?

24. 简述急性腹膜炎的体征。

25. 简述肝硬化的体征。

26. 简述脾肿大的测量法及临床分度。

27. 简述腹部常用的触诊法及适应证。

28. 简述腹部触诊的内容。

29. 试述自主神经对内脏器官的作用。

30. 试述如何检查 Babinski 征。

二、病案分析

1. 某男,38 岁,因反复上腹痛 3 年,呕吐 3 天入院。3 年前出现上腹痛,呈灼痛感,饥饿时加重,进食后可减轻,以冬春季发作频繁。3 天前无原因出现上腹饱胀,反复发作呕吐,呕吐物为酸臭的宿食,呕吐后感到舒适。体查:生命体征平稳,心肺无异常,腹平坦,可见胃型及胃蠕动波,触诊软,剑突下偏右手掌大区域压痛,未扪及包块,肝脾肋下均未扪及,上腹可听到振水音,肠鸣音 4 次/分,未叩出移动性浊音。

问:该患者最可能的诊断及诊断依据是什么?

2. 某男,30 岁,反复上腹痛 10 余年,加重并上腹剧痛 4 小时,近 10 天每半夜出现上腹痛,昨夜 12 点突发持续性上腹剧痛。体格检查:急性痛苦面容,面色苍白,出冷汗,仰卧位,两下肢屈曲,脉细速,腹壁强直,满腹明显压痛,反跳痛阳性,可叩出移动性浊音,肝浊音界消失,肠鸣音消失。

问:(1)该患者最可能的诊断及诊断依据是什么? (2)明确诊断的最佳检查是哪一种?

3. 某男,32 岁,腹部剧烈阵发性绞痛 4 小时,伴呕吐,为胃内容物,含胆汁。体格检查:急性痛苦面容,腹膨隆,可见肠型及蠕动波,腹壁紧张,有压痛,肝脾未扪及,肠鸣音 10 次/分,伴金属音。

问:(1)该患者最可能的诊断及诊断依据是什么? (2)明确诊断的最佳检查是哪一种?

4. 某女,22 岁,上腹痛 5 小时,伴恶心,呕吐 1 次,为胃内容物,自觉低热,月经未干净。体格检查:腹软,脐上区轻压痛,右下腹 McBurney 点压痛,反跳痛,未扪及包块,肝脾未扪及,移动性浊音阴性。血常规提示 WBC 13.5×10^9,N 0.90 L0.10,Hb135 g/L,Pt156 $\times 10^9$;尿常规提示 RBC++/HP,WBC 0~2/HP。

问:(1)该患者最可能的诊断及诊断依据是什么? (2)进一步如何处理?

第五章 心理与社会评估

随着健康观念和现代护理模式的转变,当今的护理工作须运用护理程序对患者进行系统化的整体护理,体现现代护理实践中以人为中心的要求。人不仅是生理的人,还是心理、社会、文化的人。人的生理健康与其心理社会功能是密切相关的。护理程序的首要步骤是评估患者的健康状况,它包括生理与心理、社会状况的评估。心理、社会评估是健康评估的一个重要组成部分,它可以帮助护士更好地理解患者对周围环境、事件或事物的反应以及反应所带来的正面的或者负面的影响。

心理、社会评估包括患者的心理状况和社会经历的信息资料的收集。评估时不但要对患者心理、社会功能等进行全方位的评估,而且对他在不同年龄段的心理发展过程也要进行评估。不但要从患者本人获取信息,而且要从他的亲友、同事等处获取信息。不但在接触初期和会谈时详细观察,而且在以后的护理过程中也需要进行信息资料的收集,这样才能获得全面、系统、准确的资料,以利于对患者提供整体化护理。

第一节 心 理 评 估

心理评估(psychological assessment)是应用多种方法对个体某一心理现象作全面、系统和深入客观描述的过程。心理评估包括评估患者的心理活动,特别是疾病发展过程中的心理活动,如自我概念、认知、情绪情感等方面现存的或潜在的健康问题;评估患者的个性心理特征,对被评估者的心理特征形成印象,作为心理护理和选择护患沟通方式的依据;评估患者的压力源、压力反应及应对方式,以指导护理干预计划的制订。

心理评估的方法包括会谈法、观察法、心理测量学法、医学检测法。其中会谈法是心理评估最基本、最重要的方法。进行心理评估应综合应用多种方法,才能收集到可靠、完整、全面的资料,使评估结果具有科学性和可信性。心理评估常用方法见表5-1。

表5-1 心理评估常用方法

方法	分类	评 价
会谈法	正式会谈	事先通知对方,按照预定问题的提纲,有目的、有计划、有步骤的交谈
	非正式会谈	日常生活或工作中两人间的自然交谈
观察法	自然观察法	在自然条件下对个体心理现象的外部活动进行观察,可观察到的行为范围广,更适用于心理评估,但需较多时间与个体沟通
	控制观察法	在特殊的实验环境下观察个体对特定刺激的反应,观察到的行为范围有限,但观察结果具有较强的可比性和科学性

方法	分类	评　价
心理测量学法	心理测验法	在标准条件下,用统一的测量手段测试个体对测量项目所做出的反应
	评定量表法	用一套预先已标准化的测试项目(量表)对某种心理品质做出分析与鉴别
医学检测法		包括体格检查和实验室检查,是对会谈法和心理测量学法收集到的资料的真实性和准确性进行验证。为心理评估提供辅助的客观资料

一、自我概念评估

1. 基础知识

1) 自我概念的定义　自我概念(self-concept)是个体通过对自己的内在与外在特征,以及别人对他/她反应的感知与体验而形成的对自我的认识和评价,是个体与其心理、社会环境相互作用过程中形成的动态的、评价性的"自我肖像"。

2) 自我概念的组成　自我概念由个体的体像、社会认同、自我认同和自尊四个部分组成。

(1) 体像　体像(body image)是自我概念主要组成部分之一,是个体对自己身体外形以及身体功能的认识与评价,如高、矮、胖、瘦等。体像是自我概念中最不稳定的部分,较易受疾病、手术或外伤的影响。

(2) 社会认同　社会认同(social identity)是个体对自己的社会人口特征如年龄、性别、职业、政治学术团体会员资格以及社会名誉、地位的认识与估计。

(3) 自我认同　自我认同(self-identity)指个体对自己智慧、能力、性格、道德水平等的认识与判断,如"我觉得我比别人能干"等。

(4) 自尊　自尊(self-esteem)是指个体尊重自己、维护自己的尊严和人格,不容他人任意歧视、侮辱的一种心理意识和情感体验。自尊源于对以上自我概念的正确认识以及对自我价值、能力和成就的恰当估价。

3) 自我概念的形成与变化　自我概念并非与生俱来,而是个体与他人相互作用的"社会化产物",是在与他人的交往中产生的。在婴儿期,人就有了对身体的感受,如果生理需求得到满足,能体现爱和温情,婴儿就建立了对自我的积极感受,随年龄增长,与周围人的交往增多,逐渐把自己观察和感知到的自我和他人对自己的态度与反应,内化到自己的判断形成自我概念。自我概念并非形成就不再改变,受许多因素的影响,如个体的早期生活经历、生理变化、健康状况、文化、环境、角色改变等。早期生活经历如是积极的、愉快的,建立的自我概念则多半是良好的;反之则是不良的。

2. 评估方法与内容

1) 自我概念的评估

(1) 交谈法　对体像、社会认同、自我认同与自尊的主要交谈,交谈的内容见表5-2。自尊还可通过 Rosenberg 自尊量表进行评估。

表 5 - 2　　　　　　　　　体像、社会认同、自我认同与自尊评估的主要问诊内容

项　目	主要问诊内容
体　像	对你来说,身体哪一部位最重要? 为什么? 你最喜欢自己身体的哪些部位? 最不喜欢哪些部位? 在外表方面,你最希望自己什么地方有所改变? 他人希望你什么地方有所改变? 体像改变对你有哪些影响? 你认为这些改变使他人对你的看法有何改变?
社会认同	你从事什么职业? 你是政治或学术团体成员吗? 你的家庭、工作情况如何? 你最引以为豪的个人成就有哪些?
自我认同与自尊	你觉得你是一个怎样的人? 如何描述你自己? 你的朋友、同事、领导如何评价你? 你对你的个性特征、社会能力、心理素质满意吗? 不满意的是哪些方面? 与社会上绝大多数人相比,你处理工作和日常生活问题的能力如何? 总体来说,你对自己满意吗? 你是否常有"我不错"的感觉?

（2）观察法　通过对个体的外形、非语言行为以及与他人互动关系的观察,可收集护理对象有关体像的客观资料。观察的具体内容见表 5 - 3。

表 5 - 3　　　　　　　　　　　自我概念评估的观察内容

1. 外表是否整洁? 穿着打扮是否得体? 身体哪些部位有改变?

2. 是否与评估者有目光交流? 面部表情如何? 是否与其主诉一致?

3. 是否有不愿见人、想隐退、不愿照镜子、不愿与他人交往、不愿看体貌有改变的部位、不愿与别人讨论伤残或不愿听到这方面谈论等行为表现?

4. 是否有"我真没用"等语言流露?

（3）画人测验　该方法常用于评估不能很好表述自己的儿童。其方法是让儿童画自画像,并对其进行解释,从中了解患者对体像改变的内心体验。

一个 14 岁白血病女孩的自画像,严重脱发是白血病女孩感知化疗后的主要体像改变(图5 - 1)。

（4）评定量表法　目前有许多量表用于评估个体的自我概念,常用的有 Piers-Harris 的儿童自我概念量表、Tennessee 针对有中级以上阅读能力的人设计的自我概念量表、Sears 自我概念 48 项目量表、Michigan 青少年自我概念量表、Coopersmith 青少年自尊量表及 Rosenberg 自尊

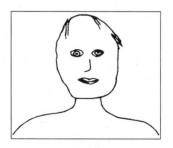

图 5 - 1　白血病女孩的自画像

量表(表5-4)。每个量表都有其特定的适用范围,应用时要恰当选用。

表5-4　　　　　　　　　　　　　　Rosenberg 自尊量表

项　目	非常同意	同意	不同意	完全不同意
1. 总的来说,我对自己满意	SA	A	D*	SD*
2. 有时,我觉得自己一点也不好	SA*	A*	D	SD
3. 我觉得我有不少优点	SA	A	D*	SD*
4. 我和绝大多数人一样能干	SA	A	D*	SD*
5. 我觉得我没什么值得骄傲的	SA*	A*	D	SD
6. 有时,我真觉得自己没用	SA*	A*	D	SD
7. 我觉得我是个有价值的人	SA	A	D*	SD*
8. 我能多一点自尊就好了	SA*	A*	D	SD
9. 无论如何我都觉得自己是一个失败者	SA*	A*	D	SD
10. 我总以积极的态度看待自己	SA	A	D*	SD*

使用指南:该量表含10个有关自尊的项目,回答方式为非常同意(SA)、同意(A)、不同意(D)、完全不同意(SD)。凡标有"＊"的答案表示自尊低下。

2) **自我概念紊乱的高危人群评估**　　凡有以下情况者,属自我概念紊乱的高危人群,应在自我概念方面做详细、深入的评估。自我概念紊乱的高危人群见表5-5。

表5-5　　　　　　　　　　　　　自我概念紊乱的高危人群

危险因素	常　见　疾　病
身体某一部分丧失	疾病或外伤使身体某一部分丧失,如截肢术、乳房切除术、结肠造瘘术、子宫切除术、肾切除术、喉切除术
生理功能障碍	脑血管疾病、冠状动脉性心脏病、癌症、瘫痪
体表变化	疾病或创伤引起体表变化如烧伤、关节炎、红斑狼疮、眼球突出、脊柱畸形、各种皮肤病、多毛症、毁容、满月脸、脱发等
感、知觉或沟通功能障碍	视、听觉障碍、感觉异常、口吃、孤独症等
精神因素或精神疾病	神经性厌食、用药成瘾、酗酒、抑郁症、精神分裂症等
神经肌肉障碍	帕金森病、脊髓灰质炎、多发性硬化病等
过度肥胖或消瘦	体重过度增加或减少
性生殖系统疾病或功能障碍	青春期、更年期、怀孕、不孕症、性病等
角色改变	结婚、离婚、丧偶、失业、退休等
特殊治疗	人工肛门、化疗所致的脱发、长期服用激素所致第二性征改变

二、认知评估

1. 基础知识　认知(cognition)的概念:认知是个体推测和判断客观事物的心理过程,是在对过去经验及有关线索分析的基础上形成的对信息的理解、分类、归纳、演绎以及计算。认知

活动包括思维、语言和定向。

1）**思维**　思维（thought）是人脑对客观现实间接的、概括的反应，是认识事物本质特征及内部规律的理性认知过程，间接性和概括性是思维的主要特征。抽象思维、洞察力和判断力是反映思维能力的主要指标。①抽象思维，又称逻辑思维，是以注意、记忆、理解、概念、判断、推理的形式反映事物本质特征与内部联系的精神现象；②洞察力，是识别与理解客观事物真实性的能力，与精确的自我感知有关；③判断力，是指人们比较和评价客观事物及其相互关系并作出结论的能力。

2）**语言**　语言（language）是个体进行思维活动的工具，是思维的物质外壳。思维的抽象与概括总是借助语言得以实现。所以思维与语言不可分割，它们共同反映人的认知水平。语言可分接受性语言和表达性语言两种，前者是指理解语句的能力，后者是指传递思想、观点和情感的能力。

3）**定向**　定向（orientation）是个体对现实的感觉，对过去、现在和将来的察觉以及对自我存在的意识，包括时间定向、地点定向、空间定向和人物定向等。

2. 评估方法与内容

1）**思维能力评估**　主要通过抽象思维功能、洞察力和判断力三方面进行评估。

（1）**抽象思维功能**　个体的记忆、注意、概念、理解和推理能力，应逐项评估。①记忆是经历过的事物在人脑中的反映，记忆分为瞬时记忆、短时记忆和长时记忆。②注意是心理活动对一定对象的指向和集中，指向性和集中性是注意的两个特点。注意分无意注意、有意注意和有意后注意三种。③概念是人脑反映客观事物本质特性的思维形式，在抽象概括的基础上形成。④理解是请评估对象按指示做一些从简单到复杂的动作，观察其理解和执行的情况。⑤推理是由已知判断推断出新判断的思维过程，包括演绎和归纳两种形式，归纳是从特殊事例到一般原理的推理，演绎则恰恰相反。抽象思维能力评估的内容与方法见表5-6。

表5-6　　　　　　　　　　　　　　　抽象思维能力评估的内容与方法

评估项目	评估方法
短时记忆	让患者重复一句话或一组由5～7个数字组成的数字串
长时记忆	可让患者说出其家人的名字，当天进食的食品或叙述孩童时代的事件等
无意注意力	通过观察患者对周围环境的变化，如所住病室来的新患者及开、关灯有无反应等进行判断
有意注意力	可派一些任务让患者完成，如请患者叙述入院前的治疗经过，填写入院时的记录，观察其执行任务时的专注程度
概念化能力	可在护理活动中进行评估，如数次健康教育后，请患者总结概括其所患疾病的特征、所需的护理知识等，从中判断患者对这些知识进行概念化的能力
理解力	请患者按指示做一些从简单到复杂的动作，如要求患者关门，坐在椅子上，将右手放在左手的手心里，然后按顺时针方向搓擦手心，观察患者能否理解和执行指令
推理能力	根据患者年龄特征提出问题，如对6～7岁的儿童可问，"一切木头做的东西丢在水中都会浮起来，现在有个东西丢在水里浮不起来，这个东西是什么做的？"如果儿童能回答"不是木头做的"，表明他的演绎推理能力已初步具备；如果儿童回答"是铁或石头"，表明他的思维尚不具备演绎推理能力

（2）洞察力评估 洞察力是识别与理解事物真实性的能力。请患者描述所处情形,再与实际情形作比较看有无差异,例如,请患者描述其对病房环境的观察。对更深层洞察力的评估则可让患者解释格言、谚语或比喻,解释"每朵云彩都用金边勾勒"这句谚语的含义。洞察力较弱的人会按字面解释为"每朵云彩周围都有一条金边",而具有较强洞察力的人会将其与生活体验联系起来解释,即"任何貌似普通的事物都存在不同凡响的方面"。

（3）判断力评估 判断是肯定或否定某事物具有某种属性或某行动方案具备可行性的思维方式。评估时,可展示实物请患者说出其属性,也可通过评价患者对未来打算的现实性与可行性进行评估,如询问患者:"你出院后准备如何争取别人的帮助?""出院后经济上遇到困难你将怎么办?"等。判断力常受其个体的情绪、智力、受教育水平、社会经济状况和文化背景等的影响,评估时应尽量充分考虑并排除这些因素的干扰。

2）**语言能力评估** 语言能力对判断个人认知水平有重要价值。评估个体的语言能力时,应注意其说话的多少、语速、音量、清晰度及流畅性。可通过提问、复述、自发性语言、命名、阅读和书写等方法检测患者语言表达和对文字符号的理解。语言能力的评估方法,见表5-7。对语言能力异常者,应根据表5-8的标准进一步明确语言障碍类型。

表5-7　　　　　　　　　　　　语言能力评估方法

方 法	内 容
提 问	评估者提出一些由简单到复杂,由具体到抽象的问题,观察患者能否理解及回答是否正确
复 述	请患者重复评估者说过的一些简单词句
自发性语言	请患者陈述病史,观察其陈述是否流利,用字是否恰当或完全不能陈述
命 名	评估者取出一些常用物品,要求患者说出其名称或用途
阅 读	请患者诵读单个、数个词、短句或一段文字,或默读一段短文或一个简单的故事然后说出其大意
书 写	包括自发性书写、默写和抄写。自发性书写是要求患者随便写出一些简单的字、数码、自己的姓名、物品名称或短句;默写是请患者写出评估者口述字句;抄写是请患者抄写一段文字

表5-8　　　　　　　　　　　　语言障碍的类型及评估

方 法	内 容
运动性失语	由语言运动中枢病变所致。不能说话,或只能讲一两个简单的字,常用词不当,对答和复述有困难,但对他人的言语和书面文字能理解
感觉性失语	不能理解他人的语言,也不能理解自己所言,发音用词错误,严重时别人完全听不懂
命名性失语	称呼原熟悉的人名、物品名的能力丧失,但他人告知名称时,能辨别对错,能说出物品使用方法

方　　法	内　　容
失　　写	能听懂他人语言及认识书面文字,但不能书写或写出的句子有错误,抄写能力尚存
失　　读	丧失对文字、图画等视觉符号的认识能力,因此不识词句、图画,常与失写同存在
构音困难	由发音器官病变或结构异常所致,表现为发音不清,但用词正确

3) **定向力评估**　定向力包括时间、地点、空间和人物定向力。定向力障碍者不能将自己与时间、空间、地点联系起来,定向力障碍表现的先后顺序依次为时间、地点、空间和人物。定向力的评估方法见表 5 - 9。

表 5 - 9　　　　　　　　　　　　　　定向力的评估方法

方　　法	内　　容
时间定向力	询问患者"现在是几点钟? 今天是星期几? 今天是几号? 今年是哪一年?"
地点定向力	询问患者"你现在住在什么地方?"
空间定向力	请患者找到一个参照物,描述环境中某物品的位置,如"床旁桌在床的左边还是右边? 呼叫器在哪儿?"
人物定向力	询问患者"你叫什么名字? 我是谁? 他是谁?"

三、情绪和情感评估

1. 基础知识

1) **情绪和情感的定义**　情绪和情感(emotion and affection)是客观事物是否符合个体需要而产生的态度体验。需要是情绪与情感产生的基础,通常需求获得满足产生积极的情绪与情感;反之则导致消极的情绪与情感。

2) **情绪和情感的区别与联系**　情绪和情感既有联系,又有区别。情绪是指与生理需要满足相联系的心理体验,是人和动物所共有的,具有情境性、冲动性、暂时性和外显性。情感是与社会性需求满足相联系的人类特有的心理活动,具有较强稳定性、深刻性、持久性和内隐性。情绪与情感虽有区别,但它们是同一类心理过程,因而存在着密切的联系。情感是在情绪的基础上形成,通过情绪形式表达。离开情绪的情感是不存在的,在情绪发生的过程中常常含着情感因素。

3) **情绪和情感的作用**　情绪与情感作为个体对客观世界的特殊反应形式,对人的物质生活和精神生活有着重要的作用。

(1) **适应功能**　适应生活环境是人们常面临的问题,调节个人情绪是适应社会环境的一种重要手段。

(2) **动机功能**　情绪与情感是驱使个体行为的动机。积极的情绪可以激励人的行为,提高行为效率;消极的情绪则会干扰、阻碍人的行动,降低行为效率。

(3) **组织功能**　情绪与情感是心理活动的组织者。

（4）信号功能　情绪与情感具有传递信息、沟通思想的功能。

4）**情绪和情感的分类**　情绪情感复杂多样，我国春秋时期的思想家荀子把情绪情感分为"好、恶、喜、怒、哀、乐"六大类，中医更有"喜、怒、忧、思、悲、恐、惊"的"七情"说法。情绪状态（emotional statel）分心境、激情和应激三种情绪状态。现代心理学家将情绪和情感划分为四类，见表5－10。

表5－10　　　　　　　　　　　　　　　　情绪情感分类

分　类	内　容
原始情绪	包括快乐、愤怒、恐惧、悲哀
与感知有关的情绪	包括疼痛、厌恶
与自我评价有关的情绪	包括骄傲、悔恨、羞耻
与他人有关的情绪	包括爱、憎、恨

5）**常见的情绪**　焦虑和抑郁是患者最常见、最需要护理干预的情绪状态。

（1）焦虑　焦虑（anxiety）是个体对环境中一些即将来临的危险或重要事件产生的一种紧张不安的情绪状态。焦虑是临床患者最常见的情绪反应，它是一种保护性反应。适度焦虑有益于个体应对各种变化，但过度焦虑则影响身心健康。焦虑在生理和心理两方面有所表现：①生理方面表现为心悸、血压升高、呼吸加快、食欲下降、睡眠障碍等；②心理方面表现为注意力不集中、易激惹等。人们常以语言与非语言两种形式表达内心的焦虑。前者为直接诉说忧虑事件和原因及一些自觉症状，如心慌、出汗、头痛、胃痛、注意力无法集中等；后者有心跳与呼吸加快、姿势与面部表情紧张、神经质动作、肢端颤抖、快语、无法平静等。

（2）抑郁　抑郁（depression）是以情绪低落为特点的消极情绪状态，常与现实或预期的丧失有关，处于抑郁状态时，在情感、认知、动机、生理等方面的发生改变。①情感方面主要表现为情绪低落、心境悲观，自我感觉低沉，生活枯燥无味、哭泣、无助感；②认知方面主要表现为注意力不集中、思维缓慢、不能作出决定；③动机方面表现过分依赖、生活懒散、逃避现实甚至想自杀；④生理方面表现为易疲劳、食欲减退、体重下降、睡眠障碍以及机体功能的减退。

2.　评估方法与内容

（1）会谈法　可通过询问患者一些问题，收集有关情绪情感的主观资料。如"你如何描述您此时和平时的情绪？""有什么事情使您感到特别高兴、忧虑或沮丧？""这样的情绪存在多久了？"等。

（2）观察法　情绪和情感活动中，机体所发生的外部表现和内部变化是和神经系统多种水平的功能相互联系的，是大脑皮质和皮质下中枢协同活动的结果，情绪过程多伴随着呼吸、循环、脑电波、皮肤电反应及内分泌系统的变化。因此，观察时应重点注意有无面色苍白、呼吸和心率加速、血压升高、出冷汗、食欲减退、体重下降等表现。

（3）量表评定法　量表评定法是评估情绪情感较为客观的方法。常用的有 Avillo 的情绪情感形容词量表见表5－11；Zung 的焦虑自评量表见表5－12；Zung 的抑郁自评量表见表5－13。

表5-11　　　　　　　　　　　　　　Avillo情绪情感形容词量表

	1	2	3	4	5	6	7	
变化的								稳定的
举棋不定的								自信的
沮丧的								高兴的
孤立的								合群的
混乱的								有条理的
漠不关心的								关切的
冷淡的								热情的
被动的								主动的
淡漠的								有兴趣的
孤僻的								友好的
不适的								舒适的
神经质的								冷静的

使用指南:该表有12对意思相反的形容词,让患者从每一组形容词中选出符合目前情绪与情感的词,并给予相应得分。总分在84分以上,提示情绪情感积极;否则,提示情绪情感消极。该表特别适用于不能用语言表达自己情绪情感或对自己的情绪情感定位不明者

表5-12　　　　　　　　　　　　　　焦虑自评量表(SAS)

项　目	偶尔1	有时2	经常3	持续4
1. 你觉得最近比平常容易紧张、着急吗?				
2. 你无缘无故地感到害怕吗?				
3. 你是否感到心烦意乱或觉得惊慌?				
4. 你是否有将要发疯的感觉?				
*5. 你是否觉得不如意或觉得其他糟糕的事情将要发生在你身上?				
6. 你是否感到自己发抖?				
7. 你是否常感到头痛或胃痛?				
8. 你是否常感到疲乏无力?				
*9. 你是否发现自己无法静坐?				
10. 你是否感到心跳得很厉害?				
11. 你是否常感到头晕?				
12. 你是否有过晕厥或觉得要晕倒似的?				
*13. 你是否感到气不够用?				
14. 你是否有四肢或唇周麻木?				
15. 你是否感到心里难受、想吐?				

项 目	偶尔1	有时2	经常3	持续4
16. 你是否常常要小便？				
*17. 你手心是否容易出汗？				
18. 你是否感到脸红发烫？				
*19. 你是否感到无法入睡？				
20. 你是否常做噩梦？				

使用指南：请患者仔细阅读每一项目，理解后根据最近1周的实际情况在相应的地方打钩"√"。如果患者文化程度太低看不懂问题内容，则由评估者逐条念给患者听，然后由患者自己作出评定。每个项目均按1、2、3、4四级评分。评定完后将20项评分相加得总分，然后乘以1.25，取其整数部分，即得到标准总分。标有"＊"的表示反向记分题。结果判断：正常标准总分值为50分以下；50～59分，轻度焦虑；60～69分，中度焦虑；70～79分，重度焦虑

表5-13 抑郁自评量表（SDS）

项 目	偶尔1	有时2	经常3	持续4
1. 你感到情绪沮丧、郁闷吗？				
*2. 你要哭或想笑吗？				
3. 你早晨醒来心情好吗？				
4. 你入睡困难吗？经常早醒吗？				
*5. 你最近饭量减少了吗？				
*6. 你感到体重减轻了吗？				
7. 你是否对异性感兴趣？				
8. 你的排便习惯有何改变？常为便秘烦恼吗？				
9. 你感到心跳得厉害？				
10. 你容易感到疲劳吗？				
*11. 你是不是总感到无法平静？				
*12. 你是否感到你做事的速度越来越慢了？				
13. 你是否感到思路紊乱无法思考？				
*14. 你是否感到内心空荡荡的？				
15. 你对未来充满希望吗？				
*16. 你是否感到难以作出决定？				
*17. 你是否容易发脾气？				
*18. 你对以往感兴趣的事还感兴趣吗？				
19. 你是否感到自己是无用之辈？				
*20. 你是否有轻生的念头？				

使用指南：使用方法同焦虑自评量表。每个条目评分方法按1、2、3、4（正性陈述），或4、3、2、1（负性陈述）四级评分。标有"＊"的表示反向记分题。结果判断：正常标准总分值为50分以下；50～59分，轻度抑郁；60～69分，中度抑郁；70～79分，重度抑郁

（4）抑郁可视化标尺技术　患者可在可视化标尺见图5-2相应位点上表明其抑郁程度。所标位点越高,抑郁程度越重。

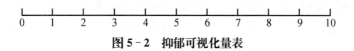

图5-2　抑郁可视化量表

四、个性评估

1. 基础知识

1) 个性的定义及特征　个性(personality)也称人格,这个词来源于拉丁文"persona",意思是面具。现代心理学借用这个词,是指一个人总的精神面貌,即具有一定倾向性心理特征的总和。个性具有整体性、独特性、稳定性和社会性。整体性是指个性为人的心理全貌,是能力、气质、性格构成的有机整体;独特性是指个体特有的个性倾向性和个性心理特征;稳定性则是指个性为比较稳定的心理趋向和心理特征,个体行为中偶然表现出来的心理趋向和心理特征并不能代表他(她)的个性;社会性是指个性形成过程中,既有生物遗传因素的作用,也更受后天社会因素的影响。因此个性既有生物学属性,也有社会属性。

2) 个性的内容　人的个性心理特征主要包括能力和性格两方面。

（1）能力(ability)　是指人们成功地完成某种活动所必需的心理特征。能力可分为一般能力与特殊能力。一般能力是指完成各种活动所必须具备的能力,如观察力、记忆力、想象力等;特殊能力是指在某种专业活动中表现出来的能力,如数学能力、音乐能力、绘画能力等。

（2）性格(character)　是指个体对客观现实的态度和与之相适应的、习惯化了的行为方式。现代心理学家把性格分为机能类型、内外倾向型、独立型和顺从型。

① 机能类型:即以理智、情绪、意志三种心理机能中哪一种占优势来确定性格类型。理智型者处事稳重,明事理、讲道理,能理智地看待一切并以此支配自己的行为。情绪型者情绪体验深刻,较冲动、脆弱,言行举止易受情绪左右。意志型者顽强执着,行为活动有较强的目的性、主动性、持久性和坚定性。

② 内外倾向型:外向型者活泼、开朗、感情外露、办事果断、善于社交、反应快,勇于进取,容易适应环境的变化,但较轻率,难于接受批评与进行自我批评;内向型者则感情深藏、待人接物谨慎、不善交际,但一旦下决心,却能锲而不舍,交际面窄,适应环境不够灵活,善于自我分析与自我批评。

③ 独立型和顺从型:独立型者有主见,不易受外来事物的干扰,具有坚定的信念,能独立地判断事物、发现问题、解决问题,易于发挥自己的能力;顺从型者缺乏主见,易受外界事物的干扰,常不加批判地接受别人的意见,对朋友和群体的依赖性较强,容易与人相处。

2. 评估内容与方法

（1）观察法　观察患者的言行、情感、意志、态度的外部表现,如开朗还是活泼?感情外露还是内藏?意志脆弱还是坚强?做事情依赖别人还是独立完成?

（2）会谈法　通过询问患者在处理问题时的态度和行为表现,如"面对困难,你一般采取

什么态度和行动?""遇到不愉快或伤心的事,你是尽量说出来还是闷在自己心里?"

（3）作品分析法　收集患者的作品,如书信、日记等,分析其对事物所持观点、态度。最后,综合分析所收集到的资料,从中鉴别出患者的性格特征和类型。

另外,也可用问卷法和投射法。常用的性格测评量表有 Minnesota 多相人格测检表(MMPI)、艾森克个性问卷(EPQ)、Cattell 16 因素个性测检表和 Y - G 性格检查表等。投射法则主要有 Murray 和 Morgan 的主题统觉测验等。

五、压力与压力应对评估

1. 基础知识

1) **压力的定义**　压力(stress)又称应激或紧张,是指内外环境中的各种刺激作用于机体时所产生的非特异性反应。压力是机体对刺激的反应状态,而不是刺激本身。压力存在于所有的个体,适度的压力有助于提高机体的适应能力。

2) **压力源**　压力源(stressor)也称应激源,是指使机体产生压力反应的各种因素。压力源存在于生活的各个方面。常见的压力源见表 5 - 14。

表 5 - 14　　　　　　　　　　　　常见的压力源

压力源	因　　素
生理性压力源	各种机体功能失调或组织结构残缺,如饥饿、疼痛、疲劳、失眠、疾病、手术、外伤、内分泌失调、衰老等
心理性压力源	各种心理挫折或心理冲突,如焦虑、孤独、恐惧、无助、缺乏自信等
环境性压力源	寒冷、炎热、射线、噪音、空气污染、生活环境改变等
社会文化性压力源	家庭功能失调、职业压力、经济困难、角色改变、文化差异等

3) **压力反应**　压力反应(stress response)是压力源引起的机体的非特异性反应,包括生理、情绪、认知和行为等方面的反应,见表 5 - 15。

表 5 - 15　　　　　　　　　　　　机体对压力产生的反应

反　　应	评　　价
生理反应	心率加快、血压升高、呼吸加快、血糖增加、胃肠蠕动减慢、肌张力增加、胃液分泌增加
情绪反应	焦虑、恐惧、抑郁、愤怒、无助
认知反应	感知能力下降、注意力分散、记忆力下降、思维迟钝
行为反应	重复动作(吸烟、踱步)、行为紊乱或退化、暴力倾向或自杀

4) **压力应对**　压力应对(stress coping)指个体的内部或外部特定的需求难以满足或超出个体所承担的范围时,个体采用持续性的认知和行为改变来处理这一特定需求的过程。人们常用的压力应对方式分归纳为情感式应对和问题式,见表 5 - 16。①情感式指面对压力反应,倾向于采用心理防御,如否认或过度进食、用药、饮酒、远离压力源等行为,用回避和忽视压

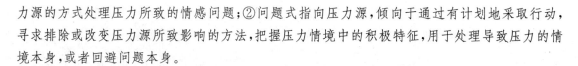

力源的方式处理压力所致的情感问题;②问题式指向压力源,倾向于通过有计划地采取行动,寻求排除或改变压力源所致影响的方法,把握压力情境中的积极特征,用于处理导致压力的情境本身,或者回避问题本身。

表 5-16　　　　　　　　　　　应对方式表

情感式应对方式	问题式应对方式
希望事情会变好	努力控制局面
进食,吸烟,嚼口香糖	进一步分析研究所面临的问题
祈祷	寻求处理问题的其他办法
紧张	客观地看待问题
担心	尝试并寻找解决问题的最好方法
情感式应对	问题式应对
向朋友或家人寻求安慰和帮助	回想以往解决问题的办法
独处	试图从情境中发现新的意义
一笑了之	将问题化解
置之不理	设立解决问题的具体目标
幻想	接受现实
作最坏的打算	和相同处境的人商议问题解决方法
疯狂,大喊大叫	努力改变当前情形
睡一觉,认为第2天事情就会变好	能做什么就做些什么
不担心,任何事到头来终会有好结果	让别人来处理这件事
回避	
干些体力活	
将注意力转移至他人或他处	
饮酒	
认为事情已经无望而听之任之	
认为自己命该如此而顺从	
埋怨他人	
沉思	
用药	

个体应对压力的有效性受多种因素影响,包括压力源数量、压力源强度、压力源持续时间、应对压力的经验、家庭、社会、经济资源以及人格特征。一般而言,面临的压力越多、压力源强度越大、压力源持续时间越长,所产生的压力反应越大,越难应对;有成功应对经验、良好家庭、社会、经济资源以及自信、意志顽强的人更能正确处理和适应压力。

5) **有效应对标准** 有效应对的判断标准包括:①压力反应维持在可控制的限度内;②希望和勇气被激发;③自我价值感得到维持;④人际关系及社会经济处境改善;⑤生理功能康复得以促进。

2. 评估方法与内容

(1) **交谈法** 通过询问患者问题,了解患者面临的压力源、压力感知、压力应对方式以及压力缓解情况等。如"目前,让你感到有压力或紧张焦虑的事情有哪些?""近来你的生活有哪些改变? 日常生活中让你感到有压力和烦恼的事情有哪些?""你所处的环境是否让你紧张不安或烦恼?""你是否感到工作压力很大?""你的经济状况以及与你的家人的关系如何?""这件事对你意味着什么,是否有能力应对?""你通常采取哪些措施减轻压力,措施是否有效?"等。

(2) **观察法** 观察患者有无生理、情绪、认知和行为方面的改变。如厌食、胃痛、多食、疲乏、失眠等生理性反应;感知能力、记忆力、思维紊乱、解决问题能力等认知反应;焦虑、愤怒、抑郁等情绪反应;自杀或暴力倾向等行为反应。

(3) **量表评定法** 以定量和定性的方法来衡量压力对个体健康影响的方法。常用量表有社会再适应评定量表(表5-17)和住院患者压力评定量表(表5-18)。社会再适应评定量表用于测评近1年不同类型的生活事件对个体的影响,预测个体出现健康问题的可能性。住院压力评定量表用于测评患者住院期间可能经历的压力。这两个量表主要用于压力源评估,累积分越高,压力越大。

用于评估应对方式的常用量表为Jaloviee应对方式量表见表5-19。该表罗列了41种常用的压力应对方式。使用时,请患者仔细阅读,选择其使用每一种压力应对方式的频率。

表5-17 社会再适应评定量表

生 活 事 件	生活事件单位	生 活 事 件	生活事件单位
1. 配偶死亡	100	13. 性生活问题	39
2. 离婚	73	14. 家庭添员	39
3. 夫妻分居	65	15. 调换工作	39
4. 拘禁	63	16. 经济状况改变	38
5. 家庭成员死亡	63	17. 好友死亡	37
6. 外伤或生病	53	18. 工作性质改变	36
7. 结婚	50	19. 夫妻不和	35
8. 解雇	47	20. 中量借贷	31
9. 复婚	45	21. 归还借贷	30
10. 退休	45	22. 职别改变	29
11. 家庭成员患病	44	23. 子女离家	29
12. 怀孕	40	24. 司法纠纷	29

续 表

生 活 事 件	生活事件单位	生 活 事 件	生活事件单位
25. 个人突出成就	29	35. 宗教活动改变	19
26. 妻子开始工作或离职	26	36. 社交活动改变	18
27. 上学或转业	26	37. 小量借贷	17
28. 生活条件变化	25	38. 睡眠习惯改变	16
29. 个人习惯改变	24	39. 家庭成员数量改变	15
30. 与上级有矛盾	23	40. 饮食习惯改变	15
31. 工作时间或条件改变	20	41. 休假	13
32. 搬家	20	42. 过节	12
33. 转学	20	43. 轻微的违法行为	11
34. 娱乐改变	19		

评价标准：生活事件单位总和超过300分者，80%可能患病；生活事件单位总和150～300分者，50%可能患病；生活事件单位总和小于150分者，30%可能患病

表5-18　　　　　　　　　　住院病人压力评定量表

事 件	权 重	事 件	权 重
1. 和陌生人同住一室	13.9	18. 节日或家庭纪念日住院	22.7
2. 不得不改变饮食习惯	15.4	19. 想到手术或其他治疗可能带来的痛苦	22.3
3. 不得不睡在陌生人的床上	15.9	20. 担心配偶疏远	22.4
4. 不得不穿患者衣服	16.0	21. 只能吃不合胃口的食物	22.7
5. 四周有陌生的机器	16.8	22. 不能与家人、朋友联系	23.2
6. 夜里被护士叫醒	16.9	23. 对医生护士不熟悉	23.4
7. 生活上不得不依赖别人的帮助	17.0	24. 因事故住院	23.6
8. 不能在需要时读报、看电视、听收音机	17.7	25. 不知接受治疗护理的时间	24.2
9. 同室病友探访者太多	18.1	26. 担心给医护人员增添负担	24.5
10. 四周气味难闻	19.1	27. 想到住院后收入会减少	25.9
11. 不得不整天睡在床上	19.4	28. 对药物不能耐受	26.0
12. 同室病友病情严重	21.2	29. 听不懂医护人员的话	26.4
13. 排便排尿需他人帮助	21.5	30. 想到将长期服药	26.4
14. 同室患者不友好	21.6	31. 家人没来探视	26.5
15. 没有亲友探视	21.7	32. 不得不手术	26.9
16. 病房色彩太艳、太刺眼	21.7	33. 因住院不得不离开家	27.1
17. 想到外貌会改变	21.7	34. 毫无预测而突然住院	27.2

续　表

事　件	权重	事　件	权重
35. 按呼叫器无人应答	27.3	43. 对疾病缺乏认识	34.0
36. 不能支付医疗费用	27.4	44. 不清楚自己的诊断	34.1
37. 有问题得不到解答	27.6	45. 想到自己可能再也不能说话	34.3
38. 思念家人	28.4	46. 想到可能会失去听力	34.5
39. 靠鼻饲进食	29.2	47. 想到自己患了严重疾病	34.6
40. 用止痛药无效	31.2	48. 想到会失去肾脏或其他器官	39.2
41. 不清楚治疗的目的和效果	31.9	49. 想到自己可能得了癌症	39.2
42. 疼痛时未用止痛药	32.4	50. 想到自己可能失去视力	40.6

表 5-19　　　　　　　　　Jaloviee 应对方式评定量表

应 对 方 法	从不	偶尔	有时	经常	总是
1. 担心					
2. 哭泣					
3. 干体力活					
4. 相信事情会变好					
5. 一笑了之					
6. 寻求其他解决问题的办法					
7. 从事情中学会更多东西					
8. 祈祷					
9. 努力控制局面					
10. 紧张,有些神经质					
11. 客观、全面地看待问题					
12. 寻找解决问题的最佳办法					
13. 向家人、朋友寻求安慰或帮助					
14. 独处					
15. 回想以往解决问题的办法并分析是否仍有用					
16. 吃食物,如瓜子、嚼口香糖					
17. 努力从事情中发现新的含义					
18. 将问题暂时放在一边					
19. 将问题化解					
20. 幻想					

续 表

应 对 方 法	从不	偶尔	有时	经常	总是
21. 设立解决问题的具体目标					
22. 做最坏打算					
23. 接受事实					
24. 疯狂、大喊大叫					
25. 与相同处境的人商讨问题解决的办法					
26. 睡一觉,相信第2天事情就会变好					
27. 不担心,凡事终会有好结果					
28. 主动寻求改变处境的方式					
29. 回避					
30. 能做什么就做些什么,即使并无效果					
31. 让其他人来处理这件事					
32. 将注意力转移至他人或他处					
33. 饮酒					
34. 认为事情已经无望而听之任之					
35. 认为自己命该如此而顺从					
36. 埋怨他人使你陷入此困境					
37. 静思					
38. 服用药物					
39. 绝望、放弃					
40. 将注意力转到其他想做的事情上					
41. 吸烟					

第二节　社 会 评 估

　　人具有社会属性,要全面了解和认识人的健康水平,除了评估其生理和心理功能外,还应评估其社会状况。社会评估的目的包括评估患者的角色功能,了解有无角色紊乱、角色适应不良,以帮助患者适应角色变化;评估患者的文化背景,以便提供符合患者文化需求的护理照顾,避免在护理过程中发生文化强加;评估患者的家庭,找出影响其健康的家庭因素,制订有针对性的家庭护理计划;评估患者的环境,明确现存或潜在的环境危险因素,指导制订环境干预措施。

　　社会评估的方法包括交谈法、观察法、量表评定法等,均可用于社会评估。在进行环境评估时,还应实地观察和抽样检查,如观察居住环境有无地面湿滑、凹凸不平、氧气瓶放置不稳等不安全因素,空气取样检查有害物质浓度、菌落数等。

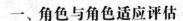

一、角色与角色适应评估

1. 基础知识

1）**角色的定义**　角色（role）是指社会所规定的一系列与社会地位相对应的行为模式和社会对处于某一特定位置的个体的行为期待。角色包含两层意思。首先，任何一种角色都与一系列行为模式相关，一定的角色必有相应的权利和义务。如病人既有配合医疗护理的义务，同时又有获得健康教育、治疗护理的权利。其次，角色是人们对处于一定社会位置的人的行为期待，如一提到教师，人们就会想到教书育人、言传身教、诲人不倦等行为特征。每一个人按自己的角色行事，一个人同时可承担多个角色，如一个人在家里可能既是父亲又是儿子，在单位则是医生。同样，一个人一生中也会先后承担多个角色，如一个人少年时期是学生，长大以后成为教师。

2）**角色的形成**　角色的形成经历了角色认知与角色表现两个阶段。角色认知是个体认识自己和他人的身份、地位以及各种社会角色的区别与联系的过程。模仿是角色认知的基础，先对角色产生总体的印象，然后深入角色的各个部分认识角色的权利与义务。角色表现则是个体为达到自己所认识的角色要求而采取行动的过程，也是角色成熟的过程。

3）**角色的分类**　角色可分为三类，见表5-20。角色的分类是相对的，可在不同情况下相互转换。如患者角色，因为疾病是暂时的，可视为第三角色，然而当疾病变成慢性病时，患者角色也就随之成为第二角色。

表5-20　　　　　　　　　　　　　　　　角色分类

分　类	评　价
第一角色（基本角色）	第一角色决定个体的主体行为，是由年龄、性别赋予的角色，如儿童角色、妇女角色、老人角色等
第二角色（一般角色）	第二角色系个体为完成每个生长发育阶段中的特定任务所必须承担的、由所处社会情形和职业所确定的角色，如母亲角色、医生角色等
第三角色（独立角色）	第三角色是可自由选择的，是为完成某些暂时性发展任务而临时承担的角色，如各种学会会员，但有时是不能自由选择的，如患者角色等

4）**角色适应不良**　角色适应不良是指个体的角色表现与角色期望不协调或无法达到角色期望的要求时发生的身心行为反应。角色适应不良会给个体带来生理和心理两方面的不良反应。生理方面可有头痛、头晕、睡眠障碍、心律异常，血肾上腺素、胆固醇、三酰甘油升高等；心理上可产生紧张、伤感、焦虑、易激惹、自责、抑郁甚至绝望等不良情绪。角色适应不良常见的类型见表5-21。

表5-21　　　　　　　　　　　　　　角色适应不良常见类型

分　类	评　价
角色冲突	角色期望与角色表现间差距太大使个体难以适应而发生的心理冲突与行为矛盾。引起角色冲突的原因有两种，一是个体需要同时承担2个或2个以上在时间或精力上相互冲突的角色；二是为对同一角色的角色期望标准不一致

分　类	评　价
角色模糊	为个体对角色期望不明确,不知承担这个角色应该如何行动而造成的不适应反应。导致角色模糊的原因有角色期望太复杂、角色改变速度太快、主角色与互补角色间沟通不良等
角色匹配不当	指个体的自我概念、自我价值观或自我能力与其角色期望不匹配
角色负荷过重	指个体角色行为难以达到过高的角色期望
角色负荷不足	对个体的角色期望过低而使其能力不能完全发挥

5) **患者角色**　个体患病后,便无可选择地进入了患者角色,原有的社会角色部分或全部被患者角色所代替。

(1) **患者角色的特点**　①脱离或部分脱离日常生活中的其他角色,减轻或免除相应的责任与义务;②对自身疾病无直接责任,处于一种需要照顾的状态;③有享受健康服务、知情同意、寻求健康保健信息、要求保密的权力;④有积极配合医疗护理、恢复自身健康的义务。

(2) **患者角色适应不良**　患者角色的合理承担对恢复健康有积极意义。然而由于患者角色的不可选择性,当人们从其他角色过渡到患者角色时,常常会发生角色适应不良。常见的患者角色适应不良的类型,见表 5-22。

表 5-22　　　　　　　　　　常见的患者角色适应不良类型

分　类	评　价
患者角色冲突	个体在适应患者角色过程中与其常态下的各种角色发生心理冲突和行为矛盾,多见于承担较多社会或家庭责任,且事业、责任心强的人
患者角色缺如	指个体没有进入患者角色,不承认自己有病或对患者角色感到厌倦,也就是对患者角色的不接纳和否认。多见于缺乏医疗知识的人、经济紧张的人、初次生病、初次住院,尤其是初诊为癌症的患者
患者角色强化	当个体已恢复健康,需从患者角色向常态角色转变时,仍沉溺于患者角色,对自我能力怀疑、失望,对原承担的角色恐惧
患者角色消退	某种原因迫使已适应患者角色的个体迅速转入常态角色,在承担相应的义务与责任时使已具有的患者角色行为退化、甚至消失,如家属突发急病

不同的人对患者角色的适应程度和适应反应不同,适应与否与其年龄、性别、个性、文化背景、家庭背景、经济状况等因素有关。年轻人对患者角色相对淡漠,而老年人由于体力减弱容易发生角色强化;女性患者相对容易发生强化、消退、冲突等角色适应不良反应;家庭支持系统强的病人适应病人角色快些;经济状况差的患者往往容易产生患者角色消退或缺如。另外,患者角色适应还与环境、人际关系、病室气氛等有关。融洽的护患关系、优美的病室环境和愉悦的病室气氛有利于患者适应角色。

2. 评估方法与内容

(1) **交谈法**　通过询问患者问题,着重了解患者所承担的角色数量,对所承担角色的感知

和满意度，以及是否存在角色紧张。交谈的主要内容见表 5 - 23。

表 5 - 23 <center>评估角色与角色适应不良的交谈内容</center>

项　目	问　　题
角色数量	询问患者从事何种职业？担任何种职务？目前在家里、单位上、社会上承担的角色与任务有哪些？
角色感知	询问患者是否清楚所承担角色的权利与义务，觉得自己所承担的角色数量与责任是否合适？
角色满意度	询问患者对自己的角色行为是否满意，与自己的角色期望是否相符？
角色紧张	询问患者有无角色紧张的生理和心理表现，如头痛、头晕、疲乏、睡眠障碍、紧张、易激惹、抑郁等？

（2）观察法　主要观察有无角色适应不良的身心行为反应，如疲乏、头疼、心悸、焦虑、抑郁、忽略自己和疾病、缺乏对治疗护理的依从性等。

二、文化评估

1. 基础知识

1）**文化的定义**　文化(culture)是一个社会及其成员所特有的物质和精神财富的总和，即特定人群为适应社会环境和物质环境而共有的行为和价值模式。文化具有民族性、继承性、获得性、共享性和复合性等特征。

2）**文化的要素**　文化的要素由价值观、语言、信念信仰、规范、道德、习俗等组成，其中以价值观、信念、信仰和习俗为核心要素，并与健康密切相关。

（1）**价值观**　价值观(values)是指一个社会或群体中的人们在长期社会化过程中通过后天学习逐步形成的、所共有的对于区分事物的好与坏、对与错，符合或违背人的愿望、可行与不可行的观点、看法与准则。它是信念、态度和行为的基础，通过形成人的思想、观点、立场、建立目标与需要的优先顺序来指导个体的行动。对人的社会生活起着重要作用。不同的个体、不同的文化和不同的社会背景有不同的价值观。

价值观与健康行为的关系密切，主要表现在：①影响个体对健康问题的认识并左右个体对健康问题的决策。如过度肥胖已被多数人群认为是一种疾病，但在南太平洋岛国汤加，人们则以肥胖为美、为健康；又如面对疼痛，注重绅士风度的英国人会尽量忍，不轻易为解除疼痛而求医，而意大利人则认为疼痛影响他们的安宁，即便疼痛不重也会立即求医。②影响个体对治疗手段的选择以及对医疗保密措施的选择。如是否将病情真相告诉癌症患者，不同的文化有不同的回答。在美国，几乎所有情况下都将癌症告诉患者本人，我国则比较强调对患者保密。③影响个体对疾病与治疗、护理的态度。如意志顽强的，认为人可以改造、征服自然的人会正视疾病，积极配合医疗、护理，与疾病作斗争，而不是采取妥协、回避的态度。

（2）**信仰**　信仰(faith)指人们对某种事物或思想、主义的极度尊崇和信服，并把它作为自己的精神寄托和行为准则。信仰的形成是一个长期的过程，是人们在接收外界信息的基础上

沿着认知、情感、意志、信念和行为的轨道持续发展、融合而成。宗教信仰与个体健康,尤其与精神健康关系较为密切。目前世界上存在着三大宗教,佛教、基督教、伊斯兰教,每一个民族都有自己的宗教信仰与仪式传统。西方人以信仰基督教为多,我国的信教人士以佛教、道教及伊斯兰教为多。各派宗教在内容上包括其特有的宗教意识、信仰、感情、仪式活动和组织等。宗教信仰是个体精神生活的一部分,虽然带有唯心色彩,但在使人们精神有所寄托方面起着一定的作用。有研究表明,信仰宗教的人普遍比其他人更为健康与长寿,由此也提出了许多有趣的理论。

(3) 信念　信念(beliefs)是自己认为可以确信的看法,信念是信仰形成过程的终结和最高阶段,是认识的成熟阶段,情感化了的认识,健康信念与个体健康密切相关。受传统观念和世俗文化的影响,我国的许多人长期以来把无疾病作为健康与不健康的界限,将健康单纯理解为"无病、无残、无伤",很少从心理、社会等方面综合、全面地衡量自己的健康水平。

(4) 习俗　习俗(convention)又称风俗,是指一个民族的人们在生产、居住、饮食、沟通、婚姻与家庭、医药、丧葬、节日、庆典、礼仪等物质文化生活上的共同喜好、习尚、禁忌。在文化的各要素中,它最易被观察到。习俗很多,但与健康有关的主要有:①饮食习惯,如饮食戒规、主食差别、烹调方式、进餐时间、对饮食与健康关系的认识。②沟通方式,沟通包括语言与非语言沟通的文化差异。③传统用药,包括家庭疗法、民间疗法等颇受本民族人依赖,它简便易行、花费少,有一定功效。

3) 文化休克

(1) 定义　文化休克(culture shock)是指人们生活在陌生文化环境中所产生的迷惑与失落的经历。常发生于个体从熟悉的环境到新环境,由于沟通障碍、日常活动改变、风俗习惯以及态度、信仰的差异而产生的生理、心理适应不良。

(2) 分期与表现　分陌生期、觉醒期、适应期。如新入院的患者,对医院环境及医护人员不熟悉,对将要接受的检查、治疗很陌生,使患者感到迷茫,此期为陌生期;接着患者开始意识到自己将住院一段时间,对疾病和治疗转为担忧,因思念家人而焦虑,因不得不改变各种习惯而产生受挫感,进入觉醒期,此期患者文化休克表现最突出,可有失眠、焦虑、食欲下降、沮丧、绝望等反应;经过一段时间调整,患者开始从生理、心理、社会方面适应了医院环境,此期为适应期。

2. 评估方法与内容

(1) 交谈法　价值观存在于潜意识中,不能直接观察,又很难言表,评估比较困难,目前尚无现成的评估工具,但可通过表5-24中的问题询问患者,了解其价值观。

表5-24　　　　　　　　　　评估价值观的交谈内容

1. 你属哪一个民族? 请谈谈你所在民族的主要价值观?
2. 你本人的人生观如何? 生活信念有哪些?
3. 你信奉的做人原则是什么? 行为准则是什么?
4. 患病后,你以上的价值观念有无改变? 有哪些改变?
5. 患病对你的价值观的实现有何影响?

目前常用的方法为 Kleinman 等人提出的"健康信念注解模式",见表 5 - 25。该模式通过询问一些问题,了解患者对健康问题的认识和看法,以及患者所处文化对其健康信念的影响。

表 5 - 25　　　　　　　　　Kleinman 等人对健康信念的评估内容

1. 对你来说,健康指什么? 不健康又指什么? 2. 通常你在什么情况下才认为自己有病并就医?
3. 你认为导致你健康问题的原因是什么? 对你身心造成了哪些影响?
4. 你怎样、何时发现你有该健康问题?
5. 该健康问题对你的身心产生了哪些影响?
6. 你认为你该接受何种治疗? 你希望通过治疗达到哪些效果?
7. 你的病给你带来的主要问题有哪些? 对这种疾病你最害怕什么?

习俗的评估主要是饮食习俗和语言沟通见表 5 - 26。同时结合观察患者与医护人员之间、家属之间、同室病友之间交流时的表情、眼神、手势、坐姿等收集资料。对求医用药习俗的评估,重点在于了解惯用的民间疗法以及效果。

表 5 - 26　　　　　　　　饮食习俗与语言沟通文化评估的问诊内容

1. 你平常进食哪些食物? 主食为哪些? 喜欢的食物又有哪些? 有何饮食禁忌?
2. 你常采用的食物烹调方式有哪些? 常用的调味品是什么?
3. 你每日进几餐? 都在哪些时间?
4. 你认为哪些食物对健康有益? 哪些食物对健康有害?
5. 哪些情况会刺激或降低你的食欲?
6. 你讲何种语言?
7. 喜欢的称谓是什么?
8. 有哪些语言禁忌?

(2) 观察法　通过观察患者与他人交流时的表情、眼神、手势、坐姿等,对其非语言沟通文化进行评估。也可通过观察是否偏食,是否定时、定量进餐,有无暴饮暴食、嗜烟酒食物,是否饭前、便后洗手,是否饭后漱口和散步,餐具是否清洁干净等行为来了解习俗。还可观察患者的外表、服饰,有否宗教信仰活动及其宗教信仰的改变,来获取个体有关宗教信仰的信息。

三、家庭评估

1. 基础知识

1) **家庭的定义**　家庭是基于婚姻、血缘或收养关系而形成的社会共同体。家庭至少应包括 2 个或 2 个以上的成员,组成家庭的成员应共同生活,有较密切的经济和情感交往。

2) **家庭结构**　包括家庭人口结构、权利结构、角色结构、沟通过程和家庭价值观。

(1) **人口结构**　即家庭类型,指家庭的人口组成。按家庭人口规模和人口特征可分为 6

类,见表 5 - 27。

（2）**权力结构** 家庭权力结构指家庭中夫妻间、父母与子女间在影响力、控制权和支配权方面的相互关系,其基本类型见表 5 - 28。

表 5 - 27 家庭人口结构类型

类 型	人 口 特 征
核心家庭	夫妻及其婚生或领养的子女
主干家庭	核心家庭成员加上夫妻任何一方的直系亲属如祖父母、外祖父母
单亲家庭	夫妻任何一方及其婚生或领养的子女
重组家庭	再婚夫妻与前夫和(或)前妻的子女及其婚生或领养的子女
无子女家庭	仅夫妻俩,无子女
同居家庭	无婚姻关系而长期居住在一起的夫妻及其婚生或领养的子女

表 5 - 28 家庭权力结构的基本类型

类 型	人 口 特 征
传统权威型	由传统习俗继承而来的权威,如母系社会时期,母亲被视为家庭的权威人物,她高高在上,丈夫儿女从属其下
工具权威型	由养家能力、经济权利决定的权威
分享权威型	又称民主型家庭,指家庭成员权力均等,以共同参与、彼此商量的方式决策
感情权威型	由感情生活中起决定作用的一方作决定

（3）**角色结构** 家庭角色结构指家庭对每个占有特定位置的家庭成员所期待的行为和规定的家庭权利与义务。如父母有抚养未成年子女的义务,也有要求成年子女赡养的权力。良好的家庭角色结构应具有以下特征:①每个家庭成员都能认同和适应自己的角色范围;②家庭成员的角色期望一致,并符合社会规范;③角色期待能满足家庭成员的心身社会发展需要。

（4）**沟通过程** 沟通是人与人之间传递信息的过程,其形式最能反映家庭成员间的相互作用与关系,也是家庭和睦与家庭功能正常发挥的保证。家庭内部沟通过程良好的特征为:①家庭成员对家庭沟通充满自信,能进行广泛的情感交流;②沟通过程中尊重对方的感受和信念;③家庭成员能坦诚地讨论个人与社会问题;④不宜沟通的领域极少。

（5）**价值观** 家庭价值观是指家庭成员对家庭生活的行为准则和生活目标的共同态度和基本信念。它决定家庭成员的行为方式,并可影响家庭的权利结构、角色结构和沟通方式。

3）家庭生活周期 家庭生活周期指从家庭单位的产生、发展到解体的整个过程。根据Duvall模式,家庭生活周期分为 8 个阶段(表 5 - 29),每个阶段都有特定的家庭任务需要家庭成员协同完成,否则会对家庭成员的健康产生不良影响。

表 5-29   **Duvall 家庭生活周期模式**

周　期	定　义	主　要　任　务
新婚	男女结合	沟通与彼此适应,性生活协调与计划生育
有婴幼儿	最大孩子0～30个月	适应父母角色,应对经济和照顾初生孩子的压力
有学龄前儿童	最大孩子2.5～6岁	孩子入托儿所、上幼儿园、小学等,培养孩子有效的社会化技能
有学龄儿童	最大孩子6～13岁	孩子上学及教育问题,儿童身心发展
有青少年	最大孩子13～20岁	与青少年教育与沟通,青少年与异性交往等方面的教育
有孩子离家创业	最大孩子至最小孩子离家	接纳和适应孩子离家,发展夫妻共同兴趣,继续给孩提供支持
空巢期	父母独处至退休	适应仅夫妻俩的生活,巩固婚姻关系,保持与新家庭成员如孙辈的接触
老年期	退休至死亡	正确对待与适应退休、衰老、丧偶、孤独、生病、死亡

  4) **家庭功能** 家庭的主要功能是满足家庭成员和社会的需求,保持家庭的完整性。具体包括了生育、经济、情感、社会化、健康照顾等方面的功能。即生儿育女使家族得以延续、社会持续存在;满足家庭成员衣、食、住、行、育、乐等方面的基本生活需求;建立家庭关爱气氛,使每个成员充分享受家庭的温馨、快乐,有归属感、安全感、亲密感和家庭幸福感;培养家庭成员的社会责任感,社会交往意识与技能,促进健全人格发展;维护家庭成员的安全与健康,为健康状态不佳的成员提供良好的支持与照顾。

  5) **家庭资源** 家庭资源是指为了维持其基本功能,应对压力事件和危机状态所需的物质、精神与信息方面的支持。分内部资源和外部资源。内部资源包括经济支持、精神与情感支持、信息支持和结构支持。外部资源有社会资源、文化资源、宗教资源、环境资源、医疗资源等。

  6) **家庭危机** 指当家庭压力超过家庭资源,导致家庭功能失衡的状态。家庭内主要的压力源有:①家庭状态的改变,如失业、搬迁、破产;②家庭成员关系的改变与终结,如离婚、分居、丧偶;③家庭成员角色的改变,如初为人夫、人父,收养子女,退休等;④家庭成员道德颓废,如酗酒、赌博、吸毒、乱伦;⑤家庭成员生病、残障、性无能等。

  2. 评估方法与内容

  (1) **交谈法** 通过询问患者的问题,了解其家庭人口、角色、权力结构以及沟通过程、家庭价值观、家庭功能等情况。家庭评估的交谈内容见表5-30。

表 5-30   **家庭评估的交谈内容**

项　目	交　谈　内　容
人口结构	询问患者家有几口人,由哪些人组成?
角色结构	询问家庭中各成员所承担的正式与非正式角色,注意是否有人扮演有损自身或家庭健康的角色,了解各成员的角色行为是否符合家庭的角色期待,是否存在角色适应不良?
权力结构	询问患者家里事情通常由谁做主?遇到问题通常由谁提出意见和解决办法?
沟通过程	大家有想法或要求时是否能直截了当地提出来?听者是否认真?

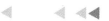

续　表

项　目	交　谈　内　容
家庭价值观	询问患者家庭最主要的日常生活规范有哪些？是否将成员的健康看作头等大事？是否主张预防为主、有病及时就医？
家庭功能	询问患者你觉得你的家庭收入能否满足衣、食、住、行等基本生活需要？家庭是否和睦、快乐？对孩子培养与成长是否满意？家庭成员之间能否彼此照应？

（2）观察内容　包括家庭居住条件，家庭成员衣着、饮食，家庭气氛，家庭成员间的亲密程度，家庭权力结构、沟通过程等。同时要注意有无家庭功能的不良现象，如：①家庭成员间频繁出现敌对性或伤害性语言；②所有问题均由一个家庭成员回答；③有家庭成员被忽视；④家庭缺乏民主气氛，家规过于严格；⑤家庭成员间缺乏平等和关爱。

（3）量表测评　可采用量表对患者家庭功能状况及从家庭中获得的支持情况进行测评。常用 Procidano 和 Heller 的家庭支持量表（表 5-31）和 Smilkstein 的家庭功能量表（表5-32）。

表 5-31　　　　　　　　　　**Procidano 和 Heller 的家庭支持量表**

家　庭　支　持　度	是	否
1. 我的家人给予我所需的精神支持		
2. 遇到棘手的问题，我的家人帮我出主意		
3. 我的家人愿意倾听我的想法		
4. 我的家人给予我情感支持		
5. 我和我的家人能够开诚布公地交谈		
6. 我的家人分享我的爱好和兴趣		
7. 我的家人能时时觉察到我的需求		
8. 我的家人善于帮助我解决问题		
9. 我和我的家人感情深厚		

评分方法:此表包括 9 个测试项目,选择"是"得 1 分、"否"得 0 分,总得分越高,家庭支持度越高

表 5-32　　　　　　　　　　**Smilkstein 的家庭功能量表**

家　庭　功　能	经　常	有　时	很　少
1. 当我遇到困难时,可与家人得到满意帮助			
2. 我很满意家人与我讨论与分担问题的方式			
3. 当我从事新的活动或希望发展时,家人能接受并给我支持			
4. 我很满意家人与我共度时光的方式			

评分方法:"经常"3 分,"有时"2 分,"很少"1 分。评分标准:总分在 7~10 分,表示家庭功能良好;4~6 分表示家庭功能中度障碍;0~3 分表示家庭功能严重障碍

四、环境评估

1. 基础知识 广义的环境(environment)是指人类赖以生存、发展的社会与物质条件的总和。狭义的环境是指环绕所辖的区域,如病室、居室等。人的环境分为内环境与外环境。人体的内环境,又称生理心理环境,包括人体所有的组织和系统以及人的内心世界。人体的外环境包括物理环境、社会环境、政治环境和文化环境。内环境不断与外环境进行物质、信息和能量交换,使机体能够适应外环境的变化,维持生理心理平衡。人体的内环境、文化环境的评估已在前面讲过,本章重点讲述物理环境、社会环境的评估。

1) **物理环境** 物理环境是一切存在于机体外环境的物理因素的总和,包括空间、声音、温度、湿度、采光、通风、气味、整洁、室内装饰、布局,以及各种与安全有关的因素,如大气污染、水污染和各种机械性、化学性、温度性、放射性、过敏性、医源性损伤因素等。这些环境因素必须被控制在一定范围内,否则对健康无益甚至还可威胁到人类安全、导致疾病。

2) **社会环境** 社会是个庞大系统,包括制度、法律、经济、文化、教育、人口、民族、职业、生活方式、社会关系、社会支持诸多方面。其中尤以经济、教育、生活方式、社会关系、社会支持等与健康直接相关。

(1) **经济** 社会环境因素中,经济条件对健康的影响最大,因为经济是保障人们衣、食、住、行基本需求以及享受健康服务的物质基础。经济状况低,影响人们的衣食住行和患病也得不到及时的治疗。

(2) **教育水平** 良好的教育有助于个体认识疾病、获取健康保健信息、改变不良习惯以及提高卫生服务的有效利用。

(3) **生活方式** 指由经济、文化、政治等因素相互作用所形成的人们在衣、食、住、行、乐等方面的社会行为。不良的生活方式对健康有害,如吸烟、酗酒、吸毒、赌博、娼淫等。

(4) **社会关系与社会支持** 社会关系为社会环境非常重要的方面。个体的社会关系网包括与之有直接或间接关系的所有人或人群,如家人、邻里、朋友、同学、同事、领导、宗教团体及成员、自救组织等。对住院患者而言,还有同室病友、医生和护士。个体的社会关系网越健全,人际关系越亲密融洽,越容易得到所需的信息、情感、物质方面的支持。这些从社会关系网获得的支持,称为社会支持,是社会环境对于健康的一大重要功能。

2. 评估方法与内容

(1) **观察法** 主要用于物理环境的评估,可通过实地观察、取样检测的方法收集资料。主要内容包括:①居住环境是否整洁宽敞明亮? 有无灰尘、蜘蛛网、昆虫? 空气是否流通? 有无潜在污染、是否致敏源存在? 清洁剂、杀虫剂、油漆、汽油等化学物品贮存是否妥当? 室内有无其他安全妨碍因素存在? ②工作场所有无粉尘、化学物、石棉、烟雾等刺激物? 有无废水、废气等污染源? 是否存在强噪音、放射线、高温、高压电、裸露电源、电线等危害因素? 有无应用安全措施? 如穿防护衣、戴安全帽、防目镜及其他防护用具。③病室是否符合病室的要求,如干净、整洁、无尘、无异味、温度、湿度适宜、地面干燥、平整、无滑等,周围有无污染源如噪音等? 用氧是否有防火、防热、防震、防油安全标志? 电源是否妥善安置及使用是否安全?

（2）交谈法　主要用于社会环境的评估,通过与患者及其家属交谈收集资料。主要评估的问题,如:①"你的经济来源有哪些? 单位工资福利如何?""你觉得你的收入够用吗?""家庭经济来源有哪些? 医疗费用支付方面,你是公费、自费、还是部分报销?""有何困难?"等问题对其经济能力进行评估。②"家庭关系是否稳定? 家庭成员是否彼此尊重?""你与同事、领导的关系如何?""你与病友、医生、护士的关系如何? 是否得到应有的尊重与关怀? 各种合理需求是否被及时满足?"等问题了解其社会支持情况。③平时在饮食、睡眠、活动、娱乐等方面的习惯,以及有无吸烟、酗酒、吸毒等不良嗜好了解其生活方式。

（李艳玲）

思考题

1. 试述心理与社会评估的目的。

2. 心理与社会评估方法有哪些?

3. 简述自我概念的定义与组成。其评估方法与内容有哪些?

4. 如何评估焦虑与抑郁情绪?

5. 常见的压力源、压力反应有哪些?

6. 如何区别第一角色、第二角色、第三角色? 患者角色适应不良有哪些类型? 各有何特点?

7. 简述文化组成的核心要素。价值观与健康保健的关系。

8. 家庭结构包括哪些要素? 各有何特征?

9. 试述压力与应对、角色与角色适应、家庭、环境评估的主要方法与内容。

第六章 实验室检查

实验室检查是运用现代科学技术提供的物理、化学和生物学等实验手段，对人体的血液、体液、分泌物、排泄物及组织细胞等标本进行检验，以获得反映机体功能状态、病理变化的客观资料，协助临床明确疾病诊断、治疗、病情观察和判断预后的学科。实验室检查与临床护理也有着十分密切的关系，一方面大部分实验室检查的标本需护士去采集，另一方面实验室检查的结果作为客观资料的重要组成部分之一，又可协助和指导护士观察、判断病情，作出护理诊断。护士必须熟悉常用实验室检查的目的、标本采集要求、方法以及结果的临床意义。

第一节 血 液 检 查

血液检查，既能直接反应血液系统疾病的相应变化，又能直接或间接反映全身各组织器官的病理改变。

一、血常规检查

包括红细胞计数(RBC)、血红蛋白测定(Hb)、白细胞计数及分类。近年来，自动血液分析仪已广泛用于血常规检查，多数包括血小板计数及其他相关计算参数，故又称全细胞计数(CBC)。

(一)红细胞检查

1. 红细胞计数和血红蛋白测定

【标本采集方法】 毛细血管采血或静脉采血。

【参考值】 见表6-1。

表6-1　　　　　　　　　　　　　红细胞计数和血红蛋白参考值

	红细胞计数($\times 10^{12}$/L)	血红蛋白(g/L)
成年男性	4.0～5.5	120～160
成年女性	3.5～5.0	110～150
新生儿	6.0～7.0	170～200

【临床意义】

1) 红细胞与血红蛋白减少　红细胞与血红蛋白减少称为贫血，是指单位容积血液中红细胞与血红蛋白含量低于正常参考值下限。贫血按照病因和机制分为红细胞生成不足(如造血原料不足、骨髓功能障碍等)、红细胞破坏过多和红细胞丢失(失血)三类。

（1）**生理性减少** 妊娠中、后期为适应胎盘血循环的需要，通过神经、体液的调节，使血浆容量明显增加而引起血液稀释。某些老年人主要是由于造血功能明显衰退所致。也可见于婴幼儿、15岁前儿童。

（2）**病理性减少** 可由造血原料不足、造血功能障碍或红细胞丢失、破坏过多等原因引起。见于缺铁性贫血、再生障碍性贫血、溶血性贫血和失血性贫血等。

（3）**其他疾病** 慢性炎症性疾病、霍奇金病、器官衰竭等。

2）**红细胞与血红蛋白增多** 是指单位容积血液中红细胞数与血红蛋白含量高于正常参考值上限。

（1）**相对性增多** 常因血浆中水分丢失，使血液中有形成分相对增加所致。如连续呕吐、频繁腹泻、多汗、多尿、大面积烧伤等。

（2）**绝对性增多** 常因各种生理、病理原因引起的缺氧所致，生理性见于胎儿、新生儿、高原生活、剧烈的体力活动；病理性见于严重的肺气肿、肺源性心脏病和某些先天性心脏病、真性红细胞增多症等。

2. 红细胞平均参数

（1）MCV 平均红细胞容积（mean corpuscular volume，MCV）是指血液中单个红细胞体积的平均值，以飞升（fl）为单位。

（2）MCH 平均红细胞血红蛋白含量（mean corpuscular hemoglobin，MCH）是指血液中单个红细胞血红蛋白含量的平均值，以皮克（pg）为单位。

（3）MCHC 平均红细胞血红蛋白浓度（mean corpuscular hemoglobin concentration，MCHC）是指压积红细胞的血红蛋白浓度，以 g/L 为单位。

【参考值】 MCV：80～100 fl MCH：26～34 pg MCHC：320～360 g/L

【临床意义】 综合分析 MCV、MCH、MCHC 3 个平均值，用于贫血的细胞形态学分类，见表 6-2。

表 6-2 贫血的细胞形态学分类

类 型	MCA(fl)	MCH(pg)	MCHC(g/L)	病 因
正细胞性贫血	80～100	26～34	320～360	急性失血性贫血、急性溶血性贫血、再障、白血病等
大细胞性贫血	＞100	＞34	320～360	缺乏叶酸、维生素 B_{12}，如营养性巨幼红细胞贫血和恶性贫血
单纯小细胞性贫血	＜80	＜26	320～360	慢性感染及中毒引起的继发性贫血等
小细胞低色素性贫血	＜80	＜26	＜320	慢性失血性贫血，缺铁性贫血等

（二）白细胞检查

1. 白细胞及分类计数 循环血液中的白细胞包括中性粒细胞、嗜酸性粒细胞、嗜碱性粒细胞、淋巴细胞和单核细胞五种。

【标本采集方法】 毛细血管采血或静脉采血

【参考值】 白细胞成人$(4\sim10)\times10^9/L$；新生儿$(15\sim20)\times10^9/L$；6个月～2岁$(11\sim12)\times10^9/L$。白细胞分类计数见表6-3。

表6-3   白细胞分类计数

名　　　称	百分数(%)	绝对值$(\times10^9/L)$
中性杆状核粒细胞	1～5	0.04～0.5
中性分叶核粒细胞	50～70	2～7
嗜酸性分叶核粒细胞	0.5～5	0.02～0.5
嗜碱性分叶核粒细胞	0～1	0～0.1
淋巴细胞	20～40	0.8～4
单核细胞	3～8	0.12～0.8

【临床意义】 白细胞计数高于$10\times10^9/L$称为白细胞增多；低于$4\times10^9/L$称为白细胞减少。病理情况下，造血功能紊乱或器质性损害，各种内源或外源性物质刺激如微生物、化学药物、代谢毒物等，均可引起白细胞总数及分类计数的改变。由于外周血中白细胞的组成以中性粒细胞(neutrophil, N)为主，故白细胞的增多或减少通常与中性粒细胞的增多或减少有着密切的关系和相同意义。

1) 中性粒细胞

(1) 中性粒细胞增多 此为白细胞增多最常见的类型。生理性增多常见于新生儿、妊娠及分娩时、寒冷、酷热、饱餐、剧烈运动后等，多为一过性。

病理性增多常见于：①急性感染，如败血症、扁桃体炎、急性风湿热或阑尾炎等，常伴有白细胞总数增高，其增高程度与感染灶的范围、严重性及机体反应性有关。②组织严重损伤或坏死，如严重外伤、手术创伤、大面积烧伤及血管栓塞等，常在1～2天内白细胞增高。③急性失血，特别是内出血，如消化道大出血、脾出血或宫外孕输卵管破裂出血，白细胞可在短时间内迅速增高，可达$(10\sim20)\times10^9/L$。④急性中毒，包括急性外源性化学药物或化学毒物如安眠药、农药等中毒；生物毒素，动物性的如昆虫毒、蛇毒等，植物性的如毒蕈中毒；内源性因素，如尿毒症、糖尿病酮症酸中毒等，多以中性分叶粒细胞增高为主。⑤白血病及恶性肿瘤，可有白细胞总数的增多。

(2) 中性粒细胞减少 ①感染性疾病，其中病毒感染为常见原因，如流感、麻疹、病毒性肝炎等；细菌性感染如伤寒、副伤寒引起粒细胞减少。②血液系统疾病，如再生障碍性贫血、粒细胞减少症、粒细胞缺乏症等。③慢性理化损伤，如机体长期接受放射线、放射性核素、化学物品等均可引起粒细胞减少。④自身免疫性疾病，如系统性红斑狼疮是由于自身免疫性抗核抗体导致白细胞减少。

2) 嗜酸性粒细胞 嗜酸性粒细胞(eosinophil, E)与免疫系统之间有密切关系。嗜酸性粒细胞增多见于：①变态反应性疾病，如支气管哮喘、荨麻疹、药物过敏性反应等嗜酸性粒细胞增高。②寄生虫病，如蛔虫、钩虫感染，尤其寄生在肠道外组织的寄生虫如血吸虫、肺吸虫、丝虫

等,嗜酸性粒细胞增高更明显。③血液病,如慢性粒细胞白血病、恶性淋巴瘤等有嗜酸性粒细胞增多。④某些恶性肿瘤,尤其是转移性或有坏死灶的恶性肿瘤。

嗜酸性粒细胞减少见于长期使用肾上腺皮质激素;某些急性传染病的早期,嗜酸性粒细胞亦减少。

3) **嗜碱性粒细胞** 嗜碱性粒细胞(basophil,B)增多,见于慢性粒细胞白血病、骨髓纤维化症、慢性溶血及脾切除。

4) **淋巴细胞** 淋巴细胞(lymphocyte,L)具有与抗原起特异性反应的能力,是人体重要免疫活性细胞。病理性增多见于:①感染,主要为病毒感染如麻疹、风疹、水痘、流行性腮腺炎、病毒性肝炎及传染性淋巴细胞增多症等;②肿瘤性疾病,急、慢性淋巴细胞白血病、淋巴肉瘤;③急性传染病恢复期;④移植排斥反应。淋巴细胞减少主要见于肾上腺皮质激素、抗淋巴细胞球蛋白等治疗、免疫缺乏性疾病及接触放射线等。可以认为淋巴细胞的增减与中性粒细胞的增减相反。

5) **单核细胞** 单核细胞(monocyte,M)增多见于:①某些感染,如疟疾、结核病、感染性心内膜炎等;②血液病,如单核细胞白血病、粒细胞缺乏症恢复期、淋巴瘤、骨髓增生异常综合征等;③急性传染病或急性感染的恢复期。单核细胞减少,无意义。

2. 白细胞的形态改变

1) **中性粒细胞毒性变** 常见于感染、中毒时,有如下形态改变:①中性粒细胞大小不均匀,见于某些病程较长的化脓性感染;②中毒颗粒,为中性粒细胞质中出现粗大、大小不等、分布不均匀、染深紫黑色的颗粒,见于严重的化脓性感染、大面积烧伤和中毒等;③空泡变性,在中性粒细胞质中出现一个或数个空泡,常见于严重感染,是细胞质脂肪变性的结果;④杜勒小体,是中性粒细胞质中局部嗜碱性区域,其形态可呈圆形、梨形或云雾状天蓝或灰蓝色,直径约 $1 \sim 2 \mu m$,是由于胞质局部不成熟,核质发育不平衡的表现,为感染严重的标志;⑤核变性,可呈现核肿胀、溶解或核固缩等改变,见于严重感染。

上述变化反映了细胞受到了损害,它们可同时出现,亦可单独出现,可出现在粒细胞,也可出现于单核细胞。

2) **中性粒细胞的核象变化** 中性粒细胞在骨髓中由原始细胞发育至成熟的中性粒细胞,核经历了由圆形到出现凹陷、变成杆状、最后分叶的变化。正常人周围血主要以分叶核为主,杆状核不到 5%,无原始和幼稚细胞。病理情况下,周围血白细胞的核象发生如下两种变化。

(1) **核左移** 外周血中性杆状核粒细胞增多和(或)出现晚幼粒细胞、中幼粒细胞甚至早幼粒细胞的现象称为核左移。核左移常见于各种病原体所致的感染、急性溶血、急性中毒和白血病。核左移可同时伴白细胞总数增多或减少以及细胞出现毒性变等形态改变。核左移伴白细胞总数增高表示骨髓造血功能旺盛,释放功能好,是具有一定抵抗力的表现,如急性化脓性感染;核左移伴白细胞数量减少为抵抗力低的表现,与骨髓功能受到一定程度的抑制有关,常见于伤寒。

(2) **核右移** 外周血中中性分叶核粒细胞增多,并且 5 叶核以上的中性粒细胞>3% 时称为核右移。此时常伴白细胞总数减少,是造血功能衰退的表现。核右移可由维生素 B_{12} 或叶酸

缺乏所致的 DNA 合成障碍继而引起细胞分裂障碍所致,见于营养性巨幼红细胞性贫血、恶性贫血和应用抗代谢药物治疗肿瘤时。在罹病期突然出现核右移表示预后不良,而在炎症恢复期可出现一过性核右移。

二、止血凝血机制检查

(一)血小板计数

【标本采集方法】 毛细血管采血或静脉采血。

【参考值】 $(100\sim300)\times10^9/L$。

【临床意义】

(1)生理性改变 运动、进食、午后、妊娠中晚期,血小板计数(PLT)可见血小板轻度增加。女性月经期第一天降低,第 3~4 天恢复正常或稍高。

(2)病理性改变 病理性增加,多见于急性失血、急性溶血、出血性血小板增多症、真性红细胞增多症、脾切除或慢性粒细胞性白血病等。病理性减少,见于:①造血功能障碍,如再生障碍性贫血、急性白血病、放射病、多发性骨髓瘤、骨髓转移瘤等;②血小板破坏增加,如原发性血小板减少性紫癜、脾功能亢进、系统性红斑狼疮等;③血小板消耗过多,如弥漫性血管内凝血、血栓性血小板减少性紫癜、巨大血管瘤等;④感染或中毒,如伤寒、败血症、化学药物等。凡血小板低于 $50\times10^9/L$,就有自发性出血的可能。

(二)出血时间测定

出血时间(BT)是指在特定的条件下皮肤微血管经人工刺破后,血液自行流出到自行停止的时间。是用来观察血管壁、血小板相互关系的实验。出血时间长短主要与毛细血管壁的功能、血小板数量与功能、某些凝血因子缺乏及皮肤弹性等有关。当发生异常时,BT 延长。

【标本采集方法】 用采血针在指端刺出约 3 mm 小伤口,从血液自然流出时开始记时,每隔 30 秒钟用干燥滤纸或棉球吸去流出的血液直至流血自然停止。注意所刺伤口不要太深,伤口切勿挤压。

【参考值】 Duke 法:正常 1~3 min,>4 min 为异常。

【临床意义】 BT 延长主要见于血管壁病变,如毛细血管扩张症、血管性假性血友病;或血小板功能障碍,如血小板无力症;也可见于血小板减少所致的出血,如原发性或继发性血小板减少性紫癜,但其价值不如血小板计数。其他见于弥漫性血管内凝血、严重肝病、抗凝物质过多、纤维蛋白原极度降低及硬皮病等。BT 与凝血因子关系不大,如血友病时因凝血功能障碍而出血不止,BT 却正常,凝血酶原缺乏及肝素过多时 BT 亦正常。

(三)凝血时间测定

凝血时间(CT)指血液离体后至完全凝固所需要的时间,用以测定血液凝固能力。CT 长短与各凝血因子的含量和功能有关,因此,常用于检查二期止血的内源性凝血机制有无障碍。常用试管法检查。

【标本采集方法】 抽取静脉血 3 ml,除去针头后将血沿试管壁缓缓注入 3 个试管,每管 1 ml,记录后即刻送检。

【参考值】 4～12分钟(试管法)

【临床意义】

(1) 延长　见于各型血友病、纤维蛋白或凝血酶原缺乏症、抗凝物质过多、纤溶亢进等。

(2) 缩短　见于弥漫性血管内凝血早期、血栓性疾病等。

(四)凝血酶原时间测定

向血浆中加入足量的组织凝血活酶(含组织因子、磷脂)和钙离子后,测定血液凝固时间,即为凝血酶原时间(PT)。当血液中纤维蛋白原、凝血酶原、V、Ⅶ、Ⅹ因子含量减少时,PT 均可延长。PT 试验为检测外源性凝血系统有无障碍的筛选试验。

【标本采集方法】　抽取静脉血 1.8 ml,注入含 3.8% 枸橼酸钠溶液 0.2 ml 的试管内充分混匀。

【参考值】　11～13 秒,应进行正常对照,超过正常 3 秒有诊断意义。

【临床意义】　PT 延长见于:①先天性外源性凝血因子缺乏,如纤维蛋白原、凝血酶原、V、Ⅶ、Ⅹ因子缺乏症;②获得外源性凝血因子缺乏,如阻塞性黄疸、肝疾患、胃肠功能紊乱等;③其他,如抗凝物质过多、弥漫性血管内凝血等。

三、血液其他检查

(一)红细胞比容测定

红细胞比容测定(PCV 或 Hct)是指一定体积的全血中红细胞所占体积的相对比例。

【标本采集方法】　抽取静脉血 2 ml,置于含 EDTA 抗凝剂的带盖试管内,充分混匀。抽血前检查试管中抗凝剂是否足够,抽血后将注射器的针头取下,使血沿试管壁缓缓注入试管,混匀时不要用力震荡。

【参考值】　成年男性　0.40～0.50　女性 0.37～0.48

　　　　　　1～3 岁　　0.35～0.47　新生儿 0.47～0.67

【临床意义】　Hct 是影响全血黏度的主要因素之一,增高可致全血黏度加,严重的黏度增高,可造成黏滞综合征,引起组织血流量不足,造成缺氧和易致血栓形成等后果。凡引起红细胞绝对或相对增高的病因均可引起 Hct 增高,反之则减少,详见红细胞及血红蛋白测定的临床意义。

(二)网织红细胞计数

网织红细胞计数(Ret)用于检查晚幼红细胞和成熟红细胞之间未完全成熟的过渡红细胞。

【标本采集方法】　毛细血管采血

【参考值】　百分数:成人 0.5%～1.5%,平均 1%;新生儿 2%～6%。绝对值:(24～84)× 10^{12}/L

【临床意义】　网织红细胞反映骨髓造血功能,其计数对评估化疗后骨髓造血功能的恢复以及骨髓移植的效果也有一定价值。对贫血的诊断和鉴别诊断有重要参考价值。①增多,见于溶血性贫血、急性大量溶血、急性失血;缺铁性贫血及巨幼红细胞贫血,网织红细胞可轻度增高。②网织红细胞减少,见于再生障碍性贫血。③作为贫血疗效判断和治疗性诊断试验的观

察指标,如缺铁性贫血及巨幼红细胞贫血,给予铁剂或叶酸治疗后,3~5天开始上升,7~8天达高峰,2周后左右网织红细胞逐渐下降而血红蛋白才逐渐增高。此现象称网织红细胞反应,可作为贫血治疗时早期判断的指标。

(三) 红细胞沉降率测定

红细胞沉降率(ESR)是指在规定条件下,离体抗凝全血中红细胞自然下降的速率。正常红细胞在血浆中有相对的悬浮稳定性,沉降缓慢。病理情况下,红细胞沉降率明显增快。

【标本采集方法】 静脉采血1.6 ml,与抗凝剂(3.8%枸橼酸钠)0.4 ml混匀送检。

【参考值】 魏氏法(Westergren):男性0~15 mm/h,女性0~20 mm/h。

【临床意义】

(1)生理性血沉加快 见于幼儿生理性贫血、孕妇和产妇、老年人。

(2)病理性血沉加快 见于一些器质性疾病和病变活动的活动期。如:①急性炎症类疾病、风湿热活动期血沉加快,病情好转血沉减慢,无活动时可正常。②组织损伤及坏死,手术创伤、心肌梗塞后3~4小时血沉加快并持续1~3周;而心绞痛病人正常。③恶性肿瘤。④各种原因所致的高球蛋白血症:如多发性骨髓瘤、巨球蛋白血症、恶性淋巴瘤、亚急性感染性心内膜炎等疾病所致的高球蛋白血症,明显增高。

四、血型与输血

血型是人体的一种遗传性状,是血液成分以抗原为表现形式的遗传多态性的标志,狭义的血型定义单指红细胞的抗原差异。目前已发现红细胞有30个血型系统,400多种抗原,与人类输血关系密切的是ABO血型系统,其次是Rh血型系统。此外,人类白细胞和血小板既有与红细胞相同的抗原,也有其自己特有的抗原。血型在输血、器官移植、法医学、人类学、肿瘤学和考古学等领域均得到广泛应用。

(一) ABO血型系统及亚型

用已知标准血清鉴定红细胞上所含抗原(正定型法)和已知标准红细胞鉴定被检血清所含抗体(反定型法),可将ABO血型系统分为A型、B型、AB型及O型4种。其抗原抗体分布规律为红细胞上含有某种抗原,血清中就不存在对应的天然抗体,反之血清中存在有某种抗体,红细胞就不存在相应抗原。正反定型结果判断见表6-4。

表6-4 ABO血型系统定型试验结果判定

血型	标准血清+被检者红细胞(正定型)			标准红细胞+被检者血清(反定型)		
	抗A(B血清)	抗B(A血清)	抗(A+B)血清	A红细胞	B红细胞	O红细胞
A	+	−	+	−	+	−
B	−	+	+	+	−	−
O	−	−	−	+	+	−
AB	+	+	+	−	−	−

正反定型结果如不符,应进一步追查原因,如在正定型时抗A、抗B均不凝集,而抗(A+

B)管凝集,则可能为亚型所致。亚型是 ABO 血型系统存在的变异型,虽属同一抗原,但抗原存在分子构型的变化。因此,亚型共同的特点是抗原性弱,部分亚型中还存在不规则抗体。以 A 亚型最多见,如 A_1、A_2、A_3……A_x,其抗原性依次减弱,这是造成血型鉴定发生错误的原因之一。在某些 A_2 型或 A_2B 中存在抗 A_1,这是引起同型配血不合的常见原因。在反定型中能使 O 型标准红细胞凝集,则说明被检血清中出现了不规则凝集素、冷凝集素、自身抗体或其他血型系统抗体。

(二)Rh 血型系统

随着分子生物学技术的应用研究,对 Rh 血型系统的认识已有了很大的进步。已知 Rh 血型系统有 50 多种抗原,常见的抗原有 D、C、E、c、e 5 种。按其抗原性强弱依次为 D、E、C、c、e,由于尚未发现 d 抗体,也未发现 d 抗原按抗原对应规律对应。由于以 D 抗原性最强,故临床上以含 D 抗原的红细胞称为 Rh 阳性,不含 D 抗原的称为 Rh 阴性。然而实际上凡含 Rh 小写字母抗原的纯合子都为 Rh 阴性,因此除 D 阴性外,还有 C 阴性(cc)和 E 阴性(ee)。

Rh 血型系统与 ABO 血型系统的不同在于很少有天然抗体,大部分为免疫性抗体,这就是缘何 Rh 阴性接受 Rh 阳性血第一次输血不引起溶血性输血反应的原因,但却能使机体致敏,产生 Rh 免疫性抗体,当再次接受 Rh 阳性血时,就会发生溶血性输血反应。同样的道理,也是 Rh 血型不合的妊娠第一胎能存活,而自第二胎起才发生新生儿溶血,且妊娠胎次增多而加重的原因。

Rh 血型系统也存在亚型,最重要的是 D^u 型,由于其抗性弱,在血型鉴定时易误为 D 阴性。D^u 型在献血时,只能作为 Rh 阳性而不能输给 D 阴性的人。Rh 抗原在人群中的分布有显著的种族差异,白种人中 Rh 阳性占 85%,而阴性可达 15%,我国汉族 D 阳性比率很高,而 D 阴性比例低,后者仅占人群 0.2%~4%。我国某些少数民族如塔塔族,D 阴性的比例很高。目前由于人口流动大,在输血时,除进行 ABO 血型鉴定外,有条件时应进行 Rh 血型的鉴定。

(三)交叉配血和输血原则

在输血前将受血者血细胞、血清(浆)分别与献血血清(浆)、血细胞在试管内进行交叉试验叫交叉配血。把受血者血清与献血者血细胞管叫主侧,把受血者血细胞与献血者血清管叫次侧。交叉配血的正常结果为同型配血主侧、次侧都不凝集;异型配血,即 O 型血输给其他型或 AB 型接受少量 A 型或 B 型时,主侧不凝集,次侧凝集,但都应无溶血。

(1)交叉配血　是输血不可缺少的检验步骤,它是安全输血的保证,可起到如下作用:①在交叉配血过程中,可以发现血型鉴定错误,起复查血型作用;②发现不规则抗体如 A_2 或 A_2B 中的抗 A_1;③发现其他血型系统的不合即其他血型抗体;④发现其他非特异性凝集如冷凝集素。

(2)临床上输血的原则　①输血前一定要作交叉配血试验;②强调同型配血;③婴幼儿禁忌异型输血;④大量输血时,还应进行献血员与献血员之间的配血;⑤可根据病情需要选择成分输血,既可保证治疗,又可减少副作用并节约血源。

第二节　尿液检查

尿液是血液经过肾小球滤过、肾小管和集合管重吸收和排泌所产生的终末代谢产物,其组

成和性状可反映机体代谢状况,并受肾脏和其他系统功能状况的影响。检查尿液的变化,一方面可以了解肾脏的情况,帮助诊断肾脏疾病、观察治疗效果以及药物对肾功能的影响;另一方面还可了解其他系统的情况,达到协助诊断和治疗的目的。

一、标本的采集与保存

尿液标本的采集是尿液检查的关键环节之一,其采集、保存及送检的方法正确与否关系到检查结果的准确与真实与否,保证尿液标本的正确采集和保存是临床护理工作的基本内容。

1. 留尿的容器　尿液的一般检验应使用清洁干燥的大口瓶,必要时加盖。尿液做细菌培养时则应使用特制的无菌容器。

2. 留尿的种类　根据临床需要和实际情况,留尿的种类大致可分为下列 4 种。

(1) 随机尿　指随时留取任何时间的尿液。其优点是采集方便不受限制,多用于门、急诊病人;缺点是易受饮食、药物、运动、温度等因素的影响,有时结果不够准确。

(2) 清晨空腹尿　指晨起后未进早餐和运动之前第一次排出的尿液。尿液在膀胱内贮留时间较长(6~8 小时以上),尿液浓缩和酸化程度高,尿液中细胞、管型等有形成分检出率较高。适用于肾脏疾病进一步明确诊断及观察疗效。

(3) 餐后尿　指餐后 2 小时留取的尿液,多于午餐 2~4 小时后留尿。适合于糖尿病和尿蛋白阳性病人做定性检测时使用。

(4) 12 h 尿或 24 h 尿　指留取 12 小时或 24 小时内排出的全部尿液。留尿时间也可根据需要适当调节长短,或在不同时间段内分瓶留取分段尿液。适合对尿液中所含的微量物质,如尿 17-羟皮质类固醇、17-酮皮质类固醇、尿糖、尿蛋白、尿电解质等进行定量检测。

3. 留尿方法　不同的检验项目留尿方法有所不同。常用者有以下 4 种。

(1) 尿液的一般检验　通常应留取新鲜尿液 10~100 ml 不等。如女性应避开月经周期以防止阴道分泌物混入尿中,男性应避免精液及前列腺液的污染。留尿时最好弃去初段尿液,以免尿道口的不洁成分影响检验结果。

(2) 尿液的细菌培养　留尿前应停用抗生素 5 天,留尿时先给患者冲洗外阴部或用 1:1 000苯扎溴铵(新洁尔灭)棉球擦拭外阴后再留取中段尿液,必要时可以用导尿的方法留取尿液标本。留尿全程中应遵守无菌操作规程,防止非尿道细菌及环境中的细菌污染标本,留好的尿液标本应及时送检。

(3) 尿液中所含物质的定量检验　多用 12 h 尿或 24 h 尿检验。测定开始的当天中餐与晚餐应限制液体摄入量在 200 ml 以下,晚餐后不再饮水;次晨 8 时排尿弃去,收集此后 12 小时或24 小时内的所有尿液,包括排便时的尿液以及第 2 天上午 8 时最后排出的尿液。可按检测需要将全部尿液盛于一个容器,或者分为晨 8 时至晚 8 时和晚 8 时至次晨 8 时的尿盛于两个容器,也可将每 2 小时的尿液盛于一个容器中送检。如果尿液放置的时间较长,应将尿液冷藏或置于阴凉处保存,必要时可添加防腐剂。

(4) 婴幼儿尿液检验　先给婴幼儿做外阴冲洗,然后将容器紧贴于尿道口外或直接套在阴茎上经适当固定后留尿,否则不易满意留取尿液标本。

4. 尿液的送检

（1）送检时间　一般完成尿液标本收集后均应立即送检。留尿至开始检测的时间最好不要超过30分钟，夏季最长不能超过1小时，冬季最长不能超过2小时。留取12 h或24 h尿标本应按前述要求添加防腐剂，如遇特殊情况不能及时检测则应将标本置入冰箱保存。

（2）送检单　送检时应仔细检查瓶签并注明标本的种类、留取的准确时间、所加防腐剂种类等。

二、尿常规检查

尿常规检验项目主要指尿液的性状，包括尿量、外观、气味、比重及酸碱度等，大多通过肉眼及显微镜检验获得结果。

（一）一般性状检验

1. 尿量

1）正常尿量　正常成人尿量为一昼夜1 000～2 000 ml，尿量的多少与当日饮水量及其他途径排出的体液量有关。

2）尿量异常

（1）多尿　每昼夜尿量＞2 500 ml为多尿。暂时性多尿见于饮水过多、咖啡因类药物作用、应用利尿剂、输液过多等。病理性多尿见于尿崩症、糖尿病、慢性肾小球肾炎及慢性肾盂肾炎后期、急性肾衰竭多尿期。

（2）少尿　每昼夜尿量＜400 ml为少尿，＜100 ml为无尿。见于：①肾前性，如各种原因所致的休克、严重脱水等。②肾性，如急性肾小球肾炎、急性肾衰竭少尿期、慢性肾衰竭等。③肾后性，如各种原因所致尿路梗阻。

2. 外观

1）正常尿液　正常尿液为淡黄色或橘黄色透明液体，颜色的深浅与某些食物、药物的摄入和尿量多少有关。

2）异常尿液

（1）无色　见于尿崩症、糖尿病，也可见于饮水或输液量过多。

（2）淡红色或红色　为肉眼血尿，尿中含血量超过1 ml/L。由于尿含血量不同而呈淡红色、红色、洗肉水样或混有血凝块。见于肾结核、肾或泌尿道结石、肾肿瘤、急性肾小球肾炎、泌尿系统感染、出血性疾病等。

（3）浓茶色或酱油色　为血红蛋白尿。见于G-6-PD酶缺乏症、血型不合的输血反应、阵发性睡眠性血红蛋白尿、服用左旋多巴、甲基多巴、甲硝唑等药物，或进食卟啉类食物色素等。

（4）云雾状混浊　为菌尿或脓尿。前者尿液静置后不下沉；后者因含有较多白细胞及炎性渗出物，静置后可下沉，形成白色云絮状沉淀。见于泌尿系统感染如肾盂肾炎、膀胱炎等。

（5）深黄色　振荡后泡沫呈黄色，胆红素定性试验阳性者为胆红素尿，见于阻塞性黄疸及肝细胞性黄疸。尿液浓缩、服用痢特灵、核黄素、大黄等药物后尿色也可呈深黄色，但胆红素定

性试验阴性。

（6）乳白色混浊　为乳糜尿，主要见于丝虫病。

3. 气味

（1）正常气味　正常尿液的气味因尿内含有挥发酸而呈特殊芳香气味，久置后由于尿素分解可出现氨臭味。

（2）异常气味　糖尿病因尿中含有大量酮体可有烂苹果味；进食葱、蒜等含特殊气味的食品过多时，尿液也可出现相应的特殊气味，如刚排出的尿液即有氨味，可能为慢性膀胱炎或尿潴留，系尿液在排出前即已分解所致。

4. 酸碱反应

【测定方法】　普通膳食情况下，留取新鲜晨尿100 ml盛于清洁干燥的中性容器中立即送检。一般采用广泛pH试纸测定，精确测定时改用pH计测定。

【参考值】　新鲜尿pH值多在6.0～6.5。肉食为主者尿液偏酸，素食者尿液则偏碱。久置的尿可变碱性。

【临床意义】

（1）尿酸度增高　见于酸中毒、发热、糖尿病、痛风或服用氯化铵等药物后。

（2）尿碱度增高　见于碱中毒、膀胱炎、肾小管性酸中毒及服用碱性药物后。

5. 比重

【参考值】　正常成人随机尿比重在1.003～1.030之间，晨尿比重＞1.020。

【临床意义】　正常尿比重的高低随尿液中水分、所含盐类及无机物等成分的多少而略有不同。病理情况下还受尿液中所受蛋白质、糖、细胞等成分多少的影响。饮水多时尿比重降低，机体缺水时尿比重增高。在没有水代谢紊乱的情况下，尿比重的高低可反映肾小管的浓缩稀释功能。

（1）尿比重增高　见于急性肾小球肾炎、心力衰竭、脱水、高热等，尿量少而比重高；糖尿病者尿量多而比重高。

（2）尿比重降低　见于慢性肾衰竭、尿崩症等。当肾实质破坏，肾浓缩稀释功能丧失时，尿比重低且固定在1.010±0.003。

（二）化学检验

1. 尿蛋白质定性检验

【参考值】　正常尿内蛋白质含量极微，尿蛋白定性试验呈阴性反应。

【临床意义】　尿蛋白质定性试验呈阳性反应时称蛋白尿。临床用阴性（－）与阳性（＋）表示定性结果。同时用＋～＋＋＋＋来表示尿蛋白阳性的程度或大致的含量变化。

1) 肾小球性蛋白尿　主要因炎症、免疫等因素使肾小球基底膜损伤、孔径变大或静电屏障作用减弱所致，尿中的蛋白以大分子清蛋白为主。

（1）生理性　尿蛋白定性一般不超过（＋），定量测定不超过0.5 g/24 h，见于剧烈活动、发热、受寒或精神紧张时，泌尿系统无器质性病变。

（2）病理性　见于肾小球器质性病变。蛋白尿的程度与病变部位及性质有关，但蛋白量的

多少不能反映病变的程度和预后。原发性肾小球病变及急性肾小球肾炎尿蛋白定性试验常呈(＋)～(＋＋),定量测定一般不超过 3 g/24 h;隐匿性肾小球肾炎,尿蛋白定性试验多为(±)～(＋),定量检验常在 0.2 g/24 h;肾病综合征尿蛋白含量最多,尿蛋白定性试验多为(＋＋＋)～(＋＋＋＋)。

(3) 继发性蛋白尿　继发于糖尿病、系统性红斑狼疮、毒物损害、心功能不全的肾损害,尿蛋白定性试验多呈(＋＋)～(＋＋＋)。

2) **肾小管性蛋白尿**　主要由于肾小管因炎症或中毒损害,不能重吸收自肾小球滤过的小分子蛋白尿所致。

(1) 肾小管病变　常见于肾盂肾炎,尿蛋白定性试验多呈(＋)～(＋＋),伴白细胞和红细胞。

(2) 肾间质损害　见于汞、镉、苯等金属盐类中毒或使用磺胺、庆大霉素、卡那霉素等抗生素,尿蛋白定性试验为(＋)～(＋＋),定量测定为 1.5 g/24 h,伴明显管型尿。

3) **混合性蛋白尿**　肾脏病变同时累及肾小球与肾小管两部分,蛋白尿所含成分具有前述两种蛋白尿的特点。见于各种肾小球疾病后期、肾脏炎症、中毒等引起的肾小管间质病变、全身性疾病如糖尿病、系统性红斑狼疮等引起的肾损害。

4) **溢出性蛋白尿**　血中出现大量小分子蛋白质,如异常免疫球蛋白 Ig 轻链(本-周蛋白)或急性溶血时的游离血红蛋白,经肾小球滤出过多,超过肾小管的重吸收能力所致的蛋白尿。见于多发性骨髓瘤、巨球蛋白血症、急性溶血性疾病。

2. 尿糖定性检验

【参考值】　正常尿内含微量葡萄糖,含糖＜2.8 mmol/24 h 尿,尿糖定性试验为阴性。

【操作方法】　可根据需要留取空腹尿或餐后尿。检验常用的方法有两种。

(1) 试纸法　用特定的葡萄糖氧化酶-过氧化物酶试纸浸入尿液,根据试纸出现的颜色改变与标准比色板比较,确定尿糖定性及阳性程度。该法简单方便,是目前临床最常用的方法,但较班氏试剂法价格略贵。

(2) 班氏试剂法　取班氏(Benedict)试剂 1 ml(约 20 滴)注入透明试管中,用夹子固定试管后在酒精灯上加热至沸腾,如溶液颜色不变则再加入被检尿液 0.1 ml(约 2 滴)继续煮沸,观察颜色变化,确定尿糖定性及其阳性程度。注意加热时应让试管均匀受热,再固定在试管底部加热。由于该方法操作步骤较多,目前临床已趋淘汰,但部分地区还有采用者。

【注意事项】

(1) 一般情况下应坚持采集清晨空腹尿,以排除饮食对尿糖的影响。

(2) 尿标本中的糖易分解,应立即测定。

(3) 反应灵敏度受反应时间和温度的影响,所以测定时操作应熟练,注意避开炉火、强光等热源以免影响测定结果。此外,试剂与尿液的比例亦应准确,比例过高或过低也会影响反应结果。

(4) 试剂和试纸均要妥善密闭保存,干燥阴冷处最好,并且须定期做质量鉴定,如发现过期、反应减弱或外观变色都不能再用。

（5）如果尿液中含有较多氧化物、次氯酸盐、大量蛋白、酮体、维生素 C，以及链霉素、青霉素、水杨酸等药物可干扰测定结果出现假阳性或假阴性。中药大黄、黄芩、黄柏等也有同样作用。

【临床意义】 当血糖浓度＞8.88 mmol/L(160 mg/dl)，尿中糖量会相应增加，尿糖定性试验阳性，称糖尿。临床用阴性（－）与阳性（＋）～（＋＋＋＋）表示尿糖阳性程度或大致的含量变化。

（1）血糖增高性糖尿 最常见于糖尿病，是糖尿病诊治和护理观察中经常使用的重要指标。此外甲状腺功能亢进、腺垂体功能亢进、嗜铬细胞瘤、Cushing 综合征等内分泌异常所致的继发性高血糖症也会引起血糖增高性糖尿。

（2）血糖正常性糖尿 最常见于肾性糖尿。系因肾小管对糖重吸收的功能减退或肾糖阈值降低所致。见于家族性肾性糖尿、慢性肾小球肾炎或肾病综合征等。

（3）暂时性糖尿 短时间内进食大量碳水化合物或静脉注入大量葡萄糖（＞200 g/次）引起血糖暂时性升高从而出现尿糖阳性。颅脑外伤、脑血管意外、急性心肌梗死、癫痫发作及精神刺激等时，肾上腺素或胰高血糖素分泌过多或髓脑血糖中枢受刺激，从而导致一过性尿糖增高。

（4）其他糖尿 肝功能严重破坏所致果糖或半乳糖性糠尿；妊娠期及哺乳期妇女产生的乳糖尿；经尿液中排出的药物，如阿司匹林、水杨酸、异烟肼等以及尿中含维生素 C、尿酸、葡萄糖醛酸等物质浓度过高时，均可使尿糖定性试验试剂中的成分产生还原反应造成假性糖尿。

（三）显微镜检验

指用显微镜对新鲜尿液标本中的有形成分进行镜检，寻找有无各种类型的细胞、管型和结晶体。

1. 上皮细胞

【参考值】 正常尿液中可有少量扁平上皮细胞和移行上皮细胞。

【临床意义】 如出现肾小管上皮细胞则提示肾实质已有损害，见于急性或慢性肾小球肾炎、肾移植后排异反应期。

2. 白细胞和脓细胞

【参考值】 正常人尿沉渣未离心直接镜检白细胞不超过 3 个/HP。

【临床意义】 如发现每高倍视野中白细胞超过 5 个即为增多，称为镜下脓尿。各种肾脏疾病均可引起尿中白细胞轻度增加，泌尿系统感染时可明显增加。淋巴细胞性白血病、肾移植术后尿中可见淋巴细胞增多。

3. 红细胞

【参考值】 正常人尿沉渣未离心直接红细胞镜检 0～偶见/HP。

【临床意义】 红细胞数超过 1～2 个/HP 即为增多；超过 3 个/HP，尿外观正常者，称为镜下血尿。尿中出现红细胞多属于病理现象。见于急性肾小球肾炎、急进性肾炎、慢性肾炎、肾结石、泌尿系肿瘤、肾盂肾炎、急性膀胱炎、肾结核或血友病等。

4. 管型 指尿中的蛋白质、肾小管分泌物、各类细胞崩解后在肾小管、集合管中凝固而成

的柱状蛋白聚体。

【参考值】　正常尿液中无管型或偶见少许透明管型。

【临床意义】

（1）细胞管型　按其中所含细胞的种类分别称为上皮细胞管型、红细胞管型、白细胞管型等，其临床意义与尿液中相应细胞增多的意义一致。

（2）颗粒管型　颗粒粗大浓密呈褐色为粗颗粒管型，多见于慢性肾小球肾炎及药物中毒所致的肾小管损伤；颗粒细小稀疏为细颗粒管型，见于慢性肾小球肾炎与急性肾小球肾炎后期。

（3）透明管型　多见于急、慢性肾小球肾炎、急性肾盂肾炎、心力衰竭及恶性高血压；剧烈运动及体力劳动后，发热、麻醉时可暂时出现。

（4）蜡样管型　蜡样管型出现提示肾小管病变严重，预后差。见于慢性肾小球肾炎晚期、肾衰竭及肾淀粉样变性等。

（5）脂肪管型　见于肾病综合征及中毒性肾病等，为预后不良的表现。

（6）肾衰竭管型　是尿液长期在肾中滞留，肾小管和集合管扩张后形成的管型。见于急、慢性肾衰竭。

5. 结晶体

【参考值】　正常尿液中常见尿酸盐、草酸钙、磷酸盐等结晶体。

【临床意义】　尿中常见的结晶体如磷酸盐、尿酸及草酸钙结晶一般无临床意义。若持续出现于新鲜尿中并伴有较多红细胞，应疑有结石的可能。急性肝坏死时尿液中可见亮氨酸和酪氨酸结晶。胆固醇结晶见于肾盂肾炎、膀胱炎、脓尿和乳糜尿内。此外，应用磺胺药物时易在酸性尿中形成磺胺结晶，从而诱发泌尿系统结石及肾损伤，因此用药时应嘱病人多饮水并采取碱化尿液的措施，如尿中出现磺胺结晶应停药。

（四）尿沉渣细胞计数

1. Addis 尿沉渣计数　指留取病人夜间 12 h 尿标本，定量检验沉渣中有机物的数量。

【参考值】　红细胞 $<5 \times 10^5/12$ h；白细胞 $<10 \times 10^5/12$ h；透明管型 $<5\,000/12$ h。

【临床意义】　上述细胞、管型数明显增加见于泌尿系统感染，如肾盂肾炎、尿路感染、前列腺炎等，肾小球肾炎时可轻度或明显增加。

2. 1 h 细胞排泄率测定　指收集病人常态下 3 小时的尿液，测定所含各类细胞数量后计算出的每小时该类细胞排出数。

【参考值】　红细胞：男性 $<3 \times 10^4/h$，女性 $<4 \times 10^4/h$；白细胞：男性 $<7 \times 10^4/h$，女性 $<14 \times 10^4/h$；管型 $<3\,400/h$。

【临床意义】　肾盂肾炎时白细胞排泄率明显增高；急性肾小球肾炎时红细胞排泄率明显增高。

三、尿液的其他检查

1. 尿蛋白定量检验

【参考值】　正常一般为 20～80 mg/24 h 尿。

【临床意义】 尿蛋白质＞100 mg/L,或尿蛋白含量达 150 mg/24 h 尿,称为蛋白尿。与尿蛋白质定性检验的临床意义一致,但这一方法可对尿液中的蛋白甚至微量蛋白的含量做精确的定量分析,是对尿蛋白质定性试验的补充检验,有利于病人疗效的动态观察。

2. 尿糖定量检验

【参考值】 0.56～5.0 mmol/24 h(0.1～0.9 g/24 h)

【临床意义】 与尿糖定性检验的临床意义一致。如果血糖升高则除尿糖定性试验阳性外,可进一步做该检验以确定尿糖的具体含量,但临床多用血糖测定量的参考。尿糖定量检验主要用于糖尿病病人治疗过程中的疗效观察,也可在葡萄糖和半乳糖耐量试验或木糖吸收试验时用来测定尿中糖的精确含量。

3. 尿酮体检验 酮体主要包括丙酮、乙酰乙酸和 β-羟丁酸,是脂肪氧化代谢产生的中间产物。

【参考值】 阴性,指酮体含量 0.34～0.85 mmol/24 h(20～50 mg/24 h),其中丙酮＜3 mg/24 h,乙酰乙酸＜9 mg/24 h,β-羟丁酸＜38 mg/24 h。

【临床意义】 正常情况下酮体由肝产生,经血液送至组织并在其中氧化分解产生能量。当糖代谢障碍或脂肪分解加速时,产生的酮体量超过组织利用酮体的能力,血中酮体会迅速增加并从尿液中排出形成酮尿。阳性见于糖尿病酮症酸中毒、严重呕吐、腹泻、发热、饥饿等。

第三节 粪 便 检 查

粪便检查的目的在于:①了解消化道有无炎症、出血、寄生虫感染、恶性肿瘤等;②了解消化功能,借以评估胃肠、肝胆、胰腺的功能状态;③检查粪便中的细菌。

一、标本采集与送检

粪便标本的采集送检是否正确直接影响检验结果的正确性与准确性,也是护理工作的重要内容。工作中特别要注意下列事项。

(1)通常采用自然排出的新鲜粪便,必要时可用肛门指诊或采便管帮助进行粪便标本的采集。

(2)留取粪便的容器应为清洁干燥的玻璃瓶、塑料盒,或一次性使用的涂蜡纸盒。粪便中不应混有尿液、消化剂、污水等以免破坏粪便中的有形成分。细菌培养时则应采用有盖的无菌容器。

(3)粪便检验一般只需指头大(3～5 g)少量粪便即可,但应在粪便有脓血黏液处选材,并注意从粪便的不同部位选取标本。

(4)粪便寄生虫检验,3 天前应停用抗生素,留取的粪便至少在 30 g 以上。血吸虫毛蚴等虫卵孵化计数,应留取全部 24 小时粪便,混匀后送检。检验阿米巴滋养体,除从粪便脓血及稀便处取标本外,还应另做涂片立即送检,室温低于 20℃时,送检前载玻片应加温,送检途中要注意保温(以载玻片不烫手背为宜),以提高阳性检出率。蛲虫虫卵检验应使用透明薄膜拭子于清晨排便前自肛门周围的皱襞外拭取标本然后送检,才易获得正确的结果。

（5）粪便隐血试验，为避免出现假阳性，病人应禁食铁剂、动物血、肝脏、瘦肉及大量绿叶蔬菜3天，然后再留取粪便送检。有牙龈出血者应嘱其勿下咽。

（6）标本采集后一般在1小时内检验完毕，以免pH值改变以及消化酶作用等使粪便的有关成分分解破坏影响检验结果的正确性。

二、粪便常规检查

1. 粪便的一般性状

1）**颜色与性状**　正常粪便呈黄褐色成形便，婴儿粪便可为黄色或金黄色。颜色变化可因摄入食物、药物而发生改变。异常与疾病有关。

（1）稀糊状或水样便　可见于各种感染和非感染性疾病，特别是急性胃肠炎所致腹泻。出血坏死性肠炎可排出红豆汤样便。

（2）灰白色粪便　可因胆道阻塞，肠道内胆汁减少或缺如，粪便中的粪胆素减少，粪便呈灰白色，亦称陶土色大便。

（3）红色便　大肠下段出血，粪便带有鲜血，见于肛裂、痔出血、结肠癌及直肠癌等。

（4）黑色及柏油样便　粪便呈暗褐色或黑色，见于上消化道出血或服中药等。

（5）黏液便　正常可含少量黏液。量多见于各类结肠炎、细菌性痢疾及阿米巴痢疾等。

（6）脓血便　多见于痢疾、溃疡性结肠炎、结肠或直肠癌等的肠道下段病变。阿米巴痢疾以血为主，血中带脓；细菌性痢疾以黏液和脓为主，可混有血液。

（7）米泔样便　粪便呈淘米水样，量大，内含有黏液片块。见于霍乱、副霍乱病人。

（8）球形或羊粪样便　常因习惯性便秘，粪便在肠道停留时间过长使水分被吸收所致。

（9）细条状便　多因肠道狭窄而排扁平带状或细条状粪便，多见于直肠癌。

2）**量**　正常大便每日1～2次，排便量100～300 g/次。当胃肠、胰腺有炎症或功能紊乱时，胃肠道蠕动亢进及消化不良，粪便量增加。

3）**气味**　正常粪便因含蛋白质分解产物，有臭味。肉食者味重，素食者味轻。慢性结肠炎、结肠或直肠癌溃烂时有恶臭味；脂肪、糖类消化不良或吸收不良时粪便呈酸臭味；阿米巴肠炎粪便呈血腥臭味。

4）**寄生虫**　可见蛔虫、蛲虫、绦虫及其节片等；钩虫体须将粪便冲洗过筛方可见到。

2. 显微镜检查

1）**食物残渣**　出现大量肌纤维、植物细胞、结缔组织残屑、淀粉颗粒、脂肪小滴，提示消化不良或胰腺外分泌功能不全。

2）**细胞**

（1）红细胞　正常粪便中无红细胞。肠道下段炎症或出血时，如痢疾、溃疡性结肠炎及结肠癌等粪便中出现红细胞。

（2）白细胞　正常粪便中没有或偶尔可见。肠道炎症时增多，见于细菌性痢疾、溃疡性结肠炎。如白细胞边缘不完整或已破碎，核不清楚，而且成堆出现称为脓细胞。

（3）巨核细胞　多见于直肠炎症、细菌性痢疾。

(4) 上皮细胞　正常粪便中可有少量扁平上皮细胞。上皮细胞大量出现是肠壁炎症的指征,如结肠炎时上皮细胞增多。黏冻性分泌物中上皮细胞大量存在。

(5) 肿瘤细胞　结肠癌、直肠癌病人的血性粪便及时涂片,可以发现成堆的癌细胞。

3) 其他　致病性的寄生虫及虫卵见于溶组织阿米巴痢疾、肠道溃疡等。菱形结晶,见于胃肠道出血性疾病。

三、粪便隐血试验

上消化道出血量小于 5 ml,红细胞被消化破坏,粪便的外观无颜色变化,肉眼和显微镜均不能证实,需经化学法、免疫法才能证实的出血,称为隐血。检测隐血的方法称为隐血试验(简称"OB"试验)。

【参考值】　正常人隐血试验为阴性。

【临床意义】

(1) 消化道出血、溃疡、恶性肿瘤、肠结核、钩虫病、伤寒等均为阳性反应。

(2) 鉴别某些消化道出血病变性质,消化道溃疡的阳性率为 40%～70%,呈间隙阳性;消化道恶性肿瘤的阳性率可达 95%,呈持续性阳性。

(3) 作为消化道恶性肿瘤检查初筛试验。

第四节　肾功能检查

一、肾小球滤过功能

(一) 内生肌酐清除率

【原理】　肌酐是肌酸的代谢产物。血液中肌酐的生成有外源性和内生性两种途径,外源性肌酐主要来自肉类食物的摄入,内生性肌酐主要来自肌肉的分解。当给病人进食"无肌酐饮食"并保持肌肉活动相对稳定时,外源性肌酐被排除,血浆肌酐的生成量和尿的排出量较恒定,其含量变化主要受内生性肌酐的影响,且肌酐大部分从肾小球滤过,不被肾小管重吸收,也很少排泄,故肾在单位时间将若干毫升血浆中的内生肌酐全部清除出去,称为内生肌酐清除率(endogenous creatinine clearance rate, Ccr),相当于肾小球滤过率。

【标本采集方法】

(1) 检验前连续低蛋白饮食共 3 天,每日蛋白质摄入量应少于 40 g。禁食肉类,避免剧烈运动。

(2) 第 4 日晨 8 时排净尿液,收集此后 24 h 尿液,容器内添加甲苯 3～5 ml 防腐,必要时可改良为收集 4 h 尿液。

(3) 试验日抽取静脉血 2～3 ml,注入抗凝管,与 24 h 尿液同时送检。

【注意事项】

(1) 当尿量小于 0.5 ml/min 时,Ccr 可明显降低,因此尿量明显下降时,该值不能反映肾小球滤过功能实际的下降情况。

（2）某些药物如甲基多巴、洋地黄类、头孢类抗生素、维生素 C 等均可在肌酐测定时产生类似肌酐的反应，从而使测定值偏高，试验时需避免使用。

（3）糖尿病者应在病情控制较好的情况下测定 Ccr，因酮体产生的乙酰乙酸可干扰尿肌酐的测定结果。

（4）正常人 Ccr 值可有差异，一般男性略高于女性，青年略高于老年，在结果判断时应考虑这一情况。

【参考值】　成人：80～120 ml/min。

【临床意义】

（1）Ccr 是肾功能损害的早期指标　成人 Ccr<80 ml/min，提示肾小球滤过功能已有损害，而此时血清尿素氮、肌酐测定仍可在正常范围。

（2）判断肾小球功能损害程度　Ccr70～51 ml/min，示肾小球功能轻度损害；50～30 ml/min，示肾小球功能中度损害；<30 ml/min，示肾小球功能重度损害（肾衰竭），其中20～11 ml/min 属肾衰竭早期，10～6 ml/min 为肾衰竭晚期，<5 ml/min 属肾衰竭终末期。

（3）指导临床用药　肾小球滤过功能下降时，凡由肾代谢或从肾排出的药物均应根据 Ccr 降低的程度调节药物剂量和决定用药时间。

（4）动态观察肾移植术是否成功　移植术后 Ccr 应回升，若回升后又下降，提示可能有急性排异反应。

（二）血清尿素氮和肌酐测定

【原理】　血中尿素氮（blood urea nitrogen，BUN）和肌酐（creatinine，Cr）主要经肾小球滤过而随尿排出，当肾实质受损，肾小球滤过率降低，血中的尿素氮和肌酐因不能从尿中排出而显著上升，故测定两者在血中的浓度可作为肾小球滤过功能受损的重要指标。

【标本采集方法】　抽取空腹静脉血 3 ml，注入干燥试管后送检。如单测肌酐可拔去针头，沿管壁将血缓缓注入含草酸钾等一般抗凝剂的抗凝管中，充分混匀送检。注意不要振荡并及时送检。

【参考值】

BUN：成人 3.2～7.1 mmol/L；婴幼儿 1.8～6.5 mmol/L。

全血 Cr：88.4～176.8 μmol/L。

血清或血浆 Cr：男性 53～106 μmol/L；女性 44～97 μmol/L。

【临床意义】

（1）见于急、慢性肾小球肾炎、肾动脉硬化症、严重肾盂肾炎、肾结核、肾肿瘤等所致肾小球滤过功能减退时。早期由于肾脏有较强的代偿能力，虽然肾小球滤过功能已下降，但两项检验均可正常。当肾小球滤过功能下降 1/3 以上时，血中的 Cr 开始升高；下降 1/2 以上时，BUN 升高。因此 BUN 和 Cr 浓度的升高是反映肾实质损害的中、晚期指标。肾衰竭时可根据 BUN 和 Cr 对其进行分期和采取有针对性的治疗。

肾功能代偿期：Ccr 开始下降，Cr<178 μmol/L，BUN<9 mmol/L。

肾功能失代偿期（氮质血症期）：Ccr<50 ml/min，Cr>178 μmol/L，BUN>9 mmol/L。

尿毒症期：Ccr＜20 ml/min，Cr＞445 μmol/L，BUN＞20 mmol/L。

（2）见于肾前、肾后性疾病。因消化道出血、大面积烧伤、甲状腺功能亢进等使蛋白质分解过多，或因大量腹水、脱水、心功能不全、休克、尿路梗阻等致尿量显著少、无尿均可使血尿素氮增高，但此时其他肾功能检验结果多正常。

（3）同时测定 Cr 和 BUN，如两者都增高，提示肾功能已严重受损；若 Cr 超过200 μmol/L，有发展为尿毒症的可能；若 Cr 超过 400 μmol/L，预后差。

二、肾小管功能

（一）酚红排泄试验（PSP 排泄试验）

【原理】 酚红又称酚磺肽，是一种对机体无害的指示剂，在碱性条件下容易溶解而呈深红色。酚红在体内大部分与蛋白质结合并经近端肾小管排泌，很少一部分处于游离状态经肾小球滤过或为肝清除经胆道由粪便排出。所以测定酚红在尿液中排出量的变化，可以反映近端肾小管的排泌功能。

【标本采集方法】

（1）检验前 2 小时开始至检验结束禁止吸烟、饮茶或喝咖啡等。

（2）检验开始时嘱病人一次性饮水 300～500 ml，20 分钟后排净尿液。

（3）排尿后静脉注射 0.6％酚红 1 ml。为了保持用量准确，最好用少量生理盐水冲洗安瓿及注射器后将残量也注入血管。20 kg 以下婴幼儿的用量酌情递减。

（4）于静脉注射酚红后 15 分钟，30 分钟，60 分钟和 120 分钟分别收集病人尿液 4 次，将标本置于 4 个干燥清洁的容器中送检。

【参考值】 15 分钟排泄量≥0.25，2 小时排泄总量≥0.55。

【临床意义】

（1）肾小管排泄功能的指标 对肾小管有明显损害的疾病，如肾盂肾炎、慢性肾小球肾炎、肾动脉硬化症等此项检验意义较大，排泄功能降低一般与病变严重程度呈正相关。肾小球肾炎时由于病变主要发生在肾小球，所以病变较重时酚红排泄试验仍可正常或仅轻度下降。

（2）判断肾衰竭的程度 当肾功能损害＞50％时，该试验才可降低，因此不能作为早期诊断肾功能改变的指标。但其变化能反映已损害的肾功能病变的程度，当 15 分钟的排泄量＜0.25，即使 2 小时排泄总量正常仍提示肾脏有病理改变；若 15 分钟排泄量＜0.12，2 h 总量＜0.55 提示肾功能已经下降。2 小时总排泄量在 0.55～0.40 为肾功能轻度损害；0.39～0.25 为中度损害；0.24～0.11 为重度损害，0.10～0 为极度损害。进入尿毒症时酚红排泄量常固定在 0.05～0.01 左右，并伴 Ccr、血 Cr、BUN 等指标的显著改变。

值得注意的是本检查为非特异性检查，排泄量影响因素极多，如心力衰竭、休克等使肾血流量变化因素，故目前临床上建议弃用。

（二）尿浓缩稀释试验

【原理】 肾脏可根据血容量及肾髓质渗透梯度的改变，通过抗利尿激素调节肾远曲小管和集合管对水的重吸收，从而完成肾浓缩和稀释尿液的功能，使人体在生理变化中保持正常的

水平衡。正常情况下白天尿量多比重低,夜间尿量少比重相对高;两者总是保持一定的比例或差度。当远端肾小管和集合管发生病变时,肾脏的这种浓缩稀释功能下降,因此在日常或特定条件下,通过观察病人尿量和尿比重的变化,可借以判断肾浓缩与稀释的功能。

【标本采集方法】

(1) 3 h 尿比重试验　试验日病人正常饮食和活动,晨 8 时排尿弃去,此后每 3 小时排尿 1 次至次晨 8 时,分置于 8 个容器中。分别测定尿量和比重。

(2) 昼夜尿比重试验　又称 Mosenthal test。试验日病人三餐如常进食,但每餐含水量不宜超过 500~600 ml,此外不再进餐、饮水。晨 8 时排尿弃去,上午 10 时、12 时、下午 2、4、6、8 时及次晨 8 时各留尿 1 次,分别测定尿量和比重。

【参考值】

(1) 3 h 尿比重试验　白天排尿量应占全日尿量的 2/3~3/4,其中必有一次尿比重大于 1.025,一次小于 1.003。

(2) 昼夜尿比重试验　24 h 尿总量 1 000~2 000 ml,晚 8 时以后的夜尿量不应超过 750 ml,昼夜尿总量与夜尿量之比不应小于(3~4)∶1,尿液最高比重应在 1.020 以上,最高比重与最低比重之差不应小于 0.009。

【临床意义】

(1) 原发性肾小球疾病　如急性肾小球肾炎时,虽然肾小球滤过率有所下降,但由于肾小管重吸收功能尚正常,常表现为尿量减少且比重增高;慢性肾小球肾炎,当病变累及肾髓质则可影响肾的浓缩稀释功能,出现尿量增多比重降低,最高比重与最低比重之差减少等;晚期肾功能显著下降时,肾小管重吸收功能几乎丧失,所以此时虽然滤过率已明显降低,但尿量减少尚不显著,比重常固定在 1.010 左右,称为等张尿;进入尿毒症期则尿少且比重固定。

(2) 肾小管病变　如慢性肾盂肾炎时,肾小管重吸收功能损害程度重,常先表现为夜尿量增多,昼夜尿量比值改变,尿比重下降等,以后才逐渐出现尿总量增多,晚期肾功能严重损害时出现少尿、尿比重低且固定的现象。

(3) 其他　高血压、肾动脉硬化等疾病引起严重肾功能损害时,可出现多尿、夜尿增多、比重下降等尿浓缩稀释功能减退的表现。

(三) 尿 β_2-微球蛋白测定

【参考值】　<0.2 mg/L。

【临床意义】

(1) 用于急性肾小管损伤的监测,如 TIN、烧伤诱发的急性肾小管坏死及先天性肾小管疾患(Fanconi 综合征)尿中排出增多。

(2) 肾前性因素导致尿 β_2-微球蛋白增高可见于自身免疫性疾病(如 SLE、干燥综合征等)、恶性肿瘤(如多发性骨髓瘤、慢性淋巴细胞白血病、消化系及呼吸系恶性肿瘤)。

若 β_2-微球蛋白合成亢进可使原尿中排出增多,如超过肾小管上皮细胞胞饮作用的最大负荷时,尿中 β_2-微球蛋白浓度增高,但这不反映肾小管损伤。

第五节　常用肝病实验室检查

　　肝病常用实验室检查包括蛋白质代谢检查、胆红素代谢检查、血清酶学检查、肿瘤标志物及肝炎病毒抗原和抗体的检查。通过肝病相关试验检查来帮助解决下列问题：有无肝实质损害；对肝功能状态进行动态观察；黄疸的鉴别诊断；病毒性肝炎及肝癌诊断等。

一、蛋白质代谢检查

　　血清总蛋白(TP)包括白蛋白(A)与球蛋白(G)，血清蛋白水平主要反映肝脏合成蛋白功能和肾病造成的蛋白丢失情况。当肝实质性病变时，合成各种蛋白的能力降低，而单核-巨噬细胞系统的枯否细胞受到刺激，球蛋白产生增多，导致血清总蛋白、白蛋白减少。由于白蛋白半衰期为 21 天，因而一般急性肝炎白蛋白改变不大，白蛋白/球蛋白比例可正常。慢性肝炎、肝硬化、原发性肝癌时，可有白蛋白减少，球蛋白增高，A/G 比例可正常或低乃至倒置；病情愈长，白蛋白减少愈明显，如白蛋白减少到 25 g/L 以下则易发生腹腔积液。

　　【标本采集方法】　抽取空腹静脉血 2 ml，注入干燥试管中送检，不抗凝。

　　【参考值】　成人总蛋白 60～80 g/L；血清白蛋白 40～55 g/L，血清球蛋白 20～30 g/L，A/G1.5～2.5：1。

　　【临床意义】

　　(1) 血清总蛋白升高，大于 80 g/L 为高蛋白血症，可见于血液浓缩、各种原因引起的严重脱水、体液丧失过多(如腹泻、呕吐、肠梗阻、肠瘘等)、多发性骨髓瘤等，系统性红斑狼疮、多发性硬化和某些慢性感染也可以造成血清总蛋白升高。血清总蛋白低于 60 g/L 为低蛋白血症。可见于各种原因引起的血清蛋白的减少或摄入不足，如肾病综合征、营养不良及消耗增加(如结核、甲状腺功能亢进、恶性肿瘤等)；蛋白合成障碍如肝细胞病变、肝功能受损等也可以引起总蛋白降低。血清白蛋白升高偶见于脱水所致的血液浓缩。

　　(2) 血清白蛋白降低临床上较常见，与总蛋白降低的原因大致相同，见于：①蛋白摄入不足，如营养不良、长期饥饿等；②蛋白质吸收不良，如原发性吸收不良综合征，慢性腹泻、慢性胃炎、慢性胰腺炎、消化系统肿瘤等；③蛋白质丧失过多，如慢性肾病、急性大出血、结核病、恶性肿瘤、浆膜渗出性损害、外科大手术或烧伤等；④合成障碍，如肝损伤；⑤其他，如分布异常、肝硬化腹水，水中毒、充血性心力衰竭、慢性消耗性疾病等。

　　(3) 血清球蛋白的增高见于下列疾病如多发性骨髓瘤、肝硬化、结缔组织病、血吸虫病、痢疾、慢性感染、黑热病、慢性肾炎等，球蛋白降低者较少，肾上腺皮质功能亢进和使用免疫抑制剂使免疫球蛋白合成减少。

二、胆红素代谢检查

(一)血清胆红素测定

　　胆红素是血红蛋白的代谢产物，由衰老的红细胞在单核-巨噬细胞系统破坏、分解后生成

的非结合胆红素与白蛋白结合运至肝内生成结合胆红素,前者不溶于水,不能通过肾小球滤过,后者溶于水,能通过肾小球滤出进入尿中。正常结合胆红素在肝脏经胆道直接排入肠道不返流入血,当肝细胞损伤、胆道阻塞或胆管破裂时结合胆红素可入血。

【标本采集方法】 抽取空腹静脉血 2 ml,注入干燥试管中送检,不抗凝。注意标本切勿溶血,如怀疑有溶血应重新抽血送检。

【参考值】 总胆红素:$1.7 \sim 17.1$ $\mu mol/L$;结合胆红素:$0 \sim 6.8$ $\mu mol/L$;非结合胆红素:$1.7 \sim 10.2$ $\mu mol/L$。

【临床意义】 肝对胆红素的代谢起重要作用,包括肝细胞对血液中非结合胆红素的摄取、结合和排泄三个过程,其中任何一个过程发生障碍,均可引起胆红素在血液中积聚,出现黄疸。根据黄疸产生的原因,可有溶血性黄疸、肝细胞性黄疸和胆汁淤滞性黄疸,也有混合两种原因所致的混合性黄疸。血清胆红素的测定能准确反映黄疸的程度,对临床诊断隐性黄疸和黄疸的鉴别诊断有重要意义。

(1)肝病时,由于肝细胞受阻,形成结合胆红素能力降低,致血中非结合胆红素增高。但病理情况下,因肝细胞肿胀、毛细血管受压使结合胆红素在肿胀坏死的肝细胞中逸出,经血窦入血,引起结合胆红素升高。可见于急性黄疸性肝炎、慢性活动性肝炎、肝硬化、肝坏死等,此时血清总胆红素、结合胆红素、非结合胆红素均增高。

(2)胆道阻塞时,胆汁排泄受阻,胆汁淤积,毛细血管破裂,结合胆红素经淋巴间隙或血窦进入血循环,血中胆红素升高,可见于胆石症、肝癌、胰头癌等压迫造成的胆道阻塞性疾患,呈血清总胆红素和结合胆红素升高。

(3)溶血性疾病时,见于新生儿黄疸、各种溶血性疾病、败血症、恶性疟疾、严重大面积烧伤或因输血不当引起溶血等。由于大量红细胞破坏,形成大量非结合胆红素,超过肝细胞摄取,结合与排泄能力,使非结合胆红素在血液中潴留,血清总胆红素及非结合胆红素增高。正常人及三种黄疸的胆红素代谢比较见表 6-5。

表 6-5　　　　　　　　　　正常人及三种黄疸的胆红素代谢检查结果

	血　清			尿　液	
	结合型胆红素	非结合型胆红素	结合胆红素/非结合胆红素	尿胆原	胆红素
正常人	$0 \sim 6.8$ $\mu mol/L$	$1.7 \sim 10.2$ $\mu mol/L$	20%	正常	阴性
溶血性黄疸	轻度增高	明显增高	20%	明显增高	阴性
肝细胞性黄疸	中度增高	中度增高	35%	多为中度增高	阳性
胆汁淤积性黄疸	明显增高	轻度增高	60%	减低	强阳性

(二)尿中胆红素和尿胆原检查

当血中结合胆红素浓度超过肾阈(>34 $\mu mol/L$)时,结合胆红素可从尿中排出。

【标本采集方法】

(1)留取新鲜尿液 $20 \sim 30$ ml,置于干燥清洁的容器中送检。尿胆原检查最好取晨尿,如

果做定量检测则须留 24 h 尿液。

(2) 尿胆原易在空气中氧化,棕色容器较适宜,容器最好加盖并立即送检,不要长时间暴露在空气中,并避免光照。

(3) 尿中含某些药物,如磺胺类、普鲁卡因、苯唑青霉素等可出现假阳性,检验前应避免使用上述药物。

(4) 饱餐、饥饿、运动等生理情况可引起尿胆原轻度增高,应注意排除上述情况。

【参考值】 尿胆红素定性:阴性反应;尿胆原定性:阴性或弱阳性反应;尿胆原定量:0～6 μmol/24 h尿。

【临床意义】

(1) 鉴别黄疸类型 溶血性黄疸尿中尿胆原明显增加,尿胆红素阴性。阻塞性黄疸尿胆红素强阳性,尿胆原含量减低。肝细胞性黄疸尿中尿胆原可中度增加,尿胆红素常呈阳性。

(2) 观察病情变化 溶血性黄疸时,红细胞破坏与尿中尿胆原含量成正比,观察尿胆原含量的变化可了解溶血程度、治疗结果及预后。阻塞性黄疸时,尿胆原及尿胆红素呈间歇阳性,提示梗阻为间歇性,胆道结石的可能性大;尿胆红素持续强阳性伴尿胆原含量进行性减少则梗阻可能为压迫性、肿瘤的可能性大。肝细胞性黄疸时,由于肝细胞受损先影响肠肝循环,重吸收入肝的尿胆原不能氧化为胆红素,使肾排出的尿胆原早期即增加;当肝脏破坏严重时,结合胆红素下降,尿胆原的排出也由高降低。因此,观察尿胆原的变化可对肝炎等疾病做出早期诊断,并了解病情的发展。

三、血清酶学试验

【标本采集方法】 抽取空腹静脉血 2 ml,注入干燥试管中送检,不抗凝。

1. 血清转氨酶测定

1) 血清丙氨酸氨基转移酶检查 丙氨酸氨基转移酶(ALT)主要存在于肝细胞质内,正常情况下血浆中只有极少量的 ALT,一旦肝组织发生病变或受损,引起细胞的通透性增加,ALT大量释放出细胞,使血浆中 ALT 活力超过正常水平。故测定血浆或血清中 ALT 活力可以辅佐诊断某些疾病。

【参考值】 速率法＜40 U/L(37℃)。

【临床意义】 人体内许多脏器都含有此酶,其活性强度的顺序为肝＞肾＞心＞肌肉。肝内含量最丰富,ALT 主要存在于肝细胞中,由于整个肝内酶活性比血清中约高 100 倍,故只要有 1/100 的肝细胞坏死,便可使血清内此酶活性增高。此酶主要用于以下情况。

(1) 协助诊断肝疾病,如急性传染性肝炎黄疸前期 ALT 即可明显上升,无黄疸性肝炎ALT 也可增高。此外在原发性肝癌、肝硬化活动期、中毒性肝炎、脂肪肝等疾病时 ALT 也常增高。

(2) 药物或毒物的影响可引起 ALT 升高,如异烟肼、他巴唑、氯丙嗪、水杨酸制剂、酒精、铅、汞、四氯化碳及有机磷等。

（3）其他疾病，如心、脑损害、心肌梗塞、心肌炎及心功能不全时的肝瘀血，骨骼肌病如多发性肌炎、肌营养不良等时 ALT 也可增高。

2）血清天门冬氨酸氨基转移酶检查　天门冬氨酸氨基转移酶（AST），存在于人和动物的大多数组织细胞中，心、肝、肾和骨骼肌中含量丰富，其活性强度的顺序大致为心＞肝＞肌肉＞肾。

【参考值】　速率法＜45 U/L（37℃）。

【临床意义】

（1）AST 增高　主要见于下列疾病：①急性肝炎、药物中毒性肝坏死，AST 显著增高有时可达到＞1 000 U；②肝癌、肝硬化、慢性肝炎、心肌炎等可中度增高；③胸膜炎及肺炎等可轻度增高；④心肌梗死时 AST 活性明显增高，常在急性心肌梗死发生后 6～12 小时开始增高，24～48 小时达最高峰，约 3～6 天内可降至正常。

（2）AST 与 ALT 的比值　可用于判断肝病严重程度，当肝细胞严重坏死时，AST 活力常高于 ALT，即 AST/ALT 比值＞1。

2. 血清碱性磷酸酶测定（ALP）

【参考值】　连续监测法（37℃）40～110 U/L。

【临床意义】　明显增高见于阻塞性黄疸、肺癌等。骨骼疾病亦可增高，生长儿童、妊娠中晚期可生理性增高。

3. γ-谷氨酰转移酶的测定

【参考值】　连续检测法（37℃）＜50 U/L。

【临床意义】　明显增高常见于阻塞性黄疸、肝癌、酒精性肝炎等。

四、病毒性肝炎血清标志物检查

【标本采集方法】　抽取空腹静脉血 2～4 ml，注入干燥试管中送检，不抗凝。

1. 血清甲型肝炎病毒检查　甲型肝炎的诊断（HAV）临床常用酶标（EIA）和放射免疫（RIA）方法作血清学检查检测抗 HAV 抗体，包括抗 HAV-IgG 和抗 HAV-IgM 抗体。

（1）抗 HAV-IgM　在急性期早期即出现，特异性高，发病后 1～2 个月滴度和阳性率开始下降，约持续半年，是甲型肝炎的特异性诊断指标。

（2）抗 HAV-IgG　在急性期后期和恢复期出现，长期持续是既往感染的指标。检测抗 HAV-IgG 可了解人群对 HAV 的免疫水平。我国成年人中 70% 以上可检测到 HAV-IgG 抗体，提示幼儿和青少年中 HAV 的无症状感染较为普遍。近年来用 HAV RNA 探针、cDNA 探针等分子杂交技术可检测 HAV RNA。

2. 血清乙型肝炎病毒检查　乙型肝炎病毒（HBV）有以下抗原系统：表面抗原（HBsAg）、表面抗体（抗 HBs）、核心抗体（抗 HBc）和 e 抗原（HBeAg）和 e 抗体（抗 HBe）、核心 IgM 抗体（抗 HBc-IgM）、前 S_2 和抗-S_2 等。HBV 五项指标检测（即"两对半"检测）结果的意义见表 6-6。

表6-6   HBV五项指标检测结果的意义

HBsAg	抗HBs	HBeAg	抗HBe	抗HBc	临 床 意 义
−	−	−	−	−	过去及现在均未感染HBV
−	−	−	−	+	曾感染HBV,急性感染恢复期
−	−	−	+	+	同上
−	+	−	−	−	HBV感染已康复或接种疫苗后
−	+	−	−	+	既往感染、急性HBV感染恢复期
+	−	−	−	−	急性HBV感染、慢性HBsAg携带者
+	−	−	+	+	急性HBV感染、趋向恢复
+	−	+	−	+	急性或慢性乙肝,传染性强
+	−	+	−	−	急性HBV感染早期
+	−	−	+	+	急性HBV感染中期
+	−	−	+	−	急性HBV感染、趋向恢复
+	−	+	+	+	同上
−	+	−	−	+	HBV感染已恢复
−	+	−	+	−	同上

    (1) 乙型肝炎表面抗原　HBsAg阳性者,有过HBV感染。HBsAg阳性表示:①HBV感染的潜伏期;②乙型肝炎急性期;③慢性或迁延性乙型肝炎活动期;④肝炎后肝硬化或原发性肝癌;无症状HBsAg长期携带者。

    (2) 乙型肝炎表面抗体　HBV感染机体后,HBsAg刺激机体,形成特异性抗HBs。常可用被动血凝试验(PHA)和酶联免疫吸附试验(ELISA)或双抗夹心法检测。血清抗HBs阳性表示:①受过HBV感染;②注射疫苗后如抗体滴度明显提高,表示疫苗免疫效果好;③观察乙型肝炎病程,当抗HBs出现表示疾病处于恢复期,预后好。

    (3) 乙型肝炎核心抗体　包括抗HBc-IgM和抗HBc-IgG的检测,阳性表示:①为乙型肝炎急性感染的早期、敏感标志;②有的病人此抗体在体内持续时间长,滴度高,为传染性标志;③可在HBsAg和抗HBs阴性病人血清中检测,低滴度抗HBc表示HBV既往感染,表示HBV在体内持续复制;④HBsAg阴转后抗HBs未出现前检出抗HBc为窗口期指标;⑤献血员的血源中如查出高滴度抗HBc表示有传染性,此血源血不能作输血用。

    (4) 乙型肝炎e抗原　为HBV急性感染的早期标志。它的检出:可作为①DNA聚合酶和环状DNA分子存在的标志,表示肝细胞有进行性损害和高度传染性;②HBsAg的滴度越高出现HBeAg的阳性机会越多;③存在血清的时间短,约3～6周;④慢性迁延型HBsAg的携带者中如HBsAg、HBeAg和HBc三项均为阳性称为"三阳",具有高度传染性,难以阴转;⑤HBeAg如长期阳性,无抗体阳转表示慢性乙型肝炎活动期,而HBeAg转变成抗HBe阳性表

示疾病在恢复;⑥HBV DNA 整合到肝细胞 DNA 时,HBeAg 阳性可转变为抗 HBe 阳性。

(5) **乙型肝炎 e 抗体**　①常在 HBeAg 消失 1 周内出现,表示传染性弱,病情缓解;②有部分病例当 HBV DNA 整合到宿主肝细胞 DNA 时,HBeAg 阳性转变成抗 HBe 阳性,提示预后不良;③HBsAg 阳性血清中常可检出抗 HBe;④HBsAg、抗 HBs 阴性时如血清中检出抗 HBe 和抗 HBc 证实为 HBV 近期感染。

(6) **乙型肝炎核心 IgM 抗体**　IgM 是病毒感染早期的抗体,为机体抗病毒的免疫应答产物,反映机体内 HBV 的复制,用于:①诊断急性乙型肝炎,不明显的 HBV 感染;②均能检出抗体,因此可在急性乙型肝炎、慢性迁延型肝炎活动期、无症状携带者、肝硬化和肝癌血清中均能检查出此抗体;用于病毒性肝炎分型;③感染早期比 HBsAg 敏感;可出现于 HBsAg 阴性急性肝炎中;④诊断活动性 HBV 感染有效标志;⑤用于治疗药物选择及考核疗效的指标。

(7) **HBsAg-IgM 复合物**　在肝免疫损害中起重要作用,是①乙型肝炎早期血清学诊断和判断预后的重要标志;②持续阳性表示疾病转为慢性;③为肝严重受损的标志;④在乙型肝炎急性期、慢性活动期肝炎和活动性肝硬化检出率高;⑤HBsAg-IgM 和抗 HBc－IgM 同时为阴性有利于非乙型肝炎的诊断;⑥HBsAg-IgM 复合物阳性对肝外器官合并病变如乙型肝炎性肾炎和多发性关节炎等有参考意义。

(8) **HBV DNA 前 S$_2$**　前 S$_2$ 是 HBV DNA 中的片断,可刺激抗体产生 HBV 的中和抗体,对 HBsAg 的免疫原性有增强作用。前 S$_2$ 阳性表示在肝内复制和有传染性。抗前 S$_2$ 是疾病恢复的早期标志,比抗 HBe 出现早。

3. 血清丙型肝炎病毒检查　丙型肝炎病毒(HCV)检测的意义:①可用 ELISA 法测抗 HCV 抗体但出现晚,多用于献血员筛选;②检查抗 HCV 核心抗体可用于早期诊断;③测定 IgM 抗 HCV 是判断病情活动性指标之一;④用聚合酶链反应法(PCR)检查 HCV－DNA,可检测标本中微量的 HCV。

4. 血清丁型、戊型和庚型等肝炎病毒检查　丁型肝炎(HDV)、戊型肝炎(HEV)和庚型肝炎(HGV)为近年发现的各型肝炎病毒,可通过免疫电镜技术,直接检测病毒抗原或检测特异性抗体的方法协助诊断。

五、血清甲胎蛋白测定

甲胎蛋白(AFP)是胎儿发育早期的一种血清糖蛋白,正常情况下,仅存在于胎儿血清中,主要由卵黄囊和肝细胞合成,出生后几周内消失,正常人血清为阴性(25 μg/L)。血清 AFP 升高主要见于:原发性肝癌患者;也可见部分消化道肿瘤、支气管肿瘤及卵巢畸胎瘤等病人增高。原发性肝癌 AFP 检测阳性率可达 70% 以上,EIA 测定一般在 400 μg/L 以上。部分良性疾病患者 AFP 亦可轻度升高,可进行 AFP 糖链异质体分析,以提高检出率。动态观察 AFP 变化对判断病情预后和疗效有重要意义。

第六节　痰　液　检　查

痰液由肺泡、支气管、气管所产生的分泌物,正常人量少,且透明、水样、含黏液和少量白细

胞。当呼吸道黏膜受各种致病因素的刺激时,分泌量增多,此时痰液中除含大量黏液、炎性渗出物外,还含有许多病理成分,如致病菌、寄生虫及虫卵、血液、肿瘤细胞等。因此,痰液检查主要用于呼吸道炎症、肺结核、肺寄生虫病、肺部肿瘤等疾病的诊断。

【标本采集方法】

(1) **自然咳痰收集法** 漱口后用力自深部咳出痰液,用不渗不漏的清洁容器收集,根据实验目的不同而选用不同的时间和收集不同的量。①一般检查可留取清晨第一口痰;②作细胞学检查可即时留取新鲜痰;③浓集法查抗酸杆菌留取 12 小时痰,且痰量不少于 5 ml;④观察痰量分层现象,留取 24 小时痰于无色广口瓶内。

(2) **超声雾化吸入引痰法** 适于不能自然咳嗽者,雾化吸入可收到促咳、促分泌的效果,获取较好的痰标本,特别适于细胞学检查。

(3) **纤维支气管镜收集法** 用无菌生理盐水对肺泡进行灌洗,收集支气管肺泡灌洗液,主要用于做细胞学检查、生物化学及免疫学检查。

(一) 一般性状检查

(1) **痰量** 急性呼吸道感染痰量较少;慢性炎症和肺脓肿及支气管扩张症继发感染、空洞型肺结核痰量较多;肺水肿、肺瘀血病人痰量很多。

(2) **外观性状** ①黏液痰见于支气管炎、早期肺炎等,呈黏稠、无色或半透明灰白色;②浆液性痰见于肺水肿,呈粉红色、稀薄、泡沫状;③脓痰见于支气管扩张症、慢性支气管炎、肺脓疡、空洞型肺结核、穿透性脓胸等,可呈黄色、绿色、棕褐色混浊黏稠状;④血性痰见于肺癌、肺结核、支气管扩张症、肺吸虫病,呈红色;⑤铁锈色痰见于大叶性肺炎。

(3) **气味** 晚期肺癌有恶臭,厌氧杆菌感染有显著臭味。

(4) **目视可见的病理性有形成分** ①支气管管型,咳出时呈灰白色团块状,置水中展开后呈树枝状,是纤维蛋白和黏液在支气管内凝集而成,常见于支气管炎和肺炎球菌肺炎痰中;②干酪块,呈豆渣样,是肺组织坏死产物,见于肺结核;③肺吸虫病病人痰中偶见肺吸虫。

(二) 显微镜检查

(1) **未染色标本检查** 挑起新鲜痰液的异常部分作生理盐水涂片,有意义的病理成分:①成堆大量的脓细胞见于肺部感染,肺癌;②红细胞见于肺结核、肺癌、支气管扩张症咯血及呼吸道炎症时;③寄生虫及虫卵,如阿米巴肺脓肿可找到阿米巴滋养体、肺吸虫病可找到虫卵等。

(2) **Gram 染色标本** 查找优势细菌,并可区分病原菌的类型,如 Gram 阳性菌或 Gram 阴性菌,检出的肺炎球菌、链球菌、葡萄球菌和肺炎杆菌等,结合临床对呼吸道感染的诊断有参考意义。

(3) **抗酸染色标本** 可检出抗酸菌辅助诊断肺结核,如为阳性,结合临床及 X 线检查等,可诊断开放性肺结核。

(4) **H - E 染色标本** 可查出肺部肿瘤细胞,是诊断肺癌的有力证据。

(三) 细菌培养及药敏试验

可确定感染的病原体,并选择有效的药物进行治疗。

第七节　脑脊液检查

脑脊液(cerebrospinal fluid，CSF)主要产生于脑室脉络丛，分布于脑室及蛛网膜下隙内，大部分经脑蛛网膜绒毛吸收至上矢状窦而返回静脉。正常脑脊液容量成人约为90~150 ml，新生儿约为10~60 ml。在病理情况下，脉络丛的通透性发生异常，血脑屏障受到破坏，或从病变组织产生的病理物质进入脑脊液，均使脑脊液的成分发生改变。因此，脑脊液检查对中枢神经系统疾病的诊断有极为重要的临床价值。

【检查适应证】　有脑膜刺激症状；疑有颅内出血；有剧烈头痛、昏迷、抽搐或瘫痪而疑有中枢神经系统疾病；中枢神经系统恶性肿瘤；脱(神经)髓鞘疾病；中枢神经系统疾病进行椎管内给药治疗、手术前进行腰麻、造影等。

【检查禁忌证】　对怀疑有颅内压力明显升高、视神经乳头水肿或有脑疝先兆者，不宜作腰椎穿刺脑脊液检查，以避免诱发脑疝。如必须检查时，应先进行降低颅内压处理，然后缓慢滴出少许脑脊液。此外，患者处于休克、衰竭或濒危状态，以及穿刺部位皮肤有炎症者亦不宜作腰椎穿刺。

【标本采集方法】　脑脊液标本一般由医生以无菌法腰椎穿刺术采集。穿刺过程中出现脑疝症状时，应立即停止放液，并迅速向椎管内回注生理盐水10~20 ml。腰椎间隙为常用穿刺部位，特殊情况下还可以采用小脑延髓池穿刺或侧脑室穿刺。穿刺后，先作压力测定。然后将脑脊液分别收集于已编号的3支小试管中，每管1~2 ml。第1管可能含少量红细胞，用于细菌学检查；第2管用于临床化学或免疫学检查；第3管用于一般性状检查和显微镜检查。标本采集后立即送检，一般不超过1小时。

【检验项目及临床意义】　见表6-7。

表6-7　　　　　　　　　　常见中枢神经系统疾病的脑脊液特点

	压力	外观	凝固	细胞数 ($\times 10^6$/L)	主要细胞	蛋白质	糖	氯化物
化脓性脑膜炎	↑↑	混浊	凝块	＞200	中性粒细胞	↑↑	↓	↓
结核性脑膜炎	↑或↑↑	透明或混浊	形成薄膜	＜200	早期为中性粒细胞，中晚期为淋巴细胞	↑	↓	↓↓
病毒性脑膜炎	↑	透明	(—)	轻度增高	早期为中性粒细胞，晚期以淋巴细胞为主	轻度增高	正常	正常
新型隐球菌脑膜炎	↑	透明或微混	(±)	轻度增高	淋巴细胞	↑	↓	↓
脑瘤	↑	透明	(—)	正常或轻度↑	淋巴细胞	轻度	正常	正常

1. 一般性状检查

1) **颜色** 正常脑脊液无色。病理状态下可有不同颜色改变。

(1) 红色 主要见于脑及蛛网膜下隙出血或由穿刺损伤引起。3管标本的颜色前者红色一致,后者红色逐渐变淡。

(2) 黄色 见于脑及蛛网膜下隙陈旧性出血、椎管阻塞(如髓外肿瘤)、重症黄疸。

(3) 乳白色 多因白细胞增加所致,常见于各种化脓性脑膜炎。

2) **透明度** 正常脑脊液清晰透明。当含较多的细胞或细菌时,可变混浊。病毒性脑膜炎、流行性乙型脑炎、神经梅毒等疾病时,脑脊液中细胞数轻度增加,可呈清晰或微浊。结核性脑膜炎时,可呈毛玻璃样混浊。化脓性脑膜炎时,常呈现明显混浊。

3) **凝固性** 正常脑脊液不含纤维蛋白原,不会凝固。当脑脊液中炎症渗出物纤维蛋白原增多时可形成凝块。结核性脑膜炎时,脑脊液放置12~24小时后,可见液面形成纤细的网状薄膜。急性化脓性脑膜炎时,脑脊液静置1~2小时后即可出现凝块。

2. 化学检查

1) **蛋白质检查**

(1) 蛋白质定性试验 Pandy定性试验是检测脑脊液中是否有球蛋白增加的试验。正常人为阴性。

(2) 蛋白质定量测定 脑脊液中蛋白质与生物碱等蛋白质沉淀剂作用产生混浊,用光电比色计或分光光度计进行比浊,测得蛋白质含量。儿童正常为0.20~0.40 g/L,成人正常为0.15~0.45 g/L。增高见于:①神经系统感染性疾病,如化脓性脑膜炎、结核性脑膜炎时明显增高,病毒性脑膜炎、流行性乙型脑炎轻度增高;②颅内和蛛网膜下隙出血,见于高血压合并动脉硬化、脑血管畸形、动脉瘤、脑肿瘤等;③蛛网膜下隙梗阻;④颅内占位性病变,如脑肿瘤、脑脓肿及颅内血肿;⑤损伤性腰椎穿刺;⑥其他疾病,如糖尿病性神经病变、药物中毒(乙醇、苯妥因等)、脱水等。

2) **葡萄糖测定** 正常情况下,健康人脑脊液葡萄糖含量约为血糖的50%~80%,在2.5~4.4 mmol/L。减低常见于:①神经系统感染性疾病,如化脓性脑膜炎、结核性脑膜炎、新型隐球菌性脑膜炎等,病毒性脑膜炎多无明显变化;②症状性低血糖;③颅内肿瘤、结节病等。

3) **氯化物测定** 正常脑脊液中蛋白质含量较少,为维持脑脊液和血浆渗透压的平衡,脑脊液中氯化物含量较血清中为高,称Donnan平衡。参考值为120~130 mmol/L。减低见于:①结核性脑膜炎最明显,化脓性脑膜炎稍低;②大量呕吐、腹泻、脱水等血氯降低时。

4) **酶学测定** 正常脑脊液含有多种酶,但其活性明显较血清低。神经系统有病变时,细胞内酶逸出,血-脑脊液屏障通透性改变,脑脊液中酶清除减低而致活性增高。

(1) 乳酸脱氢酶 乳酸脱氢酶(lactate dehydrogenase, LDH)正常时,活性相当于血清的1/10,增高见于细菌性脑膜炎、脑血管疾病、脑肿瘤等。

(2) 肌酸激酶 肌酸激酶(creatine kinase, CK)正常时脑型CK活性接近血浆的1/50,增高见于化脓性脑膜炎、结核性脑膜炎、脑血管疾病及脑肿瘤。

(3) 天冬氨酸氨基转移酶 天冬氨酸氨基转移酶(aspartate aminotransferase, AST)正常时活性相当于血清的1/4,增高见于化脓性脑膜炎、结核性脑膜炎、脑血管疾病及脑肿瘤。

（4）腺苷脱氨酶　腺苷脱氨酶（adenosine deaminase，ADA）正常时为 0～8 U/L，结核性脑膜炎时，明显增高。

3. 显微镜检查

1）红细胞　正常脑脊液一般无红细胞，在蛛网膜下隙出血或腰椎穿刺损伤血管时，可有大量红细胞出现。

2）白细胞计数及分类　成人$(0～8)×10^6$/L，儿童$(0～15)×10^6$/L。正常脑脊液含少量淋巴细胞和单核细胞，二者之比约为 7∶3。白细胞增多是中枢神经系统炎症的重要指标。中性粒细胞增多见于化脓性脑膜炎、流行性脑脊髓膜炎及结核性脑膜炎的急性期；淋巴细胞增多见于结核性脑膜炎、病毒性脑炎、真菌性脑膜炎等。

3）细胞学检查　脑脊液中查到肿瘤细胞和白血病细胞，对中枢神经恶性肿瘤和脑膜白血病的诊断有重要意义。

4）病原体检查　正常脑脊液中无细菌，病理情况下如细菌性脑膜炎等可发现病原菌。

4. 其他检查

1）病原体培养　直接涂片如未找到病原体，又高度怀疑有中枢神经系统感染时，应做病原体培养检查。

2）原虫和真菌检查　弓形虫病可在脑脊液中找到弓形虫；可用墨汁染色寻找隐球菌性脑膜炎脑脊液中的真菌孢子。

第八节　浆膜腔积液检查

人体浆膜腔包括胸腔、腹腔、心包腔等，正常仅含少量浆液以湿润脏器表面，起减少脏器间摩擦的作用。当浆膜发生病理改变如炎症、循环障碍、恶性肿瘤时，浆膜分泌浆液量增多并积聚在浆膜腔内，形成浆膜腔积液，其性质也发生了变化。检测浆膜腔积液的变化，对相关部位疾病的诊断起重要的作用。

标本采集的方法参见本系列教材《临床护理技能操作规程》，标本采集后分 2 瓶，其中 1 瓶要加 EDTA 抗凝，每瓶不少于 50～100 ml。为防止凝固和细胞自溶，标本要立即送检。

1. 积液的分类　根据病因和积液的性质，将浆膜腔积液分为以下 3 种。

（1）漏出液　多为非炎性积液。引起的病因：①血浆胶体渗透压降低（白蛋白减少）常见于重度营养不良、肾病综合征、晚期肝硬化、重度贫血；②由静脉回流受阻和心力衰竭引起的毛细血管内压力增高；③丝虫阻塞和肿瘤压迫淋巴管，引起淋巴回流受阻等，均可引起漏出液。

（2）渗出液　多为炎症性积液，引起的原因多数为细菌感染，也可由非感染因素如外伤、恶性肿瘤或受胆汁、血液、胃液、胰液等刺激引起。上述因素引起浆膜通透性增大，使液体大分子蛋白和细胞渗出增多。

（3）中间型积液　某些检查结果介于渗出液和漏出液之间，其形成原因可能由于：①漏出液继发感染；②漏出液长期滞留，反复穿刺或药物等致使积液浓缩；③漏出液含多量血液，其纤维蛋白含量增高；④浆膜原发性肿瘤等。

2. 检查项目 浆膜腔积液检查的目的,其一是鉴别积液的类型,其二要寻找病原,如查细菌、寄生虫和肿瘤细胞等。浆膜腔积液检查的项目除与脑脊液检查相同的一些项目外,尚有Rivalta 试验、肿瘤标志物如癌胚抗原(CEA)、C-反应蛋白(CRP)和乳酸脱氢酶(LDH)等,用以协助鉴别积液的类型和诊断恶性肿瘤。

(1) Rivalta 试验 又称黏蛋白定性试验,漏出液为阴性,渗出液为阳性。

(2) CRP 测定 CRP 由肝脏合成,是一典型时相反应蛋白,目前多采用免疫学方法进行测定。以 10 mg/L 作为其临界值,CRP≤10 mg/L 为漏出液,CRP>10 mg/L 为渗出液,用于鉴别积液的性质,其敏感性、特异性和准确性均>80%。

(3) LDH 测定 LDH 活性增高为渗出液,LDH 活性降低为漏出液。

(4) CEA 测定 CEA 是一种酸性糖蛋白,正常人<2.5 μg/L,肿瘤病人癌基因活化,故CEA 分泌增多,且积液中较血清中明显增高,用于协助恶性肿瘤的诊断。

3. 漏出液和渗出液的鉴别 可根据上述检查加以鉴别。应该指出,单项检查有时很难下结论,应根据病因、临床症状及各项检查综合分析加以判断(表 6-8)。

表 6-8 漏出液与渗出液鉴别要点

	漏 出 液	渗 出 液
原因	非炎症	炎症、肿瘤、理化刺激
外观	淡黄、浆液性	不定、黄色、血性、脓性
混浊度	透明或微混	大多混浊
相对密度	<1.018	>1.018
凝固性	不凝固	能自凝
Rivalta 试验	阴性	阳性
蛋白总量	≤25 g/L	≥30 g/L
有核细胞总数	<0.1×10^9/L	>0.5×10^9/L
有核细胞分类计数	以淋巴和间皮细胞为主	急性感染以中性粒细胞为主、慢性感染以淋巴细胞为主、肿瘤可找到肿瘤细胞
细菌检查	无	可找到病菌
CRP	<10 mg/L	>10 mg/L
LDH 活性	减低	增高

第九节 临床常用生物化学检查

一、血清电解质测定

体液中的电解质主要有钾、钠、氯、钙、镁、碳酸盐等,它们在维持体液中的酸碱平衡、渗透

压平衡、水平衡和神经、肌肉组织正常应激性以及酶的催化作用等方面起着重要作用。

【标本采集方法】 抽取空腹静脉血 2～3 ml,注入干燥试管中送检,不抗凝。

1. 血清钾测定 钾(K^+)的主要生理功能是维持细胞内液的渗透压平衡,保证神经肌肉的正常应激性。血清钾测定实为细胞外钾浓度测定,在一定程度上也可反映体内钾总量水平。由于红细胞内钾含量是细胞外钾含量的 50 倍,因此在采集血标本时,应严格防止溶血,以免影响检验效果。血清钾测定常用电极法、火焰光度分析法等。

【参考值】 4.1～5.6 mmol/L。

【临床意义】

(1) 血清钾增高 见于:①肾功能不全,由于肾功能严重受损、尿少或尿闭、体内的钾不能经肾排出体外;又因肾组织细胞破坏致使细胞内钾进入细胞外液促使钾的增高。②肾上腺皮质激素减少,由于肾的排钾减少、排钠增多,故血清钾升高血清钠降低。③摄入或注射人量钾盐,超过肾的排钾能力,尤其是当肾排钾功能降低时更易发生高血钾。④严重溶血或组织损伤,由于红细胞或肌肉组织内的钾进入细胞外液使血清钾增高。⑤组织缺氧,当呼吸或循环功能不全或手术麻醉时间过长、代谢性酸中毒等可导致组织缺氧,致使细胞内钾进入细胞外液发生高血钾。

(2) 血清钾降低 见于:①钾盐摄入不足,如长期低钾饮食等。②钾丢失过多,如严重呕吐、腹泻或胃肠减压,使用排钾利尿剂及肾上腺皮质激素等;肾上腺皮质功能亢进或醛固酮增多症;恶性肿瘤等消耗性疾病细胞分解过多;代谢性碱中毒、肾排钾增多。③钾的分布异常,心功能不全、肾性水肿或输入无钾液体,细胞外液稀释,血钾降低;大量应用胰岛素促使葡萄糖利用或形成糖原时,细胞外钾大量移入细胞内致使血清钾降低。④家族性周期性麻痹、棉籽油中毒等。

2. 血清钠的测定 钠(Na^+)是血浆中主要阳离子,其主要功能是维持渗透压和酸碱平衡,并有增强肌肉兴奋性的作用。

【参考值】 135～144 mmol/L。

【临床意义】

(1) 血清钠增高 见于氯化物摄入量过多,或静脉输入过量氯化钠。

(2) 血清钠降低 见于:①丢失过多,如严重呕吐、腹泻或胃肠造瘘后,及胃肠减压等。②慢性肾炎并发尿毒症或糖尿病酮症酸中毒尿钠排出过多致血钠降低。③慢性肾上腺皮质功能不全时,钠经尿排出增多,血清钠降低。④大量使用利尿剂,使大量钠离子随尿排出,特别见于长期限制钠盐的心脏功能不全或肾疾病患者,易引起低血钠。⑤大面积烧伤时,血浆大量外渗失钠过多;广泛性炎症如大叶性肺炎时,肺泡内渗出物中含大量钠,致使血钠降低。⑥大量抽取腹水或出汗过多亦可丢失钠使血钠降低。

3. 血清氯测定 氯(Cl)是细胞外液中最主要的阴离子,它与钠离子一起对调节机体的酸碱平衡、渗透压及水电解质平衡具有重要作用。

【参考值】 98～106 mmol/L。

【临床意义】 血清氯离子变化与钠离子基本呈平行关系。低钠血症常伴有低氯血症,但

当大量损失胃液时,才以失氯为主而失钠很少,若大量丢失肠液时,则失钠甚多而失氯较少。

4. 血清钙测定　人体中的钙(Ca^{2+})有 99% 存在于骨骼中,骨骼中的磷酸钙与体液中之 Ca^{2+} 及磷酸根离子(HPO_4^{2-})呈动态平衡,不断地由沉淀到溶解,互相转换。血钙几乎全部存在于血清中,血清钙是指扩散型钙与非扩散型钙的总和。血钙含量虽然很低,仅为人体内钙含量的 0.1%,但却发挥着降低毛细血管壁及细胞膜的通透性、参与肌肉收缩与兴奋性、传导神经冲动等生理作用。

【参考值】　成年人血清总钙 2.2~2.7 mmol/L;婴儿 2.5~3.0 mmol/L。

成人离子钙 1.10~1.4 mmol/L。

【临床意义】

(1) 血清钙增高　见于甲状腺功能亢进,因甲状腺素可使骨钙溶解释放入血,并促进肾小管对钙重吸收;维生素 D 过多症;骨肿瘤如多发性骨髓瘤、骨转移癌等。

(2) 血清钙降低　见于婴儿手足抽搐症及骨质软化症、甲状腺功能减退、钙或维生素 D 摄取量不足或吸收不良,如长期低钙饮食、腹泻、阻塞性黄疸、急性坏死性胰腺炎或妊娠后期等;肾疾病如慢性肾炎尿毒症等。

5. 血清无机磷测定　血清磷(POS)以无机磷及有机磷两种形式存在于人体内,70%~80% 磷以不溶解的磷酸钙形式存在于骨骼中,其余的构成重要的有机化合物,如磷脂、核苷酸等存在于体内。磷具有重要生理功能,参加糖、脂类及氨基酸代谢,并构成转运能量的物质。无机磷主要以磷酸盐形式存在,构成血液的缓冲系统。

【参考值】　比色法,成人:1.0~1.6 mmol/L;儿童:1.29~2.10 mmol/L。

【临床意义】

(1) 血清磷增高　见于甲状旁腺功能减退、多发性骨髓瘤及骨折愈合期、摄入过多量维生素 D、重症肝炎、粒细胞白血病等。

(2) 血清磷降低　见于甲状旁腺功能亢进、磷吸收不良、活动性佝偻病、重症糖尿病、输入大量葡萄糖后,胰岛素过多,糖利用增加需要大量无机磷酸盐促使血磷下降。

二、血清铁及有关成分测定

铁(Fe^{2+})是人体不可缺少的元素,具有重要的生理功能。临床上评价铁代谢情况需用血液学和生物化学两种指标,常用的生化指标有如下 3 种。

【标本采集方法】

抽取空腹静脉血 2~3 ml,注入干燥试管中送检,不抗凝。

1. 血清铁测定　血清铁试验是测定血清中与蛋白质(主要为转铁蛋白)结合的铁量,其量不仅决定于血清中的铁含量,还受转铁蛋白浓度的影响。血浆中的铁属于铁转运池中的一部分,运转池中的铁每天交换 10~20 次,所以,血浆中铁是处于动态中,不能完全代表体内总铁情况,有时血清铁轻度降低,而运到骨髓中铁量仍然维持正常;血清铁高,贮存铁却仍呈减少状态。

【参考值】　男性 11~27 μmol/L;儿童 9~22 μmol/L;女性 8~23 μmol/L。

【临床意义】

（1）血清铁增高　见于溶血性贫血、再生障碍性贫血、巨幼红细胞贫血、急性肝炎、铅中毒、铁剂治疗时等。

（2）血清铁降低　见于各种原因引起的缺铁性贫血，如：①饮食中长期缺乏铁或引起铁吸收障碍；②慢性失血，如痔、消化性溃疡出血等；③铁需求量增加，如幼儿生长发育期、哺乳、妊娠等；④慢性疾病并发贫血，如严重感染、肝硬化、尿毒症、恶性肿瘤、类风湿等。

2. 血清总铁结合力测定　血清总铁结合力（TIBC）是间接测定血清中转铁蛋白含量的试验。于血清中加入过量铁，使蛋白质完全被铁饱和，除去未结合铁后，再测定血清中铁含量结果即为 TIBC。

【参考值】　男性 $45 \sim 77\ \mu mol/L$；女性 $35 \sim 77\ \mu mol/L$。

【临床意义】　血清 TIBC 增加常见于慢性铁缺乏时，在血清铁降低，甚至在降低之前，血清TIBC 即可升高，因此，血清铁降低而 TIBC 增高提示有缺铁的可能性。血清总铁结合力降低主要见于上述各种引起血清铁降低的慢性疾病。

3. 血清铁蛋白测定　人血清中存在着微量的铁蛋白，其浓度随体内储存铁的多少而变化，正常人体内铁蛋白与储存的铁呈正相关。铁蛋白能反映体内储存铁的状况。

【参考值】　男性 $15 \sim 200\ \mu g/L$；女性 $12 \sim 150\ \mu g/L$。

【临床意义】

（1）血清铁蛋白增高　见于体内铁负荷过多，肝功能受损，传染病，恶性肿瘤如肝癌、肺癌、胰腺癌、白血病等，由于肿瘤细胞合成铁蛋白增加致铁蛋白增高。

（2）血清铁蛋白降低　见于营养不良、缺铁性贫血、肝脏疾病晚期等。

三、心肌损害相关实验室检查

心肌细胞内含有丰富的酶类，它们参与细胞的能量代谢，维持心脏的生理活动的功能。当心肌细胞受损时，心肌细胞中某些酶或结构蛋白可释放入血液循环，引起血清酶活力不同程度的增高，测定其活力，可反映心肌损伤情况。

【标本采集方法】
抽取空腹静脉血 $2 \sim 3\ ml$，注入干燥试管中送检，不抗凝。

1. 肌酸激酶测定

肌酸激酶（CK）广泛地存在于各组织中，与 ATP 的再生有关，维持细胞内 ATP 浓度。CK是由 M 和 B 两种亚单位组成的二聚体，在细胞质内有 3 种同工酶，MM（肌型）、BB（脑型）、MB（心肌型）。其中 CK - MB 在心肌中含量最高。

【参考值】　CK 总活性（酶偶联法，$37℃$）：男性 $38 \sim 174\ U/L$，女性 $26 \sim 140\ U/L$。

CK 同工酶（琼脂糖凝胶电泳法，活性）：CK - MM $94\% \sim 96\%$；CK - MB $< 5\%$；CK - BB0或极少；CK - $MB_1 < 0.71\ U/L$；CK - $MB_2 < 1.0\ U/L$；$MB_2/MB_1 < 1.4$。

【临床意义】　CK 主要存在于骨骼肌和心肌，在脑组织中也有少量存在。各种类型进行性肌萎缩时，血清 CK 活性均可增高。神经因素引起的肌萎缩如脊髓灰质炎时活力正常，皮肌炎

时可轻度或中度增高。急性心肌梗死(AMI)后 4～6 小时就开始增高,可高达正常上限的 10～12 倍,3～4 天后恢复正常水平。CK - MB 同工酶在心肌梗死早期即可增高且可较总活性增高为早。CK 增高还见于脑血管疾病、脑膜炎、甲状腺功能低下等病人,尚应注意到一些非疾病因素如剧烈运动、各种插管手术、肌肉注射抗生素等也引起 CK 增高。

2. 血清乳酸脱氢酶测定　乳酸脱氢酶(LDH)是由 M 和 H 两种亚单位组成的四聚体。

【参考值】　比色法　190～310 U/L;速率法　100～240 U/L(37℃);Wrobleski 法 150～450 U/ml。

【临床意义】　心肌梗死 48～72 小时 LDH 开始增高可持续 10～14 天,心肌炎、心包炎伴肝瘀血时 LDH 活力可中度增高;肝病、恶性肿瘤、血液疾病、肌病和肾疾病也可增高。心肌梗塞时同工酶的 $LDH_1/LDH_2 \geqslant 1$,以 LDH_1 增高为主。

3. 肌红蛋白测定　肌红蛋白(Mb)是一种低分子含血红素的蛋白质,存在于骨骼肌和心肌细胞中,AMI 后心肌组织中的 Mb 进入血液循环中,并经肾脏从尿中排出。因此,测定血清及尿液中的 Mb 对 AMI 诊断具有重要价值。

【参考值】　成人男性<80 μg/L,成人女性<60 μg/L;儿童其值很低。

【临床意义】　冠状动脉阻塞后 2 小时,血中 Mb 开始上升,在 AMI 发作 3～15 小时达高峰值。

4. 肌钙蛋白测定　肌钙蛋白是心肌内的调节蛋白复合物,有 3 种亚单位 TnT,TnI 及 TnC,肌钙蛋白I(cTnI)是其中一种。当心肌损伤时,在血中出现较早,是反映心肌损害的较敏感、较特异的诊断指标。

【参考值】　正常人<0.1 μg/L,阳性决定水平>0.2 μg/L。

【临床意义】　cTnI 在 AMI 胸痛发生 2～8 小时开始增高,发病 10～12 小时检测均增高,受损心肌细胞内的 cTnI 有一较长的释放时间,在 AMI 发生的 5～7 天时仍能通过血清 cTnI 测定进一步确诊;cTnI 除可用于 AMI 诊断外,对于不稳定的心绞痛当急性心肌缺血发作时可测出的心肌微小损伤;测定 cTnI 对于外科手术病人、心力衰竭、肾衰竭病人、肌肉疾病等并发心肌损害的诊断有帮助。

四、血脂测定

人体血中脂类主要有胆固醇、三酰甘油、磷脂和游离脂肪酸,血脂质与蛋白质结合而存在,称脂蛋白。

【标本采集方法】　抽取空腹静脉血 2～3 ml,注入干燥试管中送检,不抗凝。

1. 血脂总胆固醇测定　胆固醇(TCh)是所有细胞膜与亚细胞膜的重要构成成分,又是胆汁酸及类固醇激素合成的原料或前体,其合成和储存主要在肝内,经胆汁随粪便排出体外。人体内胆固醇来源分外源性和内源性。外源性来自食物;内源性主要由肝、皮肤及小肠黏膜等组织合成,以肝的合成能力最强。

组织与血浆中所有胆固醇处于经常交换状态,其交换率因组织而异。由于胆固醇不断地进入与流出血液,所以血浆胆固醇不仅反映胆固醇摄取与合成的情况,还反映携带胆固醇的各

种蛋白质的合成速度以及影响蛋白代谢的受体情况。胆固醇存在于所有血浆脂蛋白中,但空腹血浆标本中 60％的胆固醇存在于低密度脂蛋白中。血浆总胆固醇的 2/3 与长链脂肪结合为胆固醇脂。

【参考值】　酶法,成人 2.83～6.0 mmol/L;儿童 3.1～5.2 mmol/L。

【临床意义】

(1) 血清总胆固醇升高　轻度增高为 5.17～6.47 mmol/L;高胆固醇血症为≥6.47 mmol/L;严重高胆固醇血症为≥7.76 mmol/L。

总胆固醇增高见于:①长期高胆固醇、高饱和脂肪和高热量饮食,肝内合成胆固醇增多;②胆道梗阻如胆道结石、肝脏肿瘤、胰头癌等胆汁排出减少,胆固醇增高;③高胆固醇是冠心病主要危险因素之一,动脉粥样硬化症病人,胆固醇可增高;④其他如糖尿病、肾病综合征、甲状腺功能减退、脂肪肝等均可出现胆固醇增高。

(2) 血清总胆固醇降低　见于,①严重肝病如肝细胞性黄疸、门静脉性肝硬化晚期等;②慢性消化性疾病、营养不良;③甲状腺功能亢进等。

2. 血清三酰甘油测定　三酰甘油(TG)是血中脂类的主要成分,其主要功能是为细胞提供能量。体内的三酰甘油有来自食物的即外源性和体内合成即内源性两条途径,由于其不溶于水,在血浆转运中与其他极性较强的物质,如磷脂、蛋白质、胆固醇等合成大分子脂蛋白,任何时间内,血浆三酰甘油都处于交换之中,并保持动态平衡,进入的多,清除的多。因此,血浆三酰甘油增高则可能由于进入速度增加或清除速度下降引起。

【参考值】　0.25～1.35 mmol/L。

【临床意义】

(1) TG 增高　2.3～4.5 mmol/L,为边缘性增高;高 TG 血症>4.5 mmol/L;胰腺炎高危;>11.3 mmol/L。伴有 TG 增高的见于,①食物中摄取脂肪过多;②肝脏疾病后从糖和游离脂肪中产生过多;③遗传性家族性高脂血症由脂蛋白酶缺乏所致;④肥胖症,体力活动减少,酗酒后等;⑤血中三酰甘油以乳糜微粒和前脂蛋白中含量最高,与动脉粥样硬化形成有关;脑血管血栓,心肌梗塞病人常见三酰甘油增高;⑥其他如肾病综合征、甲状腺功能减退症、糖尿病、胰腺炎等;⑦妊娠和口服避孕药。

(2) 伴有 TG 减少的疾病　甲状腺功能亢进症、营养不良综合征、先天性无脂蛋白血症等。

3. 脂蛋白测定

1) 高密度脂蛋白胆固醇(HDL‐Ch)测定

【参考值】　男性 1.07～1.73 mmol/L;女性 1.26～1.90 mmol/L(过氧化物酶清除法测定)。

【临床意义】　临床通常为 0.9 mmol/L 以下为明显降低。由于 HDL 可将沉积在血管壁的胆固醇逆向转运至肝而除去,因此 HDL 是一种保护因子,有抗动脉粥样硬化作用。HDL 降低多见于脑血管病、糖尿病、肝炎、肝硬化等患者,高 TG 血症往往伴以低 HDL‐Ch,肥胖者HDL‐Ch多偏低,吸烟可使 HDL‐Ch 下降,少量饮酒及长期体力活动可使 HDL‐Ch 升高。

2) 低密度脂蛋白胆固醇(LDL‐Ch)测定　LDL 是胆固醇的主要携带者,如 LDL 在动脉

内膜下积累易形成动脉粥样硬化症。

【参考值】 BDL-Ch水平随年龄而上升,中老年人平均为2.1~3.1 mmol/L,聚乙烯硫酸选择沉淀法一般以<3.36 mmol/L为合适水平,>4.14 mmol/L以上为发生动脉粥样硬化的潜在危险水平。

【临床意义】 LDL-Ch为致动脉硬化因子,在总胆固醇中如LDL-Ch所占比例越多则发生动脉粥样硬化的危险性越高。

五、甲状腺功能检查

【标本采集方法】 抽取空腹静脉血2~3 ml,注入干燥试管中送检,不抗凝。

1. 血清T_3、T_4测定

【参考值】 T_3 1.4~3.4 nmol/L(0.9~2.2 ng/ml);T_4 64~154 nmol/L(5~12 μg/dl)。

【临床意义】 在甲状腺功能亢进时T_3和T_4均增高,甲状腺功能减低时均降低,但在T_3型甲状腺功能亢进时仅见T_3增高,而T_4正常;在甲状腺功能亢进早期或复发的初期,T_3可在T_4尚未升高前增高;而在甲状腺全切除术后及地方性甲状腺肿病人,T_4有时可降低而T_3正常或增高,但临床无明显甲状腺功能减退的表现。

2. 血清游离T_3和游离T_4测定 甲状腺激素直接发挥生理效应的是血循环中游离T_3(FT_3)、游离T_4(FT_4),它不受甲状腺球蛋白(TBG)改变的影响,因此测定FT_4或FT_3,对了解甲状腺功能比测定T_3或T_4更有意义。

【参考值】 正常成年人FT_3 6.0~11.4 pmol/L;FT_4 25.5~38.5 pmol/L。

【临床意义】 甲状腺功能亢进症,FT_3和FT_4升高,甲状腺功能减退时降低。

3. 血清促甲状腺激素测定 血清促甲状腺激素(TSH)是腺垂体分泌的一种糖蛋白激素,含有α、β两个亚单位,主要作用于甲状腺,调节甲状腺功能,促使甲状腺细胞的增生和甲状腺激素的合成和释放,检测血清中TSH浓度,有助于进一步了解甲状腺的功能。

【参考值】 2~10 mU/L(2~10 mU/ml)。

【临床意义】 血清TSH测定是诊断轻度和早期甲状腺功能减退症的灵敏指标,且有助于鉴别原发或继发性甲状腺功能减退。

TSH增高见于原发性甲状腺功能减退、慢性淋巴性甲状腺炎、缺碘性地方性甲状腺肿、单纯性甲状腺肿、下丘脑性甲状腺功能亢进、同位素治疗或手术后。

TSH降低见于腺垂体功能减退症继发性甲状腺功能减退;甲状腺功能亢进时,血液中甲状腺激素过多,通过负反馈抑制了TSH的分泌过量;使用甲状腺制剂等。

六、糖尿病相关检查

糖尿病是一组病因尚不完全清楚的慢性内分泌代谢障碍性疾病,主要病理生理是由于胰岛素不足或(和)胰岛素抵抗引起的糖、脂肪、蛋白质、水和电解质一系列代谢紊乱。临床以高血糖为主要标志,并可引起多种急慢性并发症。

【标本采集方法】 抽取空腹静脉血1 ml,注入干燥试管中送检,不抗凝。

1. 血浆葡萄糖测定 糖是人体主要供给能量的物质。胰岛素是调节血糖的主要激素。血糖除明显地受饮食影响外,还与取血部位、测定方法有关。毛细血管血、动脉血高于静脉血。血糖测定方法有邻甲苯胺化学法、氧电极法等。

【参考值】 邻甲苯胺法,空腹血浆葡萄糖为 4.4～6.7 mmol/L(80～120 mg/dl)。

【临床意义】

1) 血糖增高 生理性高血糖见于饭后 0.5～1 小时,摄入高糖食物后。病理性高血糖见于胰岛细胞损害导致胰岛素分泌减少、缺如或利用障碍的代谢性疾病,如 2 型糖尿病,继发于肢端肥大、库欣病、嗜铬细胞瘤等对抗胰岛素激素增多的疾病,颅内压增高如颅脑外伤、颅内出血、脑膜炎等应激反应时也可引起血糖短时升高。

2) 血糖降低 ①生理性低血糖,饥饿和剧烈运动。②病理性低血糖,胰岛细胞增生或肿瘤等,使胰岛素分泌过多;腺垂体功能减退、肾上腺皮质功能减退和甲状腺功能减退等由于对抗胰岛素的激素减少使胰岛素敏感性增加;严重肝病病人由于肝糖原储存及糖异生等功能低下,肝不能有效地调节血糖,导致血糖降低。

2. 口服葡萄糖耐量试验 口服葡萄糖耐量试验是诊断糖尿病的重要检测指标,方法为口服 75 g 葡萄糖后,1/2、1、2、3 小时各测血糖 1 次,观察分析其动态变化即称口服葡萄糖耐量试验(OGTT)。正常人于30～60 分钟血糖达高峰,2 小时恢复至未服葡萄糖前的血糖值。糖尿病病人,因胰岛素分泌缺乏或释放迟缓,对葡萄糖的耐量减低,口服葡萄糖后,血糖增高明显,2 h后仍处于高糖水平。

【参考值】 正常人在口服葡萄糖后 0.5～1 小时血糖水平升高达峰值,在 7.78～8.89 mmol/L,2 小时后,恢复至空腹血糖值。

【临床意义】

(1) 如服糖后 2 小时,血糖测定≥11.1 mmol/L 即可诊断为糖尿病。

(2) 如服糖后 2 小时,血浆血糖>7.8～11.1 mmol/L,称为糖耐量减低。有许多因素可影响糖耐量结果:试验前 3 天因给予足够含糖饮食,每天糖摄入量不少于 150 g,否则病人处于饥饿状态,可使糖耐量降低。下午较上午易出现糖耐量降低,活动少、长期卧床、高热等均可使糖耐量试验降低,有肝脏损伤或对抗胰岛素的激素过多的疾病,如腺垂体功能亢进、库欣病、嗜铬细胞瘤等以及肥胖、使用利尿剂、糖皮质激素及用避孕药等均可影响糖耐量结果。

3. 糖化血红蛋白检测 糖化血红蛋白(CHb)是血红蛋白与葡萄糖非酶催化缩合成的,其量与血糖浓度呈正相关,且为不可逆反应。由于红细胞寿命为 120 天,因此,GHb 的水平可反映取血前8～12 周的平均血糖水平。

【参考值】 (5.23±1.44％),>6.67％者为增高。

【临床意义】 糖尿病 GHb 值较正常升高 2～3 倍且和过去 8～12 周的平均血糖值密切相关。糖尿病控制以后,GHb 的下降要比血糖和尿糖下降晚 3～4 周,是观察糖尿病长期控制是否好的重要指标,能反映 8～12 周内血糖变化。

4. 胰岛素测定 胰岛素是胰岛细胞分泌的多肽类激素,胰岛素测定用于检查胰岛功能,胰岛素定量可用于糖尿病分型及低血糖原因的检查。

【参考值】 空腹 $5\sim25\,\mu U/ml(5\sim25\,mU/L)$。

【临床意义】 胰岛分泌功能不足是导致血糖上升,形成糖尿病的主要原因。胰岛素定量可用于糖尿病分型及低血糖原因的检查,如胰岛细胞瘤等。

正常时血糖上升伴随胰岛素增加,二者分泌曲线平行,如果当血糖升高而胰岛素不同时上升或延迟增加反应属病理变化。1 型糖尿病人给糖后胰岛无反应或反应低下;2 型糖尿病人给糖后胰岛素释放迟缓,故可根据胰岛素分泌曲线作分型参考。

第十节 临床常用免疫学检查

一、血清免疫球蛋白测定

【标本采集方法】 抽取空腹静脉血 2 ml,注入干燥试管中送检,不抗凝。(下同)

1. 血清 IgG、IgA、IgM 测定 IgG 占血清中 Ig 的 $70\%\sim80\%$。血清中 80% 的抗细菌、抗病毒、抗毒素抗体属于 IgG,它是唯一能够通过胎盘的 Ig。IgA 在血清 Ig 中的含量占第 2 位,在分泌液中是最主要的 Ig。IgA 分为两种,即血清型 IgA 与分泌型 IgA(sIgA),前者占血清中 Ig 的 $10\%\sim15\%$,后者在外分泌系统中表现其重要的免疫功能;呼吸道、消化道、泌尿生殖道的淋巴样组织可合成大量的 sIgA,sIgA 与这些部位的炎症密切相关。IgM 是相对分子质量最大的 Ig,占血清 Ig 的 $5\%\sim10\%$,在机体受抗原刺激后首先出现,为最先产生的抗体,是有效的凝集和溶解细胞的因子。

【参考值】 (成人)IgG $6\sim16$ g/L;IgA $2.0\sim5.0$ g/L;IgM $0.6\sim2.0$ g/L。

【临床意义】

(1)免疫球蛋白增高 单克隆性增高,即仅有一种 Ig 增高或降低。主要见于免疫性增殖性疾病,如分泌型多发性骨髓瘤,可分别见到增多。因此,可分为 IgG、IgA、IgD、IgE 型骨髓瘤等。其中多为 IgG 型、其次为 IgA 型,IgD、IgE 型少见。

多克隆性增高,即 IgG、IgA、IgM 均增高,常见于各种慢性感染、慢性肝病(慢性活动性肝炎、原发性胆汁性肝硬化、隐匿性肝硬化)、肝癌、淋巴瘤及某些自身免疫性疾病,如 SLE 以 IgG、IgA 或 IgG、IgM 同时升高较多见,类风湿关节炎以 IgM 增高为主。

(2)免疫球蛋白降低 见于各类先天性和获得性体液免疫缺陷病、联合免疫缺陷病以及长期应用免疫抑制剂的患者,此时各类免疫球蛋白含量均降低。

2. 血清 IgE 测定

【参考值】 ELISA 法 $0.001\sim0.009$ g/L。

【临床意义】 于 IgE 型多发性骨髓瘤时含量增高,急性或慢性肝炎、各种过敏性疾病(如过敏性皮炎)、寄生虫病、SLE、类风湿关节炎患者等也可见单克隆 IgE 升高。

二、血清补体测定

1. 血清总补体溶血活性测定 亦称 50% 总补体溶血活性(CH_{50}),即测定 $C_1\sim C_9$ 总活性。

用抗羊红细胞抗体与羊红细胞结合,加入补体发生补体结合致使羊红细胞溶解,按稀释倍数计算单位。

【参考值】　0.05～0.1 U/L(50～100 U/ml)。

【临床意义】

(1) 总补体活性增高　常见于急性炎症、感染(如风湿热急性期、结节性动脉周围炎、皮肤炎、伤寒和多发性关节炎等)、癌症、骨髓瘤等。

(2) 总补体活性减低　主要见于急、慢性肾小球肾炎、膜增殖性肾小球肾炎、全身性红斑狼疮活动期等。还见于感染性心内膜炎、急性乙型病毒性肝炎、慢性肝病和遗传性血管神经性水肿等。

2. 血清 C_3 测定　C_3 是补体第三成分,是一种球蛋白,它主要由肝细胞合成与分泌,在补体系统中含量最丰富。多用单向免疫扩散法测定。

【参考值】　单向免疫扩散法:0.8～1.5 g/L;免疫比浊法:0.83～1.75 g/L。

【临床意义】

(1) C_3 增高　常见于各种急性炎症,可超过正常人一倍或更多,某些恶性肿瘤病人也可增高。

(2) C_3 降低　70%以上的急性肾小球肾炎病人 C_3 减低,C_3 含量的测定有助于对本病的诊断,尤其是对一些轻型、不典型的急性肾炎可辅佐作出诊断。链球菌感染后肾炎患者85%以上血液中 C_3 下降,而病毒性肝炎患者85%以上血液含量正常。故测定有助于急性肾炎的分型。78%狼疮性肾炎病人血液中 C_3 含量减低。当病情完全控制后恢复正常。因此,测定不仅有助于诊断,还可以判断疗效。

三、血清抗链球菌溶血素"O"测定

【参考值】　正常人为阴性,>1∶400(LAT法)为阳性。

【临床意义】　抗链球菌溶血素"O"(ASO)增多见于急性咽炎、扁桃体炎等上呼吸道感染,儿童多发,冬春季多见。增高还见于皮肤及软组织感染,如脓疮病、新生儿脐部感染等。A组溶血性链球菌所致的败血症、菌血症以及心内膜炎、脑膜炎、产褥热等疾患,ASO 均可增高,风湿性心肌炎、心包炎、风湿关节炎、急性肾小球肾炎时,滴度也可增加。

四、血清C-反应蛋白测定

C-反应蛋白(CRP)是一种由肝脏产生的急性期反应蛋白。CRP 在人体内分布甚广,胸水、腹水、心包液、关节液、血液等均可存在。它能激活补体,促进吞噬并具有其他的免疫调控作用。因能与肺炎球菌菌体 C 多糖起沉淀反应,故称 CRP。通过各种方法检测 CRP 含量对炎症、组织坏死、恶性肿瘤等诊断及疗效观察有重要参考价值。

【参考值】　血清中 CRP 含量与年龄相关。新生儿 0.1～0.6 mg/L;幼儿 0.15～1.6 mg/L;学龄儿童 0.17～2.2 mg/L;成人 0.42～5.2 mg/L;孕妇血清 CRP 含量可达4.4～46.8 mg/L。

【临床意义】 CRP 在各种急性和慢性感染、组织损伤、恶性肿瘤、心肌梗塞、手术创伤、放射线损伤等时增高,CRP 可在发病后数小时迅速增高,病情好转又迅速降至正常。CRP 不受放疗、化疗、皮质激素治疗影响。

五、自身抗体检查

1. 抗核抗体测定

【参考值】 正常人为阴性(1∶10 稀释)。

【临床意义】

(1) 当血清稀释度高于 1∶40,有临床诊断意义。

(2) 抗核抗体(ANA)阳性最多见于系统性红斑狼疮(SLE),也可见于药物(抗心律失常药如普鲁卡因酰胺,降血压药如肼苯达嗪等)所引起的胶原病重叠综合征、混合性结缔组织病(MCTD)、弥漫性硬皮病(PSS)、皮肌炎(DM)、类风湿(RA)、自身免疫性肝炎(狼疮性肝炎)以及桥本甲状腺炎、重症肌无力。

(3) IF－ANA 法检测 ANA 时,可出现几种荧光图谱。①均质型,几乎所有活动期的 SLE 病人均有此种抗核抗体,其他胶原性疾病也可出现阳性;②核膜型,见于多数的 SLE 病人;③斑点型,见于 MCTD 及 SLE;④核仁型,除 SLE 外,见于 PSS。

(4) 胶原病人血清 ANA 多为阳性,为了明确诊断,需根据荧光图谱进一步作特异性检查,如 DNA 抗体检查、ENA 抗体检查。

2. 抗心肌抗体测定

随着科学的发展,特别是免疫学的发展,许多心脏疾患被越来越多的证据证明与免疫有关。

【临床意义】 抗心肌抗体(AHA)的检测有下列临床意义。

(1) AHA 阳性,可见于风湿性心脏病患者。

(2) 心肌梗死后综合征,心包切开后综合征等均可出现阳性反应。

(3) 不合并风湿热的链球菌感染病人有少量的心肌抗体产生。

(4) 克山病病人亦可出现心肌抗体,可作为诊断克山病的一种参考方法。

3. 类风湿因子测定

类风湿因子(RF)是一种抗变性 IgG 的抗体。用胶乳凝集试验法测出的主要是 IgM 类 RF,胶乳凝集试验正常人 1∶200 稀释血清为阴性。

【临床意义】 IgG 类风湿因子与类风湿关节炎病人的滑膜炎和关节外症状密切相关。IgA 类风湿因子见于类风湿关节炎、系统性硬化病和 SLE,是类风湿关节炎临床活动的一个指标。在病人血清中存在高效价的类风湿因子并伴有严重的关节功能受损时,常提示预后不良。

(付生弟)

思考题

1. 举例说明实验室检查和临床护理工作的关系。

2. 血常规检查包括哪些内容?并叙述各项参考值。

3. 患者,女,25 岁。因"月经过多 10 余年伴乏力、面色苍白"就诊。经实验室检查血红蛋白为 80 g/L,红细胞为 $2.5 \times 10^{12}/L$。

问:(1)该患者是否有贫血? (2)是哪种原因所致?

4. 患者李某,男,高热 3 天,血液检查白细胞 $16 \times 10^9/L$,中性粒细胞 94%,伴有轻度核左移,淋巴细胞 6%。

问:(1)该患者发热最可能是由哪种原因引起? (2)还需排除哪些可能?

5. 患者张某,女,24 小时内排尿次数达 15 次,每次约 50~100 ml,外观混浊,需作尿液检查。

问:(1)该患者有无多尿或少尿? 为什么? (2)如何采集尿标本? (3)尿常规检查包括哪些内容? (4)该患者尿液经显微镜检查发现大量白细胞、脓细胞和上皮细胞,你认为可能发生了何种情况?

6. 采集粪便隐血标本应注意些什么? 粪便隐血试验阳性见于哪些病人?

7. 患者需作昼夜尿比重测定,计划于次日上午前完成。应如何做好标本采集? 如何向患者解释?

8. 试述一急性黄疸性肝炎病人可能出现哪些肝功能试验阳性。

9. 试述一肝硬化失代偿期病人可能出现哪些阳性指标。

10. 为什么说血钠、血氯化物、血钾测定是危重病人必不可少的检查? 它们的参考值及临床意义如何?

第七章　心电图检查

　　人的心脏终年不断地有节律地跳动着,心脏的跳动主要由位于右心房上方的窦房结直接控制。窦房结能自动产生兴奋,并以生物电的形式沿着特殊的传导系统迅速地传到心脏的各个部分。心肌接受到兴奋信号后,产生一系列相应的电活动,引起心肌收缩。如果利用心电图机在体表的不同部位放上电极,把这些微弱的电活动放大后再记录下来,便能展现出一幅反映心脏心电活动的图形,即为心电图(electrocardiogram, ECG)。

　　心电图技术是用以描记和分析心脏电活动的重要方法之一,广泛应用于临床,是心血管疾病诊断中实用、简便的无创检查方法。对分析和鉴别各种心律失常、缺血性心脏病等,具有较高的价值。但心电图波形的改变受许多因素影响,缺乏特异性,某些心脏病的早期其心电图可能是正常的,故心电图检查有其局限性。因此,必须结合临床资料方能做出正确诊断。

第一节　心电图基本知识

一、心电图的产生原理

　　心脏特殊传导系统如图7-1所示。

　　心脏的传导系统与每一心动周期顺序出现的心电变化密切相关。正常心电活动始于窦房结,其产生的激动在兴奋心房肌的同时,经结间束传导至房室结,然后循希氏束到左、右束支,再到浦肯野纤维顺序传导,最后兴奋心室肌。这种先后有序的电激动的传播,引起一系列电位变化,形成了心电图上相应的波段。

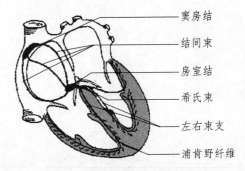

　　　　　　　　　　　　　　　　　　　窦房结
　　　　　　　　　　　　　　　　　　　结间束
　　　　　　　　　　　　　　　　　　　房室结
　　　　　　　　　　　　　　　　　　　希氏束
　　　　　　　　　　　　　　　　　　　左右束支
　　　　　　　　　　　　　　　　　　　浦肯野纤维

图7-1　心脏特殊传导系统

　　1. 心肌细胞的电位变化　心脏机械收缩之前,先产生电激动,即心电生理变化。心电生理变化主要是细胞膜内外 K^+、Na^+、Cl^-、Ca^{2+} 等带电离子的流动引起,表现为细胞膜内外的电位变化(图7-2)。

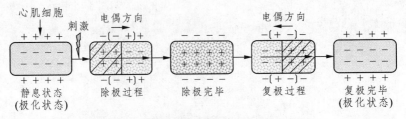

心肌细胞　　刺激　　电偶方向　　　　　　　　　　电偶方向

静息状态　　除极过程　　除极完毕　　复极过程　　复极完毕
(极化状态)　　　　　　　　　　　　　　　　　　(极化状态)

图7-2　心肌细胞除极和复极过程示意图

1) **心肌细胞的静息膜电位**　即极化状态,此时细胞膜外侧具有正电荷,膜内侧具有负电荷,细胞内外存在电位差,为静息电位(resting potential)。此时,膜外任意两点间无电位差,故没有电流产生,这种状态称为极化状态。

2) **心肌细胞的除极与电偶**

(1) **心肌细胞的除极**　当心肌细胞受到适度刺激时便开始除极(depolarization),极化状态消失,产生动作电位(action potential)。此时,细胞膜外正电荷进入细胞内,细胞内负电荷移向细胞膜外,发生细胞内外正负电荷的转移。此过程,已经除极了的细胞膜外的正电荷消失变为了一个负电荷(—,电穴),而与之相邻的一个尚未除极的细胞膜外仍带有正电荷(+,电源),于是在瞬间两处之间形成了电位差。

(2) **电偶**　电偶(dipole)由一对电源与电穴组成,是细胞膜外正负电荷(+—)即电源与电穴两点之间产生的电位差,电偶的方向为电源(+)在前,电穴(—)在后。激动在心肌中传布,先受激动的心肌部分先成为电穴,它的前面是电源,瞬间电源又转为电穴。如此继续,心肌细胞激动的传导(除极波的扩展)由除极部位向尚未除极部位迅速移动,正如一系列移动着的电偶,电源在前,电穴在后,如此扩展直至心肌细胞全部除极为止。

3) **心肌细胞的复极**　除极完毕,细胞膜内为正电荷,细胞膜外为负电荷,膜外暂无电位变化。心肌细胞开始复极(repolarization),先除极部分先复极,细胞外负电荷移入细胞内,细胞内正电荷移至细胞外。电偶移动方向是电穴在前、电源在后,这与除极时电偶迅速移动的电源在前、电穴在后恰恰相反。复极结束,细胞膜两侧电子又逐步变为外正内负,直至完全恢复到原来的静息状态(极化状态)。

2. **心电波形的描记**　为了检测心肌细胞的电位变化及波形的形成,将电极分别放在细胞的不同部位。

除极时,电偶方向与除极方向是相同的。就单个细胞而言,当检测电极面对细胞电偶方向时,可测得正电位,描出向上的波(C);背离细胞电偶方向时,可测得负电位,描出向下的波(A);检测电极在细胞中部先面向细胞电偶方向、后背离细胞电偶方向,可测得先正后负的双向波形(B)(图7-3)。

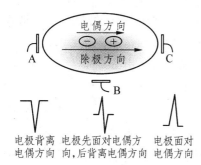

图7-3　除极时心电波形形成示意图

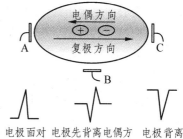

图7-4　复极时心电波形形成示意图

复极时,先除极部分先复极,电偶方向与复极方向是相反的。当检测电极面对细胞电偶方向时,可测得正电位,描出向上的波;背离细胞电偶方向时,可测得负电位,描出向下的波;检测电极在细胞中部,先背离细胞电偶方向、后面向细胞电偶方向,可测得先负后正的双向波形(图7-4)。

因此,记录的复极波方向与除极波方向正好相反。

需要注意,在正常人的心电图中,记录到的复极波方向常与除极波主波方向一致,与单个心肌细胞不同。正常心室肌中先除极的部分先复极,即心尖部的复极比心底部复极要早。正常人心室除极是从心内膜开始向心外膜推进,而心室复极是从心外膜侧心肌开始向心内膜侧推进,这与除极的方向正好相反。其机制尚不清楚,可能原因是心外膜侧心肌所承受的压力较心内膜侧心肌小,而且心腔内血液流动便于散热,使心外膜侧心肌的温度又较心内膜侧高。因此,正常心电图中,T波方向常与QRS波群主波方向一致。

3. 瞬间综合心电向量与心电向量环

1) **瞬间综合心电向量** 既具有强度,又具有方向性的电位幅度称为心电"向量"(vector),通常用箭头表示其方向,其长度表示其电位强度。心肌细胞在除极和复极的过程中形成电偶,电偶既有数量大小,又有方向性,称为电偶向量。

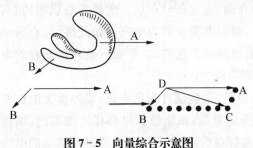

图7-5 向量综合示意图

电偶向量可以看作是单个心肌细胞的心电向量,它的数量大小就是电偶的电流,取决于电偶两极电荷聚集的数目,数目越多,电流就越大,反之则越小。心电向量的方向就是电偶的方向。向量用箭矢来表示,箭杆的长度表示向量的大小,箭头方向表示向量的方向(电源在前)(图7-5)。因为心肌的除极是从心内膜面开始指向心外膜面,所以心电向量的方向是电源在前(箭头),电穴在后(箭尾)。复极时,因为先除极的部位先复极,此时电穴在前、电源在后,所以复极方向与电偶方向相反。

以图(7-5)为例,说明左右心室同时除极时的瞬间综合向量。A代表左室的除极向量,指向左偏后,因左室壁较厚,除极电势大,所以箭杆较长;B代表右室除极向量,指向右前,因右室壁较薄,除极电势小,故箭杆较短。A、B各为平行四边形的一边,并交点于D,平行四边形ABCD的对角线CD即为二者的瞬间综合心电向量。

心肌是由多个心肌细胞组成,除极与复极时会产生很多个电偶向量,把它们叠加在一起成为一个综合心电向量。心脏是一个并不规则的立体的近球形器官,除极时从心内膜开始,到心外膜结束,心肌细胞的心电向量方向是由心内膜指向心外膜,各自互成角度,把不同方向的瞬间心电向量综合成一个向量,代表整个心脏的综合心电向量。

2) **心电向量环** 心脏这一立体器官,它产生的瞬间心电向量在空间朝向四面八方,把每一瞬间综合心电向量大小、方向不变平行移位,尾部移动到一点,然后按时间顺序将顶点连接起来,形成的环形轨迹就构成了空间心电向量环(图7-6)。

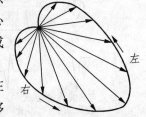

图7-6 空间心电向量环

空间心电向量环是一个立体图形,通常采用其在不同的互相垂直平面的投影来观察心电向量的变化。所谓投影,就是与某一平面垂直的平行光线照在心电向量环上,此向量环在这个

平面上形成的影像称为投影(图7-7),亦称空间向量环的第一次投影。把在每一平面上投影的形态绘成平面图,空间立体图是由横面、额面和侧面三个平面的投影组成。空间心电向量环在三个互相垂直的平面上的投影来表达该空间心电向量的方向和大小。(图7-8)

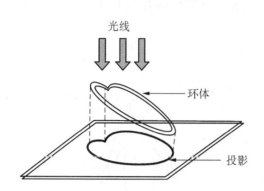

图7-7　空间心电向量环在横面投影示意图

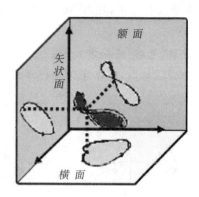

图7-8　空间心电向量环在各平面的投影

心脏电激动的方向与大小在每一个瞬间是不同的,两侧心房、两侧心室的除极及心室的复极,这三项心电活动在胸腔内形成三个立体向量环,分别是P环、QRS环和T环。将平行光线从正前方把这些立体向量环投影在额面上,便形成额面心电向量环(图7-9A)。同样,将平行光线从正上方把这些立体向量环投影在横面上,便形成横面心电向量环(图7-9B)。

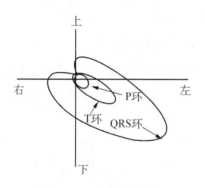

图7-9A　额面心向量环

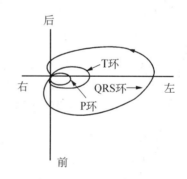

图7-9B　横面心向量环

(1) P环　心房除极环,心房激动时,左右心房除极各瞬间心电向量尖端轨迹连接起来,形成的环,三个环中环体最小,立体方位是从右、上、后方指向左、下、前。

(2) QRS环　心室除极环,心室激动时,左右心室除极各瞬间心电向量尖端轨迹连接起来,形成的环,三个环中环体最大,横面QRS环的方向是向左、后方。额面QRS环的方向是向左、下方向。

(3) T环　心室复极环,心室电激动恢复期(复极)各瞬间向量尖端轨迹连接起来形成的环,方向指向左、下、前,与QRS环的方向相同或相近。

二、心电图导联体系

1. 导联　心脏除极、复极过程中产生心电向量,传至身体各部,并产生电位差。在人体不

同部位放置电极,并通过导联线与心电图机电流计的正负极相连,这种记录心电图的电路连接方法即为导联(lead)。

1) **标准十二导联系统**　包括双极肢体导联亦称标准导联有 3 个,用Ⅰ、Ⅱ、Ⅲ表示;加压单极肢体导联有 3 个,用 aVR、aVL、aVF 表示;心前导联常用的有 6 个,包括 V_1、V_2、V_3、V_4、V_5、V_6。

2) **导联(电路)连接方式**

(1) **双极(标准)肢体导联连接方式**　如图 7-10 所示。

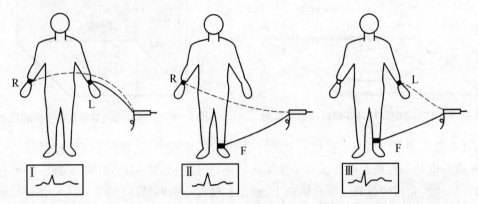

Ⅰ导联　左上肢(L)电极与心电图机的正极端相连,右上肢(R)电极与负极端相连;
Ⅱ导联　左下肢(F)电极与心电图机的正极端相连,右上肢(R)电极与负极端相连;
Ⅲ导联　左下肢(F)电极与心电图机的正极端相连,左上肢(L)电极与负极端相联。

图 7-10　双极(标准)肢体导联连接方式

(2) **加压单极肢体导联连接方式**　如图 7-11 所示。把右上肢、左上肢和左下肢三个电极导线连接在一点,这个综合电极被称为"中心电端"(T)。理论和实践均证明,中心电端的电位在整个心脏激动过程中的每一瞬间始终稳定,接近于零。

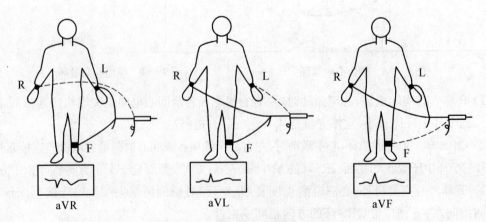

图 7-11　加压单极肢体导联连接方式

Wilson 等提出以中心电端为阴极,探查电极分别安放在人体的左上肢、右上肢或左下肢,分别得出右上肢单极导联(VR)、左上肢单极导联(VL)和左下肢单极导联(VF),但录出的心电图图形

太小,不易识别。Goldberger 提出了在录入右上肢的单极导联时,把中心电端中的右上肢电极拔除,实际上即以右上肢为阳极,左上、下肢相连为阴极,这样录出的图形与 VR 相同,但图形增大了 50%。

同理,录 VL 时,把阳极连左上肢,阴极只连右上肢和左下肢;录 VF 时,把阳极连左下肢,阴极只连右、左上肢。为了增大电阻,在两个作为阴极的肢体连线上又分别连接了 5 000 欧姆的高电阻。所以,这种导联方式称为加压单极肢体导联(augmented unipolar limb lead),分别以 aVR、aVL 和 aVF 表示。

（3）心前导联(precordial leads) 心前导联即为单极心前导联。以"中心电端"连于心电图机的阴极端,探查电极放置于胸前的一定部位,导联线接心电图机阳极端。心前导联常规有 6 个,位置如图 7－12 所示。

（4）心电监护导线位置及颜色 白色线(RA):右锁骨中线与第 2 肋间之交点;黑色线(LA):左锁骨中线与第 2 肋间之交点;红线(LL):左下腹;绿色线(RL):右下腹;棕色线(C):C_1 胸骨右缘第 4 肋间 C_2 胸骨左缘第 4 肋间,C_3 C_2 与 C_4 两点连线之中点,C_4 锁骨中线与第 5 肋间之交点,C_5 左腋前线与 V_4 同一水平之交点,C_6 左腋中线与 V_4 同一水平之交点。

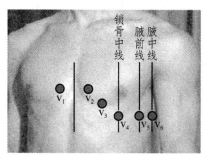

V_1　胸骨右缘第 4 肋间隙
V_2　胸骨左缘第 4 肋间隙
V_3　V_2 与 V_4 连线的中点
V_4　左锁骨中线与第 5 肋间隙交点
V_5　V_4 水平与腋前线交点
V_6　V_4 水平与腋中线交点

图 7－12　心前导联电极所在位置

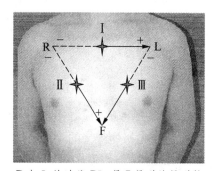

R 与 L 的连线 RL,是 Ⅰ 导联的导联轴
RL 中点的 L 侧为正,R 侧为负
R 与 F 的连线 RF,是 Ⅱ 导联的导联轴
RF 中点的 F 侧为正,R 侧为负
L 与 F 的连线 LF,是 Ⅲ 导联的导联轴
LF 中点的 F 侧为正,L 侧为负

图 7－13　双极肢体导联导联轴

2. 导联轴 某一导联正负电极之间假想的连线,称为该导联的导联轴。

1）双极肢体导联导联轴 双极肢体导联的 3 个导联轴构成一个等边三角形(Einthoven 三角),三角形的 3 个顶点 R、L 和 F 分别代表左上肢、右上肢和左下肢(图 7－13)。

2）加压单极肢体导联的导联轴 加压单极肢体导联探查电极分别连接在人体的左上肢(L)、右上肢(R)或左下肢(F),负极均连接在零电位点中心电端(0,无关电极)。按导联轴的定义不难看出 RR′、LL′、FF′ 分别是 aVR、aVL、aVF 的导联轴,其中 OR、OL、OF 段为正,OR′、OL′、OF′ 段为负(图 7－14)。

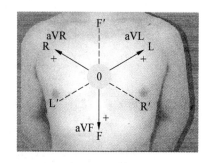

图 7－14　加压单极肢体导联导联轴

双极肢体导联和加压单极肢体的导联轴都是在额面,为了更清楚地表明这六个导联轴之间的关系,可将三个标准导联的导联轴平行移动到三角形的中心,使其均通过电偶中心 0 点,再加上加压单极肢体导联的三个导联轴,就构成了额面上的六轴系统(图 7-15)。

每一根轴从中心 0 点分为正负两半,各个轴之间均为 30°,导联 Ⅰ 的正侧为 0 度,负侧为 ±180°;导联 aVF 的正侧为 +90°,负侧为 -90°;导联 Ⅱ 的正侧为 +60°,负侧为 -120°(或 +240°),依次类推。

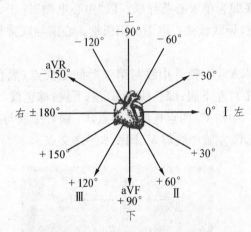

图 7-15 额面六轴系统

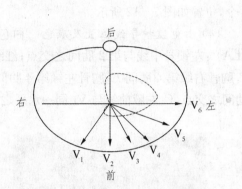

图 7-16 单极心前导联导联轴

3)心前导联的导联轴 如图 7-16 所示,OV_1、OV_2……OV_6 分别为 V_1、V_2……V_6 的导联轴,0 点为无关电极所连接的中心电端,探查电极侧(实线)为正,其对侧(虚线)为负。各导联之间的角度分别为:V_6 导联轴为 0°,V_5 导联轴为 30°,V_4 导联轴为 60°,V_3 导联轴为 75°,V_2 导联轴为 90°,V_1 导联轴为 120°。

三、心电向量与心电图的关系

心电图是平面心电向量环 P 环、QRS 环和 T 环在各导联轴上的投影(即空间向量环的第二次投影)所描记的曲线。额面向量环投影在六轴系统各导联轴上,形成肢体导联心电图的图形;横面向量环投影在心前导联的各导联轴上,形成心前导联心电图的图形。

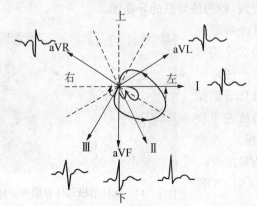

图 7-17 额面向量环与肢体导联心电图的关系

1. 额面向量环与肢体导联心电图的关系
正常额面 QRS 向量环长而窄,呈逆时针方向运行,P 环和 T 环与 QRS 环方向基本一致。以 Ⅰ 导联和 aVR 导联为例,以图 7-17 中所示,说明额面向量环在肢体导联轴上的投影。

Ⅰ 导联:P 环和 T 环的向量均投影在 Ⅰ 导联轴的正侧,因此出现向上的 P 波和 T 波;QRS 环的初始向量投影在 Ⅰ 导联轴的负侧,得 q 波;最大向量投影在 Ⅰ 导联轴的正侧,得高 R 波。因此,Ⅰ 导联的 QRS 波群呈 qR 型。

aVR 导联：QRS 环的初始、最大向量投影在 aVR 导联的负侧,得大 Q 波;终末向量投影在 aVR 导联轴的正侧,得小 r 波,所以 aVR 波导联的 QRS 波群呈 Qr。P 环和 T 环的向量均投影在 aVR 导联轴的负侧,因此 P 波和 T 波均为倒置波。

Ⅱ、Ⅲ、aVF、aVL 导联的波形可依此方法类别。

2. 横面向量环与心前导联心电图的关系　正常横面 QRS 环多为卵圆形,环体呈逆钟向运行,P 环和 T 环的方向与此大体一致,以 V_1 导联和 V_5 导联为例,以图 7-18 中所示,说明横面向量环在胸导联轴上投影所得心电图图形。

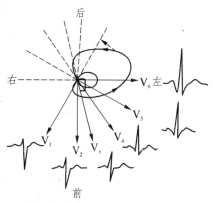

图 7-18　横面向量环与肢体导联
心电图的关系

V_1 导联：P 环的前部分投影在 V_1 导联的正侧,后部分在该导联轴的负侧,故得一先正后负的双向 P 波;T 环投影在 V_1 导联轴的负侧,故 T 波倒置。QRS 环初始向量投影在 V_1 导联轴的正侧,得 r 波;最大向量和终末向量均投影在负侧,得 S 波。因此,V_1 导联 QRS 波群呈 rS 型。

V_5 导联：P 环和 T 环均投影在 V_5 导联轴的正侧,因此 P 波和 T 波均向上;qRs 环的初始向量部分投影在 V_5 导联轴的负侧,得 q 波;最大向量投影在 V_5 导联轴的正侧,得 R 波;终末向量投影在负侧,得 s 波。因此,V_5 导联 QRS 波群呈 qRs 型。

其他心前导联的波形可依此方法类推。

四、心电图各波段的组成和命名

1. 心电图各波段的组成　窦房结发起心电活动,脉冲兴奋右心房、左心房,同时经结间束传导到房室结,再脉冲缓慢通过房室结后,循希氏束、左右束支到浦肯野纤维,最后到达心室肌。心室肌最早激动的部位是室间隔(从左到右),产生 Q 波;然后双侧心室肌被激动,从心内膜到心外膜,产生 R 波;之后,心底部心室肌被激动,产生 S 波;此后,心室肌复极,产生 T 波(图 7-19)。

P 波　为心房除极波,最先出现、反映左右两心房除极过程产生的波。

P-R 段(实为 P-Q 段)　为心房开始复极到心室开始除极,从 P 波终点到 QRS 波起点之间的曲线,通常与基线在同一水平。

P-R 间期　反映房室传导时间,从 P 波起点到 QRS 波群起点的时间距离。

QRS 波群　反映室间隔及左、右心室除极过程中产生的电位和所用的时间。

S-T 段　反映心室缓慢复极,QRS 波群终点到 T 波起点的一段时间,正常时接近等电位线。

T 波　继 QRS 波群后的一个波幅较低而波宽较长的波,代表心室快速复极的过程。

Q-T 间期　反映心室开始除极到心室复极全过程的时间。

2. QRS 波群的命名　QRS 波群因检测电极位置不同,产生 QRS 波群的形态有所不同,统

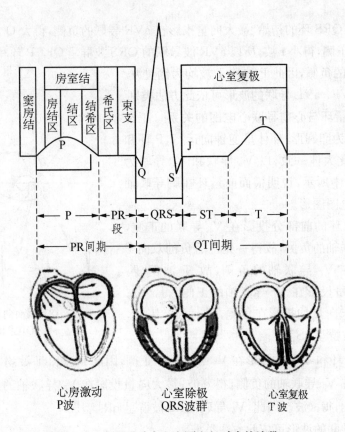

图 7 - 19　心电活动在心电图上相对应的波段

一命名如下:QRS 波群中首先出现的位于参考水平线以上的正向波命名为 R 波,R 波前的负向波命名为 Q 波,R 波之后的负向波命名为 S 波。继 S 波之后又出现一个正向波,命名为 R′波,继 R′之后再出现一个负向波,称为 S′波。有时还会出现 R″及 S″波等。当整个 QRS 波群为一个向上的单向波,称为 R 波,整个 QRS 波群为一个负向波,称为 QS 波。当波幅<0.5 mV 时,用英文小写字母 q、r、s 表示;振幅≥0.5 mV 者,用英文大写字母 Q、R、S 表示(图 7 - 20)。

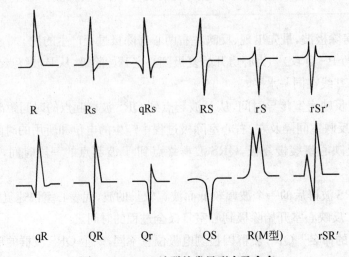

图 7 - 20　QRS 波群的常见形态及命名

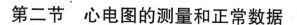

第二节　心电图的测量和正常数据

心电图的正确描记、各波段时间、电压及心率的测量是否准确,是临床心电图诊断正确与否的基础。

一、心电图的测量

心电图纸横向坐标代表时间,纵向坐标代表电压。心电图描记时纸速一般为25 mm/s,故每一小格(1 mm)时间为0.04 s;当输入定标电压为1 mV时,描笔在纸上纵向走动10 mm,所以10 mm(一大格)等于1 mV的电压,1 mm(一小格)的电压即为0.1 mV(图7-21)。

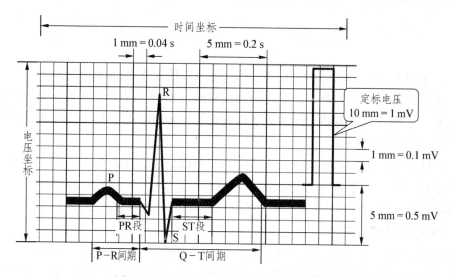

图7-21　心电图各波段的组成、命名及测量

1. 各波段时间的测量　测量各波段的时间,是从波形起点的内缘到波形终点的内缘(图7-22)。

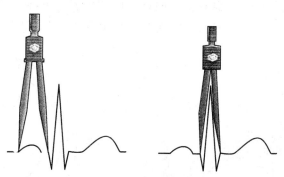

图7-22　时间测量示意图

2. 各波段电压(振幅)的测量　测量各波段的电压,正向波从等电位线的上缘至顶点之间的垂直距离;负向波从等电位线的下缘到波谷底点之间的垂直距离(图7-23)。

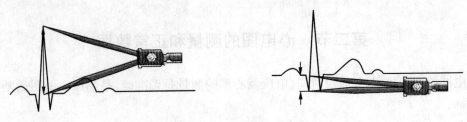

图 7 - 23　电压测量示意图

3. 心率的测量　常用方法如下(走纸速度为 25 mm/s)。

(1) 测量 P-P 或 R-R 间期,求出一个心动周期的时间除以 60 s,即为每分钟的心房率或心室率。为避免各心动周期不同所致误差,需测量 5 个或 5 个以上 P-P 或 R-R 间期,计算其平均值,进行心率计算。

$$心率(次/分)=\frac{60(s)}{P-P 或 R-R(间期)(s)}$$

例:R-R 间期如为 15 个小格,R-R 间期=0.6 s,代入公式:心率=60/0.6=100 次/分。

(2) 测量 15 cm(30 个大格,6.0 s)心电图内 P 波或 QRS 波群出现的数目,该数目乘以 10,即为每分钟的心房率或心室率。此种方法特别对 R-R 间距不相等(例如心房颤动时,R-R 间距绝对不等时)用途更大。

(3) 估算心率,当心室律规则时,计算在相邻 2 个 QRS 波之间的大格数,用 300 除以这个数,可大约估算其心室率。例:相邻 2 个 QRS 波之间有 3 个大格(15 mm,0.6 s),心室率=300/3=100 次/分;相邻 2 个 QRS 波之间有 5 个大格(25 mm,1.0 s),心室率=300/5=60 次/分。

4. 平均心电轴的检测

1) 平均心电轴　平均心电轴指的是平均 QRS 电轴(mean QRS axis),简称(心)电轴。是心室除极过程中全部瞬间心电向量的综合,借以说明心室在除极过程这一总时间内的平均电势方向和强度。它是空间性的,但心电图学中通常所指的是它投影在前额面上的心电轴。采用心电轴与 I 导联正(左)侧段之间的角度来表示平均心电轴的偏移方向。规定 I 导联左(正)侧端为 0°,右(负)侧端为±180°,循 0°的顺时针方向的角度为正,逆时针方向为负。正常心电图的额面平均心电轴指向左下即正常心电轴在 0°～90°区域(图 7 - 24)。

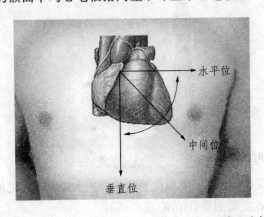
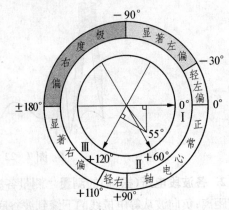

图 7 - 24　正常心电轴及其偏移示意图

2）平均心电轴测定方法

（1）目测法　根据Ⅰ、Ⅲ导联 QRS 波群的主波方向估测心电轴大致方位（表 7-1，图 7-25）。

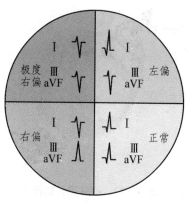

图 7-25　目测法测定心电轴

表 7-1　　　　　　　　目测法判断心电轴

心电轴	QRS 主波	
	Ⅰ导联	Ⅲ导联
正常	正向波	正向波
右偏	负向波	正向波
左偏	正向波	负向波
极度右偏	负向波	负向波

（2）作图法（振幅法）　方法如下：①分别计算出Ⅰ导联和Ⅲ导联 QRS 波群振幅的代数和（R 波为正，Q、S 波为负）；②在六轴系统中Ⅰ导联和Ⅲ导联轴上分别找到该值；③通过该点各引一条垂直线，相交于 A 点，其交点 A 与中心 O 点连接，连线 OA 即为左右心室的平均电轴（图 7-26）。

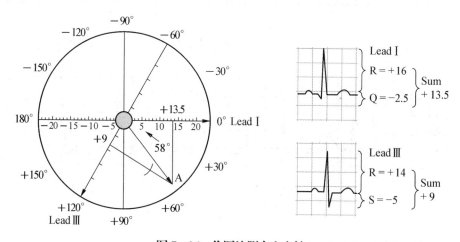

图 7-26　作图法测定心电轴

（3）查表法　按Ⅰ导联和Ⅲ导联 QRS 波群正、负波幅的代数和的两个数据，从专用的心电轴表中查得相应的心电轴。

3）平均心电轴的临床意义　正常心电轴范围在 0°～90°之间；0°～-30°之间为轻度左偏，可见于横位心、左心室肥大；-30°～-90°之间为显著左偏，可见于左前分支阻滞；90°～110°之间为轻度右偏，可见于右心室肥大、垂位心；110°～180°之间为显著右偏，见于左后分支阻滞或重度右心室肥大；-90°～-180°之间传统上称为电轴极度右偏，近年主张定义为"不确定电轴。心电轴的偏移，一般受心脏在胸腔内的解剖位置、两侧心室的质量比例、心室内传导系统的功能、激动在心室内传导状态以及年龄、体型等因素影响。左心室肥大、左前分支阻滞等可使心电轴左偏；右心室肥大、左后分支阻滞等可使心电轴右偏；不确定电轴可以发生在正常人，亦可

见于某些病理情况,如肺心病、冠心病、高血压等。

5. 心脏循长轴转位 自心尖部朝心底部方向观察,设想心脏可循其本身长轴作顺钟向或逆钟向转位(图 7-27)。正常时 V_3 或 V_4 导联 QRS 波群的 R / S 大致相等,为左、右心室过渡区波形;若在 V_5、V_6 导联上,出现 V_3 或 V_4 导联的波形($R/S \approx 1$),为"顺钟向转位"(图 7-28)。若在 V_1、V_2 导联上,出现 V_3 或 V_4 导联的波形,为"逆钟向转位"(图 7-29)。顺钟向转位可见于右心室肥大,逆钟向转位可见于左心室肥大。需要指出的是,这种图形改变有时为心电位的变化,并非都是心脏在解剖上转位的结果,心电图上的这种转位图形在正常人亦常可见到。

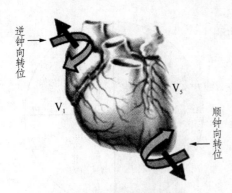

图 7-27 心脏循长轴转位

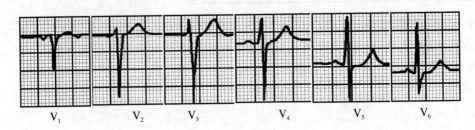

图 7-28 顺钟向转位

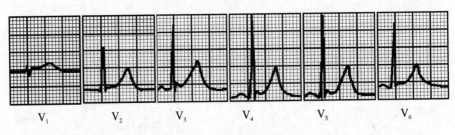

图 7-29 逆钟向转位

二、正常心电图的波形特点与正常值范围

心脏电激动每一心动周期产生一组心电图波形,包括 P 波、P-R 段、P-R 间期、QRS 波群、ST 段、T 波、QT 间期、U 波。

1. P 波

(1) 形态和方向 多呈钝圆形,可有轻度切迹,但切迹双峰间距<0.04 s。P 波方向在 Ⅰ、Ⅱ、aVF、V_4~V_6 导联直立;aVR 导联倒置;其他导联呈直立、倒置或双相均可。

(2) 时间与电压 时间<0.12 s;肢体导联 P 波电压<0.25 mV;心前导联 P 波<0.2 mV。

2. P-R 间期 代表房室传导时间,正常成人为 0.12~0.20 s。

3. QRS 波群

1) 时间 正常成人为 0.06~0.10 s。

2）主波方向

（1）肢体导联 Ⅰ、Ⅱ、aVF 导联主波向上，aVR 导联主波向下，Ⅲ、aVL 变化较多。

（2）心前导联 $V_1 \sim V_6$ R 波逐渐变大，S 波逐渐变小；其中 V_1、V_2 导联多呈 rS 型，R/S<1，V_5、V_6 多呈 qR 型或 Rs 型，R/S(Q)>1，V_3、V_4 导联多呈过渡区波形，R/S≈1（图7-30）。

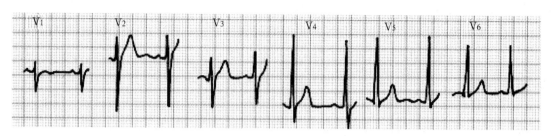

图7-30 $V_1 \sim V_6$ R/S 逐渐变大

3）电压（振幅）

（1）肢体导联 RⅠ<1.5 mV；RaVL<1.2 mV，RaVF<2.0 mV，RaVR<0.5 mV。

（2）心前导联 RV_1<1.0 mV，RV_1+SV_5<1.2 mV；RV_5<2.5 mV，RV_5+SV_1<4.0 mV（男），RV_5+SV_1<3.5 mV（女）。

至少一个肢体导联 QRS 波群电压和≥0.5 mV；至少一个心前导联 QRS 波群电压和≥0.8 mV，否则为低电压。

4）**室壁激动时间（VAT）** 为心室激动从心室内膜到达心室外膜的时间，即自 QRS 波群开始至 R 波顶峰时间间隔。正常人 V_1 导联 VAT<0.03 s，V_5 导联 VAT<0.05 s。

5）**Q 波** 除 aVR 导联可呈 QS 或 Qr 型外，其他导联 Q 波时间不能超过 0.04 s，振幅小于同导联 R 波的1/4，而且无切迹；V_1、V_2 导联不应有 Q(q)波，但可呈 QS。

4. ST 段 正常的 ST 段往往是轻微的向上飘起与 T 波相连，ST 段的重要性在于它是否压低或抬高。S-T 段测量从 J 点（QRS 波群的终末与 ST 段起始之交接点）后 0.04 s 开始。

偏移正常范围：所有导联 ST 段降低不应超过 0.05 mV；所有肢体导联及 $V_4 \sim V_6$ 导联 ST 抬高不应超过 0.1 mV；$V_1 \sim V_2$ 导联 ST 段抬高不应超过 0.3 mV，V_3 导联 ST 段抬高不应超过 0.5 mV（图7-31）。

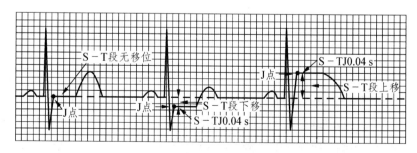

图7-31 偏移正常范围

5. T 波

（1）形态与方向　T 波钝圆，两支不对称，上升支平缓，下降支陡。一般情况下 T 波方向与 QRS 主波方向一致，Ⅰ、Ⅱ、$V_3 \sim V_6$ 导联均应直立，aVR 倒置，其余导联可直立、平坦、倒置、双相。

（2）电压（振幅）　R 波为主导联，T 波电压不应低于同一导联 R 波的 1/10，心前区导联可高达 1.2～1.5 mV。

6. Q-T 间期

心率在 60～100 次/分时，正常范围约 0.32～0.44 s。与心率有密切关系，心率增快，Q-T 间期缩短，反之，则延长。为纠正心率对 Q-T 间期的影响，常用校正的 Q-T 间期，即 $Q-Tc = Q-T/\sqrt{R-R}$，Q-Tc 即为 R-R 间期为 1 s（心率 60 次/分）时的 Q-T 间期。正常 Q-Tc 上超过 0.44 s，延长时见于心肌损害、心肌缺血、低血钙、低血钾、某些药物作用等。Q-T 间期延长使心肌易颤期延长，容易引起心室纤颤；Q-T 间期缩短，见于洋地黄效应、高血钙。

7. U 波

正常人可无 U 波，如有 U 波必须直立，电压、时间应显著小于 T 波，U 波明显增高，见于血钾过低。

三、小儿心电图特点

小儿生理发育过程迅速，其心电图变化也较大。总的趋势可概括为自起初的右室占优势型转变为左室占优势型的过程，其具体特点可归纳如下：

1. 心率　小儿的心率较成人为快，至 10 岁以后可大致保持为成人的心率水平（60～100 次/分）。

2. P-R 间期　小儿的 P-R 间期较成人为短，7 岁以后趋于恒定（0.10～0.17 s）。

3. Q-Tc 间期　小儿的 Q-Tc 间期，较成人略长。

4. P 波　小儿的 P 波时限较成人稍短（儿童<0.09 s）；新生儿时 P 波电压较高，以后则较成人为低。

5. QRS 图形　婴幼儿期 QRS 图形常呈右室占优势的特征。Ⅰ 导联有深 S 波；V_1（V_{3R}）导联多呈高 R 波而 V_5、V_6 导联常出现深 S 波；RV_1 电压随年龄增长逐渐减低，RV_5 逐渐增高。小儿 Q 波较成人为深（常见于 Ⅱ、Ⅲ、aVF 导联）；3 个月以内婴儿的 QRS 初始向量向左，因而 V_5、V_6 常缺乏 q 波。新生儿期的心电图主要呈"悬垂形"，心电轴>+90°，以后与成人大致相同。

6. T 波　小儿 T 波变异较大，新生儿期，其肢体导联及右胸导联常出现 T 波低平、倒置。

第三节　心房、心室肥大

心房、心室肥大是器质性心脏病的常见后果，由于长期压力增高、负荷过重，使心房、心室出现扩大和（或）肥厚。当心房、心室肥大达到一定程度时，可导致心电图的改变。其心电图改变的机制常与下列因素有关：心肌纤维增粗、除极面积增大，致心肌除极所产生的电压增大，心腔扩大使之与胸壁距离缩短，引起相应体表电压增高；心肌增厚、心腔扩大以及心肌细胞变性所致传导功能低下，使心肌除极与复极时间相应延长；心肌肥厚、劳损以及相对性供血不足，导致心肌复极异常。

心电图的改变固然对房室肥大心脏病的诊断提供帮助，但在实际应用中也有局限性。如

左、右心室均发生肥大,则由于左、右心室肌产生的心电向量会发生相互抵消而使心电图表现"正常";其他因素也同样能引起类似心电图的改变。因此,在做出诊断时,必须结合临床资料及其他检查结果,通过全面系统分析才能得出正确的结论。

一、心房肥大

心房除极时右心房先激动,所形成的心电向量形成了 P 波的前半部分。左心房稍后激动,形成了 P 波的后半部分。心房肥大时,由于心房除极电压增大和心房传导延迟,相应在心电图上即表现为 P 波的电压增高、时间延长及形态的改变。

1. 左心房肥大(left atrial hypertrophy)　心电图表现(图 7-32):①P 波增宽,时间≥0.12 s;常呈双峰型,两峰间距≥0.04 s,以Ⅰ、Ⅱ、aVF 导联表现最为突出;②V₁ 导联 P 波多呈双向(正负双向),其终末电势(P terminal force,Ptf)绝对值≥0.04 mm·s。终末电势为 P 波负向部分的时间×电压,正常人 V₁ Ptf 绝对值≤0.02 mm·s。

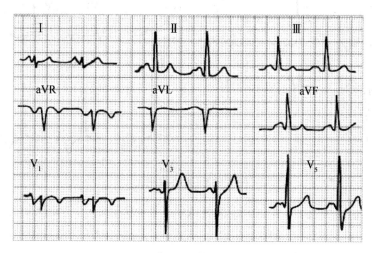

图 7-32　左心房肥大

左心房肥大常见于二尖瓣狭窄,故称为"二尖瓣型 P 波",亦见于冠心病、高血压、心肌病等。

2. 右心房肥大(right atrial hypertrophy)　心电图表现(图 7-33):①P 波高尖,肢体导联 P 波电压≥0.25 mV,以Ⅱ、Ⅲ、aVF 导联表现最为突出,心前导联 P 波电压≥0.20 mV;②P 波时间正常。

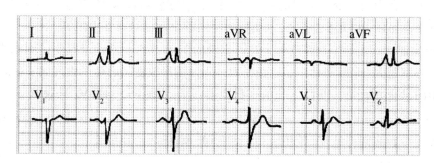

图 7-33　右心房肥大

右心房肥大常见于慢性肺源性心脏病,故有时被称为"肺型"P波,亦见于先天性心脏病、肺动脉瓣狭窄、右房室瓣病变等。

3. 双心房肥大(biatrial atrial hypertrophy) 同时出现左、右心房肥大的心电图表现,多见于风湿性心脏瓣膜病及某些先心病。

二、心室肥大

心室肥大时,心电图上主要表现为反映肥大侧的导联电压增高,除极时间显著延长;由于心肌肥厚导致心脏位置的改变,心电轴偏向该侧;因劳损和心脏相对缺血的继发性复极顺序改变等。但上述改变各项指标往往不会同时出现,故心电图诊断心室肥大的敏感性较低,临床实用价值远不如超声心动图。

1. 左心室肥大 左心室肥大(left ventricular hypertrophy)的心电图表现如下(图7-34)。

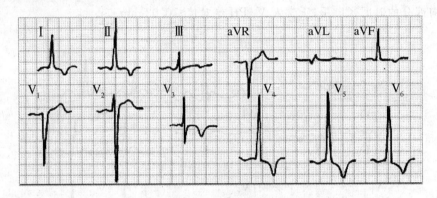

图7-34 左心室肥大

(1)左心室高电压表现 ①心前导联 RV_5(或 RV_6)$\geqslant 2.5$ mV,$RV_5 + SV_1 \geqslant 4.0$ mV(男),$\geqslant 3.5$ mV(女);②肢体导联 $RⅠ \geqslant 1.5$ mV、$RaVL \geqslant 1.2$ mV、$RaVF \geqslant 2.0$ mV,$RⅠ + SⅢ \geqslant 2.5$ mV。

(2)心电轴轻度左偏 平均在 $-10°\sim -30°$ 之间。

(3)QRS 时间稍延长 达 $0.10\sim 0.11$ s(<0.12 s)。

(4)继发ST-T改变 以R波为主的导联中,ST段下降>0.05 mV,T波低平、双向或倒置,ST-T的改变往往表示左心室肥大伴有劳损。

上述诸条标准中,以左心室高电压意义最大。要诊断左心室肥大必须在左心室高电压的基础上具备另3条中的至少1条,具备条件越多,超过正常范围越多,诊断可靠性越大。左心室肥大常见于高血压、主动脉瓣狭窄、主动脉瓣关闭不全及动脉导管未闭等。

2. 右心室肥大 右心室壁厚度仅为左心室壁的 $1/3$,故右心室壁增厚要达到相当程度时,才会显示右心室肥大(right ventricular hypertrophy)图形改变。心电图表现如下(图7-35)。

(1)QRS波电压改变 以R/S比值变化为主。V_1 导联 $R/S>1$,V_5 导联 $R/S<1$ 或 S 波比正常加深;$RV_1 + SV_5 >1.05$ mV(重症可>1.2 mV);aVR 导联 R/S 或 $R/Q>1$(或 $R>0.5$ mV)。少数病例可见 V_1 导联呈 QS 型或 qR 型(除外心肌梗死)。

(2)心电轴右偏 $\geqslant +110°$。

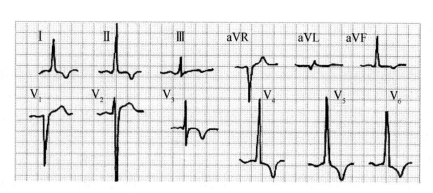

图 7 - 35 右心室肥大

（3）QRS 时间多正常 V₁VAT>0.03 s。

（4）继发 ST - T 改变 以 R 波为主的导联中，T 波低平、双向或倒置，伴有 ST 段缺血型压低；以 S 波为主的导联中，反见 T 波直立，表示右心室肥大伴心肌劳损。

上述诸条标准中，QRS 波电压改变、电轴右偏意义最大。符合条件越多及超过正常范围越多者，诊断越可靠。右心室肥大多见于肺心病、风湿性心脏瓣膜病二尖瓣狭窄、先天性心脏病房间隔缺损等。

3. 双侧心室肥大 双侧心室肥大（biventricular hypertrophy）者由于两侧心室均发生肥大，综合心电向量互相抵消，心电图表现大致正常；或心电图仅表现为左心室肥大而掩盖右心室肥大的存在；比较少出现双侧心室同时肥大的心电图表现（图 7 - 36）。具体表现如下：①左及右心前导联分别出现左、右心室肥大心电图表现；②出现右心室肥大图形同时，至少合并出现左室高电压的一项表现；③出现左心室肥大图形同时，至少合并出现右心室肥大的一项表现。

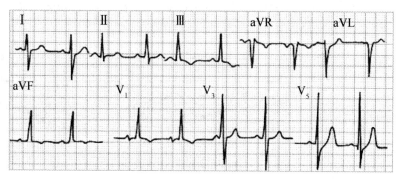

图 7 - 36 双心室肥大

第四节 心肌缺血与心肌梗死

一、心肌缺血

心肌缺血是指心脏的血液灌注减少，导致心脏的供氧减少，心肌能量代谢不正常，不能支

持心脏正常工作的一种病理状态。血压降低、主动脉供血减少、冠状动脉阻塞,可直接导致心脏供血减少;心瓣膜病、血黏度变化、心肌本身病变也会使心脏供血减少。临床显示,引起心肌缺血最主要、最常见的病因,是冠状动脉狭窄,而冠状动脉狭窄的主要原因是动脉粥样硬化。心肌缺血将影响心室复极的正常进行,从而产生了 ST‐T 心电向量的改变,心电图上主要表现为 ST‐T 改变。在心肌缺血相应区域的导联记录出 ST 段轻度压低和(或)T 波对称高耸、倒置、双向或低平。

1. T 波改变 心肌缺血时,T 波可分别出现以下情况。T 波高耸、低平(T 波<同导联 R 波 1/10)、双相或倒置,呈两肢对称"冠状 T"(图 7‐37)。根据心室壁受累的层次,大致出现两类不同的心电图改变,分别是心内膜下缺血和心外膜下缺血:

(1)心内膜下缺血 此时心内膜下缺血的心肌复极较正常时更为延迟,以至于最后的心内膜下心肌复极时,已没有与之相抗衡的心电向量存在,致使心内膜下的心肌复极显得十分突出,产生了与 QRS 主波方向一致的直立、高大、对称 T 波(冠状 T)。

(2)心外膜下缺血 可引起心肌复极顺序发生逆转,即为心内膜复极在先,心外膜复极在后,于是出现了与 QRS 主波方向相反的冠状 T 波。

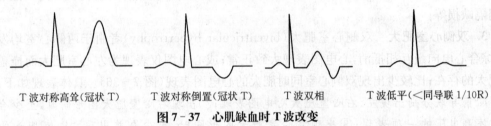

T 波对称高耸(冠状 T)　　T 波对称倒置(冠状 T)　　T 波双相　　T 波低平(<同导联 1/10R)

图 7‐37　心肌缺血时 T 波改变

2. ST 段改变 心肌缺血时,除发生 T 波改变外,ST 段的移位意义更大。ST 段下移≥0.05 mV 有诊断意义。ST 段下移有 3 种类型(图 7‐38):①ST 段呈水平型下移;②ST 段呈下垂型下移,ST 段与 R 波的夹角≥90°;③ST 段呈上斜型下移。

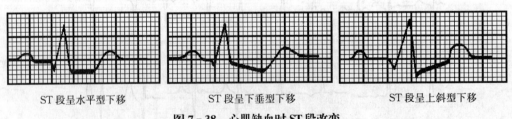

ST 段呈水平型下移　　　　ST 段呈下垂型下移　　　　ST 段呈上斜型下移

图 7‐38　心肌缺血时 ST 段改变

上述 STT 波改变常见于心绞痛或慢性冠状动脉供血不足,亦见于心肌炎,心肌病等各种器质性心脏病,电解质紊乱(低钾、高钾)、药物(洋地黄、奎尼丁)等也可引起 STT 改变,此外还有功能性 ST‐T 改变。因此,应根据临床予以鉴别诊断。

慢性冠状动脉供血不足(图 7‐39)在心电图上表现可以呈多种形式,有的心电图仅限于缺血性 T 波改变;有时 T 波和 ST 段改变同时出现;也有些心电图 T 波对称倒置、深而尖,ST 段改变比较显著,类似急性心肌梗死的早期。

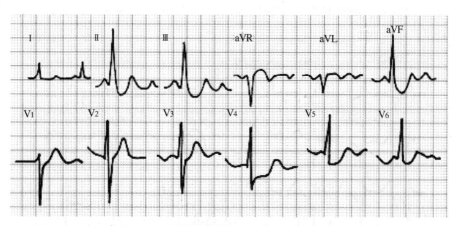

图 7-39 冠状动脉供血不足(心绞痛发作时)

二、心肌梗死

心肌梗死(myocardial infarction)是由冠状动脉粥样硬化引起的急性心肌缺血性、损伤性和坏死性改变。大约 70%～80%的急性心肌梗死病人心电图出现典型的改变,具有一定的规律可循,故心电图对心肌梗死的确诊、预后判断均有非常重要的意义。

1. 特征性改变

(1) S-T 段抬高(Q 波)性心肌梗死　心电图基本图形为:①在面向梗死部位出现宽而深的 Q 波(坏死性 Q 波或病理性 Q 波);②在面向梗死区周围心肌损伤部位出现 ST 段与 T 波融合呈弓背向上抬高单向曲线;③在面向梗死周围心肌缺血部位出现对称性 T 波倒置(冠状 T 波),见图 7-40。

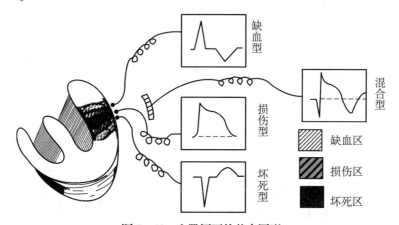

图 7-40 心肌梗死的基本图形

(2) 非 ST 段抬高(无 Q 波)性心肌梗死　是指心电图上无坏死性 Q 波,既往称之为"心内膜下心肌梗死"(subendocardial infarction)或"非透壁性"(non-transmural)心肌梗死。患者发生急性心梗后局限于心内膜下、壁内或心外膜下心肌,并未穿透心室壁全层,其中以心内膜下心肌梗死最为常见。心电图特点为:①无病理性 Q 波,ST 段水平型或下斜型压低≥0.1 mV,

但 aVR 导联 ST 段抬高,或有对称性 T 波倒置;②无病理性 Q 波及 S-T 段变化,仅有倒置的 T 波改变(图 7-41)。

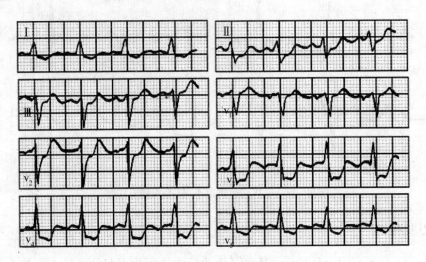

图 7-41 无 Q 波广泛前壁心肌梗死

2. 心肌梗死的分期及动态演变

1) ST 段抬高性(Q 波性)心肌梗死 急性心肌梗死发生后,心电图的变化随着心肌缺血、损伤、坏死的发展和恢复而呈现一定演变规律。根据心电图图形的演变过程和演变时间可分为超急性期、急性期、近期(亚急性期)和陈旧期(图 7-42)。

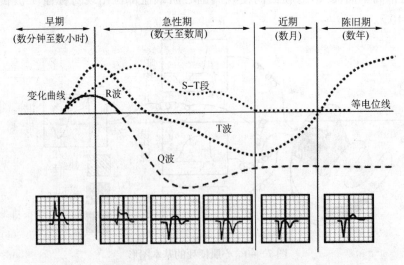

图 7-42 心肌梗死分期及图形演变

(1) 超急性期(亦称超急性损伤期) 急性心肌梗死的较早期(数分钟至数小时),首先出现短暂的心内膜下心肌缺血,心电图上产生高大的 T 波,以后迅速出现 ST 段呈斜型抬高,与高耸直立 T 波相连。由于急性损伤性阻滞,可见 QRS 振幅增高,并轻度增宽,但尚未出现异常 Q

波。临床上这些表现多因持续时间太短而不易记录到。此期若治疗及时而有效,有可能避免发展为心肌梗死或使已发生梗死的范围趋于缩小。

(2)急性期(充分发展期) 此期开始于梗死后数小时或数日,可持续到数周,心电图呈现一个演变过程。ST段呈弓背向上抬高,抬高显著者可形成单向曲线,继而逐渐下降或接近基线;心肌坏死导致面向坏死区导联的R波振幅降低或丢失,出现异常Q波或QS波;T波由直立开始倒置,并逐渐加深。坏死型的Q波、损伤型的ST段抬高和缺血型的T波倒置在此期内可同时并存。此期开始于梗死后数小时或数日,持续到数周,是最易发生意外的时期。

(3)近期(亚急性期) 出现于梗死后数周至数月,抬高的S-T段基本恢复至基线,坏死型Q波持续存在,主要演变是缺血性倒置T波逐渐变浅,直至恢复正常或趋于恒定不变。

(4)陈旧期(愈合期) 常出现在急性心肌梗死3~6个月之后或更久,S-T段和T波不再变化,只留下坏死性Q波持续存在,理论上将持续终生。但随着瘢痕组织的缩小和周围心肌的代偿性肥大,其范围在数年后有可能缩小。

近年来,通过对急性心肌梗死患者早期实施有效治疗(溶栓、抗栓或介入性治疗等),整个病理过程缩短,常不再呈现上述全过程。心电图S-T段可作为溶栓成功的间接指标,即抬高的S-T段在溶栓剂使用后2小时内迅速回降>50%。

2) 非ST段抬高(无Q波)性心肌梗死 先是S-T段普遍缺血型压低,继而T波倒置加深呈对称性,但始终不出现Q波,S-T段改变持续存在1~2日以上;仅有T波改变的非S-T段抬高性心肌梗死患者,T波改变可在1~6个月内恢复。

3. 定位诊断 发生心肌梗死的部位多与冠状动脉分支的供血区域(图7-43)受累相关。左冠状动脉前降支阻塞常见,主要产生前间壁、室间隔前部及部分侧壁的心肌梗死;回旋支阻塞产生左室高侧壁及近心底部左室后壁心肌梗死;右冠状动脉阻塞常产生左室膈面、后壁、室间隔后半部及右心室的心肌梗死。心肌梗死部位的判断是根据特征性的心电图改变出现于某些导联,可作出不同部位的心肌梗死定位。因此,根据心电图心肌梗死图形出现的导联,可以作出心肌梗死部位的定位诊断(表7-2)。

表7-2	心肌梗死定位诊断
心肌梗死部位	导联(出现坏死Q波)
前间壁(图7-44)	V_1、V_2、V_3
前侧壁(图7-45)	V_4、V_5、V_6
广泛前壁	V_1、V_2、V_3、V_4、V_5、V_6
高侧壁	Ⅰ、aVL
下壁(图7-46)	Ⅱ、Ⅲ、aVF
正后壁	$V_{1\sim3}$R↑(镜面相)、V_7、V_8、V_9
右室	V_3R、V_4R

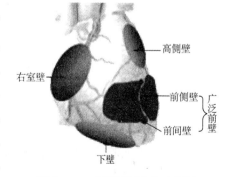

图7-43 心肌梗死定位示意图

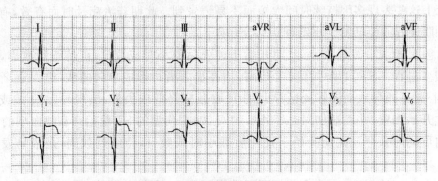

V_1～V_3 导联呈 QR 型,Q 波伴有切迹;S-T 段明显上移与 T 波融合

图 7-44　急性前间壁心肌梗死

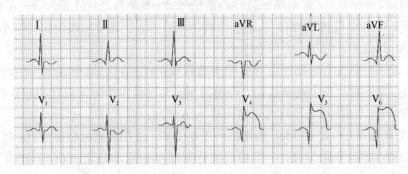

V_4～V_6 导联出现坏死 Q 波,呈 QR 型;S-T 段弓背向上移与 T 波融合呈单向曲线

图 7-45　急性前侧壁心肌梗死

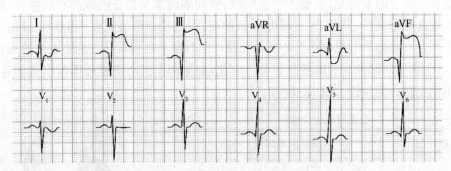

Ⅱ、Ⅲ、aVF 导联 S-T 段抬高呈单向曲线,有坏死 Q 波

图 7-46　急性下壁心肌梗死

第五节　心　律　失　常

正常心律起源于窦房结,频率 60～100 次/分(成人),比较规则。窦房结冲动经正常房室传导系统顺序激动心房和心室。

心肌细胞有自律性、兴奋性、传导性等生理特性,与心律是否正常有密切关系。自律细胞

在无外界刺激的情况下,能自动发出冲动的特性,就是自律性(autorhythmicity),窦房结自律性最高,主管心脏自律活动。心肌细胞受到内部或外来的刺激,能进行除极和复极,产生动作电位的特性称为兴奋性(exitability),也称应激性。心肌细胞兴奋时可以诱发邻近细胞除极,后者再诱发与它相邻的细胞兴奋-除极,心肌传导系统把兴奋传递下去的特性称为传导性(conductivity)。心肌传导系统的传导速度不一样,浦肯野(Purkinje)纤维传导速度最快,房室结传导速度最慢。

心脏内的激动起源或者激动传导不正常,引起心脏跳动的速率或节律发生改变,称为心律失常(cardiac arrhythmia)。临床表现为突然发生的规律或不规律的心悸、胸痛、眩晕、心前区不适感、憋闷、气急、手足发凉和晕厥,甚至神志不清。有少部分心律失常病人可无主观症状,仅有心电图改变。

一、心律失常分类

心律失常(cardiac arrhythmias)分类方法繁多,按其心肌解剖学基础和发生原因大致分为心脏激动起源和心脏激动传导异常两大类。

1. 激动起源异常

(1)窦性心律失常 包括窦性心动过速、窦性心动过缓、窦性心律不齐、窦性停搏。

(2)异位心律失常 被动性:逸搏与逸搏心律(房性、房室交界性、室性);主动性:期前收缩(房性、房室交界性、室性);阵发性心动过速(室上性、室性);心房扑动与心房颤动;心室扑动与心室颤动。

2. 激动传导异常

(1)生理性传导阻滞 干扰与脱节。

(2)病理性传导阻滞 窦房传导阻滞,房内传导阻滞,房室传导阻滞(Ⅰ°房室传导阻滞、Ⅱ°房室传导阻滞及Ⅲ°房室传导阻滞),心室内传导阻滞(左束支传导阻滞、右束支传导阻滞及分支传导阻滞)。

(3)传导途径异常 预激综合征。

临床上又可根据心律失常发作时心率的快慢分为快速性心律失常和缓慢性心律失常两大类。前者包括期前收缩、心动过速、扑动和颤动等;后者包括窦性心动过缓,房室传导阻滞等。

二、激动起源异常

(一)窦性心律及窦性心律失常

1. 正常窦性心律 起源于窦房结的心律称为窦性心律(sinus rhythm)。心电图表现:①有一系列规律出现的P波,且P波形态表明激动来自窦房结,即P波在Ⅰ、Ⅱ、aVF导联直立、aVR导联倒置;②P-R间期在0.12~0.20 s;③频率60~100次/分。同一导联中P-P间期差值小于0.12~0.16 s(图7-47)。

2. 窦性心律失常 是指激动仍然起源于窦房结,但其速率及节律有所变异的一类心律失

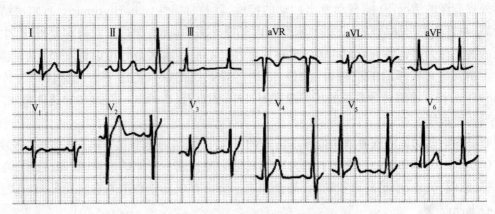

图 7-47 正常窦性心律心电图

常。包括窦性心动过速、窦性心动过缓、窦性不齐、窦性停搏及病态窦房结综合征。

(1)窦性心动过速 窦性心动过速(sinus tachycardia)心电图表现(图 7-48):①窦性 P 波;②P 波频率≥100 次/分(1 岁以内≥140 次/分,2~6 岁≥120 次/分)。

窦性心动过速常见于运动、精神紧张、发热、甲状腺功能亢进、贫血及心肌炎等生理及病理情况。

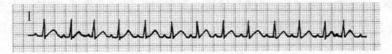

图 7-48 窦性心动过速

(2)窦性心动过缓 窦性心动过缓(sinus bradycardi)心电图表现(图 7-49):①窦性 P 波;②P 波频率<60 次/分,多在 40~60 次/分之间;③P-R 间期>0.12 s。常见于老年人、运动员、颅内压增高和甲状腺功能低下者。

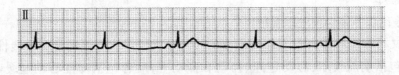

图 7-49 窦性心动过缓

(3)窦性心律不齐 窦性心律不齐(sinus arrhythmia)心电图表现(图 7-50):①窦性 P 波;②同一导联上 P-P 间期差异>0.12~0.16 s。多见于青少年或自主神经不稳定者,常与呼吸周期有关。

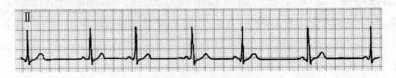

图 7-50 窦性心律不齐

（4）窦性停搏 窦性停搏（sinus pause）也称窦性静止（sinus arrest），指窦房结不能产生冲动，使心脏暂时停搏，或由低位起搏点（如房室结）发出逸搏或逸搏心律控制心室。心电图表现（图 7-51）：在规律的窦性心律中，有时在一段时间内突然无 P 波出现，且所出现的 P 波之前与之后的 P-P 间期与正常 P-P 间期不成倍数关系，窦性停搏后常出现逸搏。

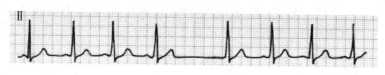

图 7-51 窦性停搏

（5）病态窦房结综合征 病态窦房结综合征（sick sinus syndrome，SSS）简称病窦综合征，是由于窦房结或周围组织病变，如冠心病、心肌炎和心肌病等，以缓慢心律失常为主。心电图表现（图 7-52）：①明显而持久的心动过缓（心率＜50 次/分），用阿托品不易纠正；②窦性静止或窦房结阻滞；③明显的窦性心动过缓同时伴有室上性快速心律失常，称为心动过缓-过速综合征（简称慢-快综合征）；④如病变同时累及房室交界区，窦性静止发生时，不出现交界性逸搏，或同时出现房室区传导阻滞，称为双结病变。

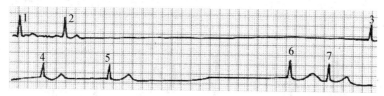

第 2、5 后均有一长间歇与正常心律之间无倍数关系，第 3、4、5、6、7 为交界性逸搏

图 7-52 病态窦房结综合征

（二）异位心律失常

1. 期前收缩

期前收缩（premature contraction）是最常见的心律失常之一，是由于异位节律点兴奋性增强，或折返激动所引起的异位心律。根据异位节律点的不同，分为房性、交界性和室性，其中以室性最多见，交界性较少见。期前收缩与其前正常搏动的间距称为联律间期，期前收缩之后的长间歇称为代偿间歇。可见于各种器质性心脏病，如冠心病、心肌炎、心肌病等；电解质紊乱，如低血钾、高血钾、低血钙、高血钙等；药物中毒，如洋地黄、奎尼丁等。也可见于无器质性心脏患者，多与精神紧张、劳累、饮酒、吸烟等有关。

（1）房性期前收缩 房性期前收缩（atrial premature contraction）心电图表现（图 7-53）：①提前出现一个变异的 P′波，QRS 波多不变形，P′-R＞0.12 s，代偿间歇常不完全；②部

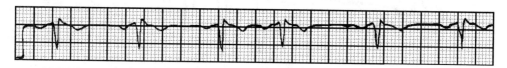

图 7-53 房性期前收缩

分 P′波之后无 QRS 波，与前面的 T 波融合不易辨认，称"房性期前收缩未下传"；③P′-R 可延长，P′引起的 QRS 波有时增宽变形，似右束支传导阻滞图形，称"房性期前收缩伴室内差异传导"。

（2）**房室交界性期前收缩**　房室交界性期前收缩（junction premation contraction）心电图表现（图 7-54）：①产生逆行 P′波（Ⅱ、Ⅲ、aVF 的 P 波倒置，aVR 的 P 波直立），P′波可在 QRS 之中、之后或其前；②QRS 波与窦性相同或略有变异；③P′-R<0.12 s，R-P′>0.20 s，往往有完全代偿间歇。

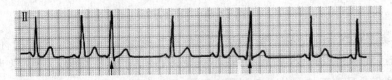

图 7-54　交界性期前收缩

（3）**室性期前收缩**　室性期前收缩（ventrricular premature contraction）心电图表现（图 7-55）：①提前出现一个宽大畸形的 QRS-T 波群，QRS 时限>0.12 s；②有完全代偿间歇（期前收缩前后两个窦性 P 波之间的间期等于正常 P-P 间期的两倍）；③期前收缩的 QRS 波前无 P 波；④T 波与主波方向相反。

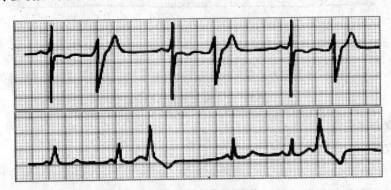

图 7-55　室性期前收缩

期前收缩可偶发或频发（超过 5 次/分），可呈联律形式出现，如二联律（1 次窦性搏动后有 1 次期前收缩）、三联律（2 次窦性搏动后有 1 次期前收缩）；其形态可相同（单源性）或不同（多源性），见图 7-56。

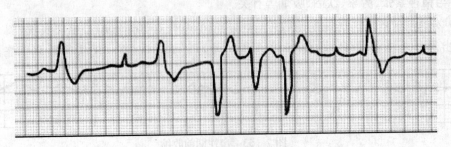

图 7-56　多源性期前收缩

如提前出现的室性期前收缩恰好落在前一搏动的 T 波(易损期)上,极易诱发短阵性室性心动过速,此为 RonT 现象(图 7 - 57),是危险性心律失常的先兆。

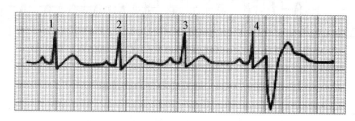

第 4 个 QRS 波群恰好落在窦性心律的 T 波上

图 7 - 57　RonT 现象

2. 阵发性心动过速

阵发性心动过速(paroxysmal tachycardia,PT),是一种阵发性主动性快速异位心律失常,其实质是期前收缩的持续状态。3 次或 3 次以上期前收缩连续出现,即为阵发性心动过速。根据起搏点可分为房性、房室交界性和室性,因房性和交界性心动过速发作时心率过快,P 波不易辨认,难以判定起源部位,故可将两者统称为"阵发性室上性心动过速"。

(1) 阵发性室上性心动过速　临床上阵发性室上性心动过速(paroxysmal supraventricular tachycardia,PSVT),简称室上速,以预激综合征显性或隐性旁路折返与房室结内折返最多见,发作及终止有突发突止的特点。心电图表现(图 7 - 58):①3 个或 3 个以上连续而迅速的 QRS 波群出现,节律匀齐,QRS 波时间、形态多正常(伴有束支传导阻滞或因差异性传导时出现增宽变形);②每个 QRS 波之前或之后均有 P′波或均无 P′波,P′波不易辨认;③频率多在 150~240 次/分。折返性 PSVT 多不具有器质性心脏病,由心房异位节律点兴奋性增强所致的房性心动过速多伴有器质性心脏病。

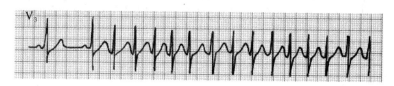

图 7 - 58　阵发性室上性心动过速

(2) 阵发性室性心动过速　阵发性室性心动过速(paroxysmal ventricular tachycardia)简称室速,指起源于希氏束分支以下部位的室性快速心律,常见于器质性心脏病如心肌梗死、心肌病等。发作时可伴严重血流动力学改变,引起低血压、休克、晕厥、抽搐和急性心功能不全,甚至猝死,是比较危险的心律失常,必须及时处理。心电图表现(图 7 - 59):①连续出现 3 个或 3 个以上畸形的 QRS 波,QRS≥0.12 s,并有继发性 ST - T 改变;②心室律基本匀齐,频率 140~200 次/分;③QRS 波与 P 波无固定关系,有时可见窦性 P 波融合于 QRS 波的不同的部位;④发作中可出现心室夺获或室性融合波,籍此可与室上速鉴别。

心室夺获(图 7 - 60):在室性心动过速期间,偶尔来自室上性的激动能完全地传导至窦房结,从而夺获一个 QRS 波,产生一个"夺获波",此夺获波形态几乎相同于正常窦性下传的 QRS 波(至少 QRS 波起始部分正常)。

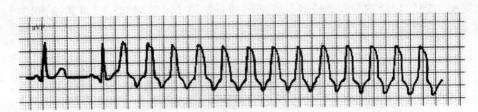

图 7 - 59　阵发性室性心动过速

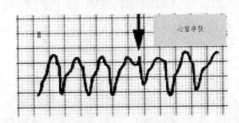

图 7 - 60　心室夺获

（3）扭转性室性心动过速　扭转性室性心动过速（torsive ventricular tachycardia）是一种较严重的室性心律失常，一般发作十几秒内自行停止，但易复发。临床表现为反复发作心源性晕厥（称阿-斯综合征）。常见病因有严重房室传导阻滞，逸搏心律伴有巨大 T 波时；低钾血症伴异常 T 波及 U 波时；药物所致（特别是奎尼丁、乙胺碘呋酮等）心电图表现（图7－61）：①发作时室性心动过速特征；②增宽变形的 QRS 波群围绕基线不断扭转其主波方向；③每约连续出现 3～10 个同类的波之后即会发生扭转，翻向对侧。

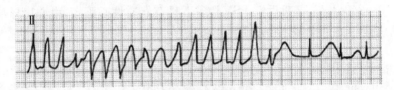

图 7 - 61　扭转性室性心动过速

3. 扑动与颤动　扑动与颤动是发生于心房的一种主动性快速性心律失常。

（1）**心房扑动和心房颤动**　简称房扑和房颤，房扑时心房内产生 300 次/分左右规则的冲动，引起快而协调的心房收缩；房颤时心房发生 350～600 次/分不规则的冲动，引起不协调的心房乱颤，是成人最常见的心律失常之一。房室传导系统仅能接受部分心房兴奋的传导。房扑时心室搏动快而规则，在 140～160 次/分之间，平均 150 次/分左右；房颤时心室搏动快而不规则，在 120～180 次/分之间。心房扑动和颤动常见于风湿性心脏瓣膜病二尖瓣狭窄、冠心病、甲亢等。

房扑（atrial flutter）心电图表现（图 7－62）：①无正常 P 波，代之以连续的大锯齿状 F 波，F 波之间无等电位线，波幅大小一致，间期规整；②频率为 250～350 次/分；③F 波常以 2：1 或 4：1 下传，心室律规则。

房颤（atrial fibrillation）心电图表现（图 7－63）：①无正常 P 波，代之以大小不等，形状各异

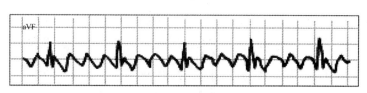

图 7-62 心房扑动

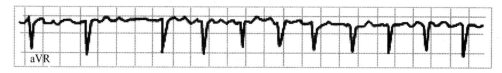

图 7-63 心房颤动

的 f 波（以 V₁ 导联最明显）；②频率为 350～600 次/分；③心室律绝对不规则，心室率在 120～180 次/分之间；④QRS 波群大多与窦性相同。

（2）心室扑动与颤动 简称室扑和室颤，是指心室呈整体收缩，极快但微弱无效，心电图上分不出除极波及复极波。室扑持续的时间常很短，很快转为心室颤动，故室扑是室颤的前驱。室扑是室速和室颤之间的过渡型，也可与心室颤动先后或掺杂出现。发生心室扑动时，心室已基本停止了排血。室颤时心室肌呈蠕动状态，各部分心肌发生更快而不协调的颤动，完全丧失心脏整体收缩功能，此时，心室已完全停止了排血，是临终前致命性的心律失常。室扑和室颤常见于冠心病（尤其是急性心肌梗死），其次为洋地黄中毒、严重低血钾或高血钾时。

室扑（ventricular flutter）心电图表现（图 7-64）：①无正常 QRS-T 波群，代之连续快速而相对规则的大振幅波动；②频率为 200～250 次/分。

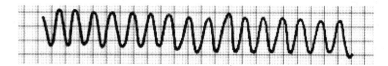

图 7-64 心室扑动

室颤（ventricular fibrillation）心电图表现：①QRS-T 波群完全消失，出现大小不等、极不匀齐的低小波；频率为 200～500 次/分（图 7-65）。

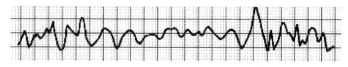

图 7-65 心室颤动

4. 逸搏与逸搏心律

逸搏与逸搏心律（escape and escape rhythms）是一种被动性异位心律。当上位节律发生病损或受到抑制而出现停搏或节律明显减慢时（如病窦综合征）或者因传导障碍而不能下传时（如Ⅲ°房室传导阻滞），其低位起搏点就会被动地发出一个或一连串的冲动，激动心室，这是一种生理性保护机制。仅 1～2 个异位搏动称逸搏，逸搏连续 3 个以上者称逸搏心律。按逸搏发生的部位分为房性逸搏、房室交界性逸搏和室性逸搏 3 种。以房室交界性最多见，房性最为少见。

（1）**交界性逸搏** 见于窦性停搏和Ⅲ°房室传导阻滞等。心电图表现（图7-66）：①QRS波呈交界性搏动特征，频率40~50次/分，慢而规则；②常伴窦性停搏、Ⅲ°房室传导阻滞等。

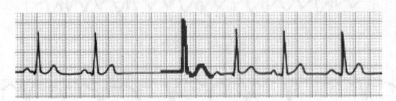

图7-66 交界性逸搏

（2）**室性逸搏** 多见于双结病变或发生于束变水平的Ⅲ°房室传导阻滞。心电图表现（图7-67）：①QRS波呈室性波形；②频率20~40次/分。

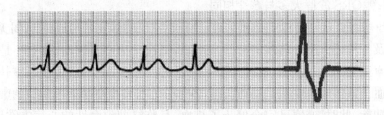

图7-67 室性逸搏

三、激动传导异常

（一）房室传导阻滞

房室传导阻滞（auriculo ventricular block，AVB）是指窦房结发出冲动，在从心房传到心室的过程中，由于生理性或病理性的原因，在房室连接区受到部分或完全、暂时或永久性的阻滞。根据阻滞程度不同，可分为3度：Ⅰ°为房室间传导时间延长，但心房激动全部能传到心室；Ⅱ°为一部分心房激动被阻不能传至心室，又进一步分为莫氏Ⅰ型和莫氏Ⅱ型；Ⅲ°为所有来自心房的激动者不能传至心室，故又称为完全性房室传导阻滞。

1. Ⅰ°房室传导阻滞（房室传导延迟） 心电图表现（图7-68）：①P-R间期超过正常最高值（≥0.21 s）；②P-R间期虽未超过正常范围，但心率未变或较快时，P-R间期较原先延长0.04 s。

Ⅰ°房室传导阻滞一般是由于功能性迷走神经亢进或风湿病、急慢性冠状动脉供血不足等引起，以病因治疗为主，多不需特殊治疗。

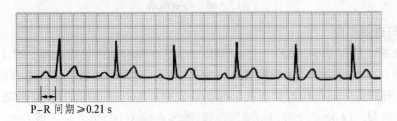

P-R间期≥0.21 s

图7-68 Ⅰ°房室传导阻滞

2. Ⅱ°房室传导阻滞　部分心房激动不能传至心室,分两型:Ⅱ°Ⅰ型和Ⅱ°Ⅱ型。

(1) Ⅱ°Ⅰ型　又称莫氏Ⅰ型(Mobitz Ⅰ)或文氏型阻滞,心电图表现(图7-69):①P波规律出现;②P-R间期逐渐延长,直至一个P波后漏脱一个QRS波群;③漏脱后,P-R间期又缩短,之后又逐渐延长,这样的现象重复出现,称为"文氏现象"(Wenckebach phenomenon)或"文氏周期性"。Ⅱ°Ⅰ型房室传导阻滞多为功能性或房室结或房室束近端的损害,预后较好。

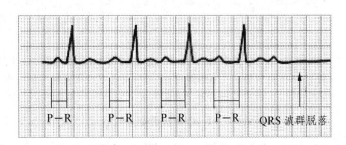

图7-69　Ⅱ°Ⅰ型房室传导阻滞

(2) Ⅱ°Ⅱ型　又称莫氏Ⅱ型(Mobitz Ⅱ),心电图表现(图7-70):①P-R间期恒定不变,P-R间期时限可正常或延长;②长的P-P间期为短P-P间期的整数倍;③房室传导比例一般为2∶1或3∶1等。凡连续出现两次或两次以上的QRS波群脱落,称为高度房室传导阻滞。本型多见于器质性心脏病,易发展为完全性房室传导阻滞,预后差。

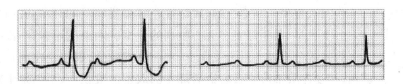

图7-70　Ⅱ°Ⅱ型房室传导阻滞

3. Ⅲ°(完全性)房室传导阻滞　是指由于房室传导系统某部分的传导能力异常降低,所有来自心房的激动都不能下传而引起完全性房室分离。多见于器质性心脏病、严重急性心肌炎和洋地黄中毒等,如心室率过于缓慢,尤其是心脏同时有明显的缺血或其他病变,可出现心力衰竭、休克或阿-斯综合征,甚至猝死。心电图表现(图7-71):①P波与QRS波群无关,各按自己规律出现;②P波频率快于QRS波频率,P-P间期与R-R间期各有其固定规律;③心房多在窦房结控制之下,故常可见到窦性P波;④心室率慢而规则,40次/分左右;⑤QRS波群形

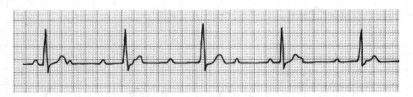

P波与QRS波群无关,P-R间期长短不一,P波节律不整,
67~79次/分;QRS波群形态、时限正常;R-R间期规律,心室律37次/分

图7-71　Ⅲ°房室传导阻滞

态正常或宽大畸形,取决于心室异位节律点的位置,如心室节律点位于希氏束分叉以上,QRS波群正常,如心室节律点位于希氏束之下,QRS波群宽大畸形(图7-72)。

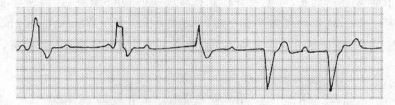

前两个QRS波群与最后两个QRS波群均呈宽大畸形,但形状不同,频率也不一致,代表两个不同部位的节律点发出的激动;为两个室性节律点竞相控制心室;第3个QRS波群时限为0.12 s,代表两个节律点共同激发心室产生的室性融合波

图7-72 QRS波群宽大畸形

多见于器质性心脏病和洋地黄中毒等,心室率若在40次/分以下,可出现阿-斯综合征发作,甚至猝死。

(二)心室内传导阻滞

心室内传导阻滞(auriculo-ventricular block)也称束支传导阻滞,指的是希氏束分支以下部位的传导阻滞。一般分为左、右束支传导阻滞及左前分支、左后分支传导阻滞。左右束支传导阻滞分有完全性和不完全性。

最常见的病因为冠心病、也见于高血压病、风湿性心脏瓣膜病、肺源性心脏病、心肌炎及心肌病等。右束支较粗、分支也早,其阻滞者多无心脏病的证据。左束支阻滞常表示有弥漫性的心肌病变,左束支又分为左前分支及左后分支两支,左前分支较细,仅接受左前降支的血供,故易受损;左后分支较粗,接受左冠前降支及右冠后降支的双重血液供应,不易发生传导阻滞,如出现阻滞多表示病变严重。

1. 右束支传导阻滞 右束支传导阻滞(right bundle branch block,RBBB)分为完全性和不完全性两种。

(1)完全性右束支传导阻滞 心电图表现(图7-73):①V_1导联呈rsR'型,r波狭小,R'波高宽;②V_5、V_6导联呈qRs或Rs型,S波宽;③Ⅰ导联有明显增宽的S波、avR导联有宽R波;④QRS≥0.12 s;T波与QRS波群主波方向相反。

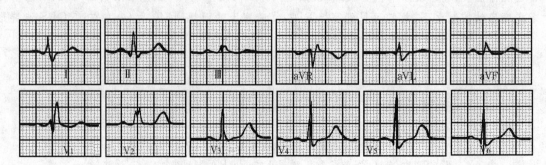

图7-73 完全性右束支传导阻滞

（2）不完全性右束支传导阻滞　心电图表现：①有完全性右束支传导阻滞 QRS 波群的特点；②QRS 波群时间成人在 0.08～0.12 s，小儿在 0.08～0.10 s。

2. 左束支传导阻滞　左束支传导阻滞（left bundle branch block，LBBB）也分为完全性和不完全性两种。

（1）完全性左束支传导阻滞　心电图表现（图 7-74）：①V_5、V_6 导联出现增宽顿挫的 R 波（M 形），其前无 q 波；②V_1 导联多呈 rS 或 QS 型，S 波宽大；③Ⅰ 导联 R 波宽大或有切迹；④QRS≥0.12 s；⑤T 波与 QRS 波群主波方向相反。

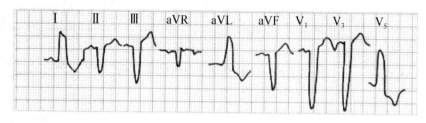

图 7-74　完全性左束支传导阻滞

（2）不完全性左束支传导阻滞　心电图表现：①有完全性左束支传导阻滞 QRS 波群的特点；②QRS 波群时间成人在 0.08～0.12 s，小儿在 0.08～0.10 s。图形与左心室肥大相似，诊断较困难。

3. 左前分支阻滞　左前分支阻滞（anterior hemiblock）心电图表现（图 7-75）：①电轴左偏−30°～−90°；②Ⅰ、aVL 导联为 qR 型，RaVL＞RⅠ；③Ⅱ、Ⅲ、aVF 导联为 rS 型，SⅢ＞SⅡ 导联；④QRS 波时限正常或轻度延长（＜0.12 s）。

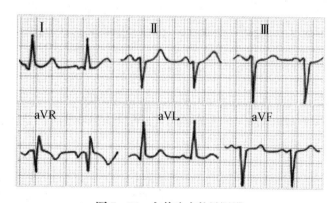

图 7-75　左前分支传导阻滞

4. 左后分支阻滞　左后分支阻滞（posterior hemiblock）心电图表现（图 7-76）：①电轴明显右偏≥110°；②QRS 波 Ⅰ、aVL 呈 rS 型，Ⅱ、Ⅲ、aVF 呈 qR 型，RⅢ＞RⅡ；③QRS 波时限正常或轻度延长（＜0.12 s）；④排除电轴右偏的其他原因。

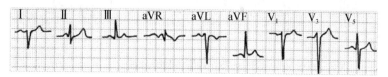

图 7-76　左后分支传导阻滞

(三) 传导途径异常——预激综合征

预激综合征(Wolff-Parkinson-White，WPW preexcitation)是一种房室间附加途径传导的心律失常。是由于在心房心室之间除了正常传导途径之外，又存在着一种附加的特殊传导途径。当窦房结发出的冲动通过此途径迅速到达心室时，使一部分心肌提前激动(预激)，常易合并发生室上性阵发性心动过速或心房颤动。分为典型型和变异型。

1. 典型型　有 A、B、C 三型，A、B 型常见。典型预激综合征心电图表现(图 7-77)：①P-R 间期<0.12 s，P-J 间期正常；②QRS 波群间期>0.11 s；③QRS波群起始部有挫折、模糊，称为预激波或"Δ"(delta)波；④继发性 ST-T 改变。

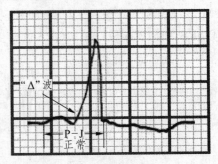

图 7-77　典型预激综合征

(1) A 型预激综合征　常见于左 Kent 束者。心电图表现(图 7-78)：V_1~V_6 导联中，预激波均为正向，QRS 波方向也全部向上。此型易误诊为右室大、右束支传导阻滞或后壁心肌梗死。

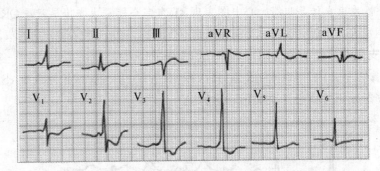

图 7-78　A 型预激综合征

(2) B 型预激综合征　常见于右 Kent 束者。心电图表现(图 7-79)：①V_1~V_3 导联中QRS 波主波方向向下，呈 QS、Qr、rS 波形；②V_4~V_6 导联 QRS 波主波向上。此型易误诊为前间壁心肌梗死或完全性左束支传导阻滞。

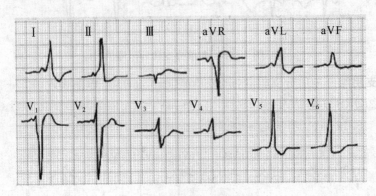

图 7-79　B 型预激综合征

2. 变异型 LGL 综合征(Lown-Ganong-Levine syndrome),常见于 James 束。心电图表现为:仅有 P-R 间期缩短<0.12 s;Mahaim 型(马海姆型),常见于 Mahaim 束。心电图表现为:P-R 间期正常,有"Δ波"及 QRS 间期增宽。

第六节 药物及电解质紊乱对心电图的影响

临床应用的某些药物及电解质紊乱可以影响心肌的除极特别是复极过程,因而引起心电图的改变。

一、药物对心电图的影响

1. 洋地黄制剂 治疗剂量和中毒剂量的洋地黄可引起不同的心电图变化。

(1)洋地黄效应(digitalis effect) 治疗剂量的洋地黄产生洋地黄效应的改变,心电图表现见图 7-80:①S-T 段呈"鱼钩状"倾斜性降低,在以 S 波为主的导联,其 ST-T 变化方向与上述相反;②T 波倒置、降低、双向以至于 ST-T 之间无明确界线;③Q-T 间期缩短。

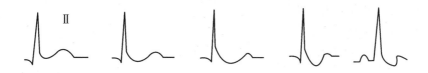

图 7-80 洋地黄效应:ST-T 特征性改变(鱼钩状)

(2)洋地黄中毒(digitalis toxicity) 洋地黄中毒的病例中约 80% 表现有心律失常,主要有房性心动过速合并房室传导阻滞,交界性心动过速伴不同程度的房室传导阻滞和室性心律失常。其中室性期前收缩为洋地黄中毒最常见。在洋地黄治疗过程中,出现呈二联律的室性期前收缩是洋地黄中毒的一种特异性心律失常。

2. 奎尼丁 奎尼丁为 Ⅰ 类抗心律失常药,通过抑制钠离子内流延长动作电位和有效不应期。

(1)奎尼丁治疗剂量时的心电图表现 ①P-R 间期延长;②T 波低平或倒置,或伴 U 波增高;③P 波稍宽可有切迹,P-R 间期延长。

(2)奎尼丁中毒的心电图表现 ①Q-T 间期明显延长;②ST 段下移及延长,T 波低平或倒置,或伴 U 波增高;③QRS 波群增宽;④出现心律失常,如房室传导阻滞、明显的窦性心动过缓、窦性静止,严重者可发生扭转型室性心动过速,甚至室颤。

二、电解质对心电图的影响

1. 钾离子变化对心电图的影响

(1)低钾血症 低钾血症(hypokalaemia)者血钾浓度过低早期出现心率增快,房性或室性早搏,以后出现多源性或室性心动过速,严重者出现心室扑动、心室颤动,以至心搏骤停于收缩

期。心电图特点(图7-81):①T波低平而U波逐渐明显,T-U融合,甚至U波振幅超过同导联的T波,呈驼峰状;②Q-T间期不易测量。

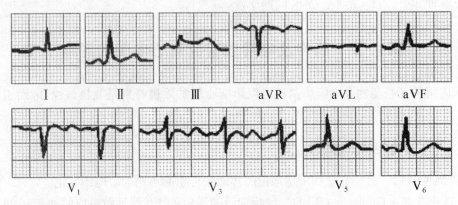

图7-81 低钾血症

(2)高钾血症 高钾血症(hyperkalaemia)体液的钾浓度与心肌的应激性呈负相关。血钾浓度增高对心肌有抑制作用,出现心律失常如室性早搏、房室传导阻滞、心室颤动以至心搏骤停于舒张期。心电图特点:早期(图7-82):①T波高耸;②Q-T间期缩短。中晚期:①室内传导延缓,QRS波群均匀性增宽;②心房肌受抑制可无P波,称之为"窦室传导";③出现缓慢、规则、愈来愈宽大的QRS波群,甚至与T波融合,发生心脏停搏或室颤,Q-T间期可延长。

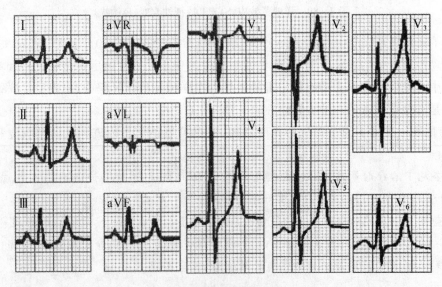

图7-82 高钾血症(早期)

2. 钙离子对心电图的影响

(1)低钙血症 心电图的特点:①Q-T间期延长;②ST段平坦,T波低平或倒置。

(2)高钙血症 心电图的特点:①Q-T间期缩短;②ST段缩短或消失,U波增高。

第七节　心电图的临床应用及阅读

一、心电图的临床应用

随着心电图学的研究进展及其广泛应用,对临床某些疾病的诊断及治疗起着重要的作用。

1. 心电图检查对疾病的诊断价值

(1) 心电图反映心脏激动的电学活动,对各种心律失常的诊断,有决定性价值。

(2) 对确定心肌梗死诊断可靠、简便实用,并对估计梗死部位、范围、观察其演变过程有较大价值。

(3) 判定有无心房、心室肥大,从而协助诊断某些心脏病。

(4) 对慢性冠状动脉供血不足、心包炎、心肌炎、心肌病有一定的辅助诊断价值。

(5) 观察某些药物对心肌的影响,如强心苷、抗心律失常药物,及对心肌有损害的药物。

(6) 可观察某些电解质紊乱,如血钾、血钙的过高或过低。

(7) 心电监护已应用于手术麻醉、垂危症抢救、用药观察、航天与登山等许多领域。

2. 心电图检查的局限性

(1) 心电图不能直接反映心脏功能及瓣膜情况

(2) 心电图正常并不能排除心脏病变的存在　如瓣膜病早期或双侧心室肥厚,心电图可以正常。

(3) 心电图不正常也不能肯定有心脏病　影响心电图改变的原因很多,如内分泌失调、电解质紊乱、药物作用等都可引起心电图异常,偶发早搏亦常见于健康人。

(4) 心电图改变不一定有特异性　同样的心电图改变可见于多种心脏病,如心律失常、心室肥厚、ST－T 改变等。

(5) 心电图对心脏病的病因不能作出诊断

总之,心电图在疾病的诊断上有一定价值,但也有局限性,在作出心电图诊断时,必须结合其他临床资料,方能作出比较正确的判断。

二、心电图的阅读

(1) 将各导联按 Ⅰ、Ⅱ、Ⅲ、aVR、aVL、aVF、$V_1 \sim V_6$ 的顺序排列。

(2) 通读心电图,检查各导联心电图标记有无错误,有无伪差,导联有无接错,定标电压是否正确,有无导联电压减半或加倍,纸速如何,有无基线不稳和交流电干扰等。

(3) 找出 P 波,根据 P 波(Ⅱ、V_1 导联最清楚)的有无、形态及与 QRS 波群的关系,确定基本心律是窦性心律抑或异位心律。

(4) 计算心房率或心室率,比较 P－P 间期和 R－R 间期,找出房率与室率的关系。

(5) 测量 P－R 间期。

(6) 测量 QRS 波时限、方向和振幅高度,重点观察 Q 波(测量 QRS 波时限应选择 12 导联

中最宽的 QRS 波）。必要时测定 V_1、V_5 导联的室壁激动时间。

（7）观察并测量 ST 段、T 波，ST 段压低、抬高超过正常值均为异常，T 波低平、倒置也视为不正常。

（8）测量心电轴。

综合心电图所见，结合被检查者的年龄、性别、病史、体征、临床诊断、用药情况、其他器械检查结果以及过去心电图检查等资料，判断心电图是否正常，作出心电图诊断。

附 1

心电图描记方法

1. 受试者安静平卧或取坐式，摘下眼镜、手表、手机等微型电器，全身肌肉放松。

2. 按要求将心电图机面板上各控制按钮置于适当位置，在心电图机妥善接地后接通电源。

3. 安放电极 准备安放电极的部位先用酒精棉球脱脂，再涂上导电糊（或用生理盐水擦拭），以减少皮肤电阻。电极夹应安放在肌肉较少的部位，一般上肢应在腕关节上方（屈侧）约 3 cm 处，下肢应在踝关节上方约 3 cm 处。

4. 连接导联线 按所用心电图机的规定，正确连接导联线。以 5 种不同颜色的导联线插头与身体相应部位的电极连接，上肢导联线颜色"右红、左黄"，下肢导联线颜色"左绿、右黑"；心前导联线为白色，常用心前电极的位置有 6 个。

5. 调节基线和装置，使基线位于适当位置。

6. 输入标准电压 调试好心电图机的工作状态，输入标准电压（1 mV＝10 mm）。

7. 记录心电图 检查基线平稳、无肌电干扰后，即可按所用心电图机的操作方法依次记录肢体导联和胸前导联的心电图，同时记录标准电压。

8. 记录完毕后取下记录纸，标出受试者姓名、年龄、性别、导联及实验时间。

附2

心电图各波段正常值及图形特点

波段	项目	标准肢导联	加压肢导联	胸　导　联
P波	方向	Ⅰ直立 Ⅱ直立 Ⅲ直立、双相、平坦或倒置	aVR 倒置 aVL 直立、双相、平坦或倒置 aVF 直立	$V_{1\sim2}$直立、双相、平坦或倒置 $V_{3\sim6}$直立
	振幅	<0.25 mV		<0.20 mV
	时间	≤0.11 s		
P-R 间期		0.12～0.20 s		
Q波	振幅	深度小于同导联 R 波的 1/4，aVR 导联例外，呈 Qr 波		
	时间	<0.04 s		
R波	振幅	RⅠ<1.5 mV	RaVR<0.5 mV RaVL<1.2 mV RaVF<2.0 mV	RV_1<1.0 mV RV_5<2.5 mV RV_1+SV_5<1.2 mV RV_5+SV_1<4.0 mV(男)； 　　　　　<3.5 mV(女)
S波	波型			$V_{1\sim2}$呈 rS 或 QS 型 $V_{3\sim4}$呈 RS 型 $V_{5\sim6}$呈 qRs、Rs、qR 或 R 型
QRS波	时间	0.06～0.10 s		
S-T 段	抬高	≤0.1 mV		$V_{1\sim2}$≤0.3 mV V_3≤0.5 mV $V_{4\sim6}$≤0.1 mV
	压低	<0.05 mV		
T波	方向	Ⅰ直立 Ⅱ直立 Ⅲ直立、双相、平坦或倒置	aVR 倒置 aVL 直立、双相、平坦或倒置 aVF 直立、双相、平坦或倒置	$V_{1\sim2}$直立、双相、平坦或倒置 $V_{3\sim6}$直立
	振幅	大于同导联 R 波的 1/10		
U波	方向	与 T 波一致		
	振幅	0.05～0.20 mV		

（李　君）

思考题

1. 女性,45岁,劳累后心悸、气急10余年,加重1周。体检发现:心尖区 S_1 亢进、舒张中晚期隆隆样杂音。心电图检查如下(附图1)。请根据该心电图作出诊断并指出心电图特点。

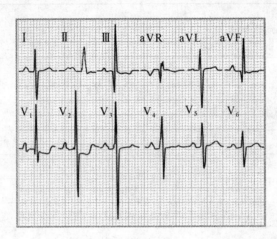

附图1

2. 男性,70岁,劳累后时有心前区闷痛2年余,休息后即刻缓解。1小时前突然胸痛发作,经含服硝酸甘油后稍有缓解。入院时心电图检查如下(附图2)。请根据该心电图作出诊断并指出心电图特点。

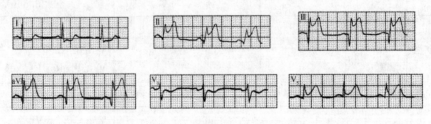

附图2

3. 女性,35岁,平素身体健康,近月来曾有多次心慌、心跳加快发作,约2分钟左右自行缓解,恢复正常。作心电图检查如下(附图3)。请根据该心电图作出诊断并指出心电图特点。

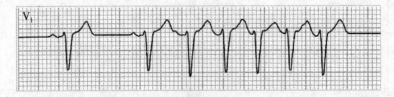

附图3

4. 女性,75岁,以心肌梗死入院治疗。突然出现意识丧失、血压下降、四肢抽搐,作心电图检查如下(附图4)。请根据该心电图作出诊断并指出心电图特点。

5. 女性,22岁,近3天来咳嗽、发热、咽痛,今晨起感胸闷、心悸。体检:心脏无杂音,心律

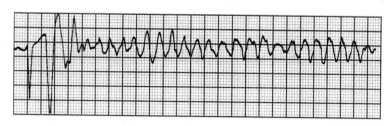

附图 4

不规则,两肺无异常发现。作心电图检查如下(附图 5)。请根据该心电图作出诊断并指出心电图特点。

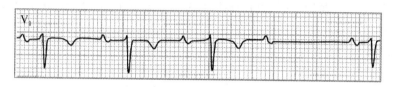

附图 5

6. 男性,35 岁,心悸 1 天。平素身健。体检:Bp120/70 mmHg(1 mmHg=0.133 kPa),心律不整齐,心音正常,各瓣膜无杂音,两肺无异常。作心电图检查如下(附图 6)。请根据该心电图作出诊断并指出心电图特点。

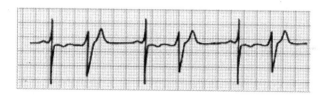

附图 6

7. 简述窦性心律的心电图特点。

8. 简述常规 6 个胸导联探查电极的位置。

9. 心电图包括哪些波段? 简述各波段的特点及正常值范围。

10. 简述心肌梗死心电图改变的基本图形。

11. 简述期前收缩的心电图共同特点。

12. 比较阵发性室性心动过速与阵发性室上性心动过速心电图形的异同。

13. 比较房颤与房扑心电图形的异同。

14. 比较室颤与室扑心电图形的异同。

15. 简述房室传导阻滞分类及其特点。

第八章 影像学检查

影像学检查作为健康管理的一部分，主要是直接了解人体内部脏器形态结构的基本情况。通过影像学检查可以获得直观、准确的健康资讯。随着影像诊断学的不断发展，目前，影像学检查已经涉及到全身的所有器官和组织。通过影像学资料，可以获得人体内部脏器的大体解剖形态及结构的表现，部分影像学检查可以进行动态观察。通过多次影像学检查的比较可以了解人体脏器组织在一定时间内是否存在形态及结构的变化，以此来评估一个人在当前一定时间内的健康状况，并结合其他检查手段综合评估一个人在一定时间内是否可能发生某种疾病。由于一些影像学检查如磁共振成像（MRI）、数字减影血管造影（DSA）、心肌正电子发射计算机体层成像（PET）、计算机体层成像（CT）等，检查程序复杂，收费昂贵，暂时不适合常规进行健康检查，只是在怀疑或需要进一步确诊某器官疾患时进行。

本章主要讲解目前临床应用于健康评估的影像学检查。包括各种影像学检查的基本原理，各个系统影像学健康评估的特点。

第一节 X 线 检 查

一、X 线成像的基本原理

1. X 线的基本特性 X 线成像是目前临床应用最广泛的检查技术。常规的荧光透视、X 线摄影、X 线胃肠检查及 CT 检查均属于 X 线成像。X 线是真空管内高速行进的电子流轰击由钨、钼或钼铑合金制成的靶面时产生的。产生 X 线的装置称之为 X 线管。它是一个真空的二极管，阴极是灯丝，阳极是靶面。真空管两端施加高电压后，加热的阴极灯丝所产生的电子由阴极向阳极高速运动，当电子撞击到阳极靶面后将有不到 1% 的能量转化为 X 线，其余 99%以上能量转化为热能。X 线管产生的 X 线通过 X 线管的窗口射出，即可应用到临床检查和治疗。

X 线是电磁波的一种，具有电磁波的所有特性。波长在 0.000 6～50 nm，居于 γ 射线和紫外线之间。临床上采用 X 线进行影像学检查是因为 X 线具有以下特性。

（1）穿透性（penetrability） X 线可以穿透可见光不能穿透的物体，但在穿透过程中部分 X 线被吸收，即衰减。X 线的穿透性和物体对 X 线的衰减作用构成了 X 线成像的基础。穿透力的强弱与 X 线管两端的电压和阳极靶面的材料有关。X 线穿过物体后的衰减的程度与所穿过物质的密度和物体的厚度（X 线在该物质内行进的长度）有关。

（2）荧光效应（fluorescence effect） X 线可以激发荧光物质，如硫化锌镉、钨酸钙等，产生可见光。这种能量转换称之为荧光效应，是进行透视检查的基础。当 X 线经过人体后，因为人

体内组织的密度和厚度的不同,X线穿过人体将会出现不同程度的衰减,不同强度的X线撞击荧光屏上的荧光物质可以产生亮度不同的可见光,从而在荧光屏上形成影像。

(3) 感光效应(photosensitivity)　X线和可见光一样可以使涂有溴化银的胶片感光。胶片感光后,溴化银分解出金属银,并沉积在胶片的胶膜内。未感光的溴化银在定影过程中被清除,金属银在胶片上表现为黑色,依金属银沉积量的多少显示为灰或黑。感光效应是X线摄影的基础。

(4) 电离效应(ionizing effect)　X线通过任何物质都可以产生电离效应。对于人体的作用有两方面:一是治疗作用,因为肿瘤组织对于X线较正常人体组织更为敏感,故可以用X线来进行放射治疗(放疗);二是X线剂量超过一定程度,将对人体组织造成损伤,而且可能是不可逆的损伤,因此,在进行X检查过程中,一定要注意防护。

2. X线成像的基本原理　X线成像,就是将人体的不同组织以不同的层次显示出来,要求组织器官的边缘要清晰可辨。因为X线具有穿透力,可以从人体一侧射入,从另一侧穿过。通过各种手段(包括荧光屏、胶片、检测器等)可以接受到X线。在穿透力一定的情况下,由于人体组织结构的密度和厚度的差异,穿过人体的X线衰减程度不同,如果用胶片检测,就可以在胶片上显示出灰黑不一的差异来。总的来说,X线成像就是检测X线穿过人体后所剩余的X线量。依据人体组织对于X线吸收能力的不同,或者说依据X线穿过人体后衰减量的不同,将人体组织分为以下三类。

(1) 高密度　骨组织和钙化灶等。特点是比重高,密度大,吸收X线量多,故而剩余的X线量少,该组织在胶片上感光最少,显示为白色,称之为高密度影。

(2) 中等密度　软骨、肌肉、神经、实质器官、结缔组织以及体液等。这些组织吸收X线的量为中等,在胶片上感光量中等,显示为灰白色,称之为中等密度影。

(3) 低密度　脂肪组织以及存在于呼吸道、胃肠道、鼻窦和乳突内的气体等。这些组织的X线吸收量较少,特别是气体,很少吸收X线,在胶片上感光量最多。在X光胶片上,脂肪组织因为X线吸收量较气体稍多表现为灰黑色,气体表现为黑色。我们将X光胶片上表现为灰黑色或黑色的影像称之为低密度影像。

人体病变组织可以使人体组织的密度发生改变,如肺内肿块可以使正常低密度的肺组织中出现中等密度的肿块影;也可以使人体组织的厚度发生改变,如肝硬化可以使正常肝组织萎缩变小,使穿透肝脏的厚度降低,从而表现为肝脏密度降低。

3. X线图像的特点　透视、摄片、CT影像,都属于X线图像,都表现为从黑到白不同灰度的影像。

透视和摄片的黑白显示是相反的。CT影像和摄片一样。其原因是:透视是将剩余的X线直接转化为可见光,剩余的X线量越多,则荧光屏越亮,图像变白;摄片是将剩余的X线用来分解溴化银,分解的越多,则金属银越多,显示在胶片上就越黑。我们通常所说的"阴影"一词来源于透视,显示在胶片上表现为白影或灰影。

与普通的光学摄影不同,X线透视和摄片所获得的影像是一个人体组织结构重叠的影像。将X线投射到人体后,只要X线经过之处均产生X线衰减,因此在该穿透路径的各种结构包

括衣服等均在胶片上显影。比如常规胸部正位摄片，在胶片上，既可以看到肺部、纵膈结构，又可以看到前后胸壁结构，这些影像均重叠显示在胶片上。在正位片上无法区分影像的前后关系，需借助于侧位片。

X线束是以锥形向人体投射的，只有靠近中心的部分是垂直投射的，这样靠近边缘的部分将产生放大同时产生伪影（散射线所导致），导致图像失真并模糊。这一点要求大家在阅片过程中要考虑到图像可能因此而存在的失真。在摄片过程中要求所拍摄的部位尽量靠近胶片。

二、X线检查技术

X线检查的目的就是使人体各器官组织可以清晰地显示出来，要求各器官组织以及病变之间要有一定的密度差别。人体部分组织间本身就存在一定的差别，比如骨骼与肌肉可以在X线影像中很清晰地分辨出来，这种差别称之为自然对比。利用人体自然对比进行X线检查称为常规检查。另外，还有部分组织器官没有密度差别或差别很小，在X线影像中不能分辨或分辨不清，在这种情况下，可以在器官组织及病灶中人为地引入一些密度高于或低于该组织的物质来衬托出该组织器官的轮廓，或直接提高该组织的密度。从而使该组织从周围组织中分辨出来。这种方法称之为人工对比，就是造影检查。

X线检查一般分常规检查和造影检查。

1. 常规检查 包括荧光透视（fluoroscopy）和X线摄影（radiography）。

（1）荧光透视 简称透视，利用X线的荧光效应。目前多通过影像增强电视系统（image intensity television，IITV）来提高亮度及分辨率，可以明室操作。目前，胸部透视检查基本淘汰，主要应用于胃肠造影检查、血管造影及血管介入治疗。

其优点是：①可以动态观察器官的运动情况；②可以多方位观察；③操作快捷；④操作简便；⑤检查费用低廉；⑥可以快速得出结论，比较适合急诊患者。

其缺点是：①图像不清晰，分辨率较低；②患者受线多；③图像不能保存。

（2）X线摄影 简称摄片，常规应用于呼吸及骨骼等系统的应用。主要是利用人体内的自然对比来显示出器官组织的大体解剖形态结构。其优点是应用范围广，受检者受照X线量较少，能使人体各部结构较清晰地显示，并可作永久性资料保存，随时进行教学科研或复查对照。其缺点是检查的区域受胶片大小所限制，不能观察器官的运动功能。目前临床上广泛应用于呼吸及骨骼系统疾病的诊断和筛查。而透视多作为摄片的补充来弥补胶片不能进行动态和多体位连续观察的不足。

2. 造影检查 在腹部摄片中，我们常常仅能看到胃内和结肠内的少量低密度气体影，不能清晰分辨出肝脏、脾脏、胆囊及胰腺等软组织器官的轮廓和形态，原因是这些组织器官对X线的吸收量差别不大，不足以在X光胶片上形成差别。通过造影检查可以显示这些器官的形态以及轮廓。造影检查显著扩大了X线检查的范围，在CT、MR广泛应用之前几乎涉及人体内的所有腔隙；只是随着CT、MR的发展，一些风险较大，临床意义较小的造影检查才逐渐被淘汰，比如脑室造影，支气管造影等。

1）造影剂 按密度高低分为高密度造影剂和低密度造影剂两类。

（1）**高密度造影剂**　为原子序数高、比重大的物质。在 X 光胶片上显示为白色。常用的有硫酸钡和碘剂。硫酸钡为白色粉末，不溶于水。主要应用于食管及胃肠造影。碘剂种类繁多，应用很广，目前临床上主要应用的造影剂有泛影葡胺、碘必乐、优维显等，可以进行血管、神经系统以及 CT 增强等。

（2）**低密度造影剂**　为原子序数低、比重小的物质。在 X 光胶片上显示为黑色。应用于临床的有二氧化碳、氧气、空气等。主要用于蛛网膜下腔、关节囊、腹腔、胸腔及软组织间隙的造影。目前临床已少用。

2）**造影方式**　主要有以下两种方式。

（1）**直接引入法**　将对比剂直接导入到人体内的各个孔道、间隙内的造影方法。包括以下几种方式：①通过人体自然孔道引入，如食管及胃肠钡餐检查、钡剂灌肠、瘘道造影、支气管造影，逆行胆道造影，逆行泌尿道造影，子宫输卵管造影等；②通过穿刺达到人体孔道、间隙，如心血管造影、关节造影和脊髓造影等。

（2）**生理排泄法**　将对比剂经口服或静脉进入人体后，可以有选择性的通过某一器官排泄，从而使该器官显影的方法。如静脉肾盂造影、静脉胆道造影及口服法胆囊造影等。

3）**注意事项**　目前，临床广泛应用的钡剂较安全，肠梗阻患者禁忌行钡餐检查，可以用碘剂替代。不得将钡剂导入人体间隙内和血管内。碘剂在造影反应中比较常见，主要以过敏反应为主，可以出现严重的过敏反应。在选用碘对比剂行造影检查时，要注意以下几点。

（1）**严格控制禁忌证**　对于严重心脏功能不全、肾脏功能不全、甲亢患者要禁用碘剂造影。对于严重过敏体质，特别是有碘剂过敏史者禁用碘剂。

（2）**碘剂过敏试验**　一般用 1 ml30％的造影剂静脉注射，观察 15 分钟，如出现胸闷、咳嗽、气促、恶心、呕吐和荨麻疹等，则为阳性，不宜造影检查。但应指出，尽管无上述症状，造影中也可发生反应。因此，关键在于应有抢救过敏反应的准备与能力。

（3）**缓解患者情绪**　向患者解释清楚造影检查的目的及检查过程中可能出现的问题，缓解患者的紧张情绪。可以根据具体情况，术前应用镇静剂、抗痉挛药及抗组织胺药等。

（4）**作好抢救准备**　备好各种不良反应以及并发症的急救用品。

4）**碘剂过敏处理**　过敏反应大多表现比较轻微，主要表现为全身灼热感，面部潮红，呼吸较急促，胸闷、头晕、恶心、甚至呕吐，可以出现皮肤风团。一般不需要特殊治疗，患者注意休息，可以给予吸氧、抗过敏处理等即可好转。严重的碘剂过敏可以发生在过敏试验中，也可能发生在过敏试验阴性的造影过程中。临床表现包括呼吸困难、周围循环衰竭和心脏停搏、惊厥、喉水肿、肺水肿和哮喘发作等。遇此情况，应立即终止造影并进行抗休克、抗过敏和对症治疗。呼吸困难应给氧，周围循环衰竭应给予去甲肾上腺素，心脏停搏则需立即进行心脏按摩。

三、X 线检查技术新进展

1. 数字 X 线成像　普通的 X 线成像，是将图像直接显示在胶片上或荧光屏上。其缺点是分辨率低、摄片要求技术条件严格、存储及传送不方便。所谓的数字 X 线摄影（digital

radiography DR)就是将 X 线的模拟信号转化为数字信号,通过数字信号再转化为模拟信号而形成图像。可以通过计算机对数字信号进行各种处理,来提高图像分辨率,可以将数字信号进行远距离传输,也可以将数字信号在数据库中存储。对于提高诊断正确率、远程会诊、科研、教学都有十分重要的意义。

(1) 计算机 X 线摄影(computed radiography,CR) 先依靠普通 X 光机,用影像板(image plate,IP)代替普通片盒(装 X 光片的暗盒)摄片。X 线可以使 IP 板感光形成潜影。将 IP 板送到 CR 机中,读取 IP 内的信息,将其信息转化为数字信号,再通过计算机处理将数字信号转化为图像。通过计算机可以进行亮度、对比度调整、可以进行减影处理,以提高图像分辨率。

CR 具有以下优点:①很高的灵敏度,可以采集到很弱的信号。②较普通的 X 光胶片分辨率明显提高,可以看到很多普通 X 光片显示不清的细节。③对摄片条件要求较低,可以在一定范围内调整亮度、对比度,并可以有针对性地显示某些器官组织的细节。比如用 CR 摄胸部正位片,通过调整亮度和对比度,不仅可以显示肺部的细节,更可以显示肋骨的细节。④数字化输出和存储。这项功能非常有利于图像的长期保存,并可以通过网络进行远程传输和会诊。⑤可以利用现有设备,只用 IP 板代替普通暗盒即可进行摄片,可以节省大量的医疗资源。其缺点是,CR 图像质量仍然欠佳,成像时间较长且不具有透视功能。

(2) 数字 X 线荧光成像(digital fluorography) 用 IITV 代替了胶片。首先以模拟信号的形式成像在 IITV 上,然后用高分辨率摄像管进行序列扫描,也就是将一个整体图像分为一个个点状图像(像素),将每一个点状图像转化为数字信号,再经计算机处理获得完整图像。DF 具有透视功能,广泛应用于 DSA 和数字胃肠机中。

(3) 数字式 X 线摄影(DR) 直接用平板探测器来代替普通片盒(胶片),X 线在平板探测器上直接转化为电信号。X 线信息损失少,图像分辨率高,成像时间短。目前正在各大医院快速地得到应用。

2. 数字减影血管造影 血管造影技术是将水溶性对比剂(泛影葡胺、优维显等)注入血管内,使血管显示为高密度的 X 线检查方法。数字减影血管成像(digital subtraction angiography,DSA)是 20 世纪 80 年代兴起的一项新的医学影像技术。其特点是将血管造影所获的图像利用计算机处理其数字影像信息,消除骨骼和软组织影像,使血管显影清晰。

下面以时间减影法为例说明其原理:在造影前,首先摄一帧未造影的数字化图像,在保持患者不动的情况下,注入造影剂,在感兴趣区域达到要求的血药浓度后再摄一帧造影的图像。通过计算机将两幅图像的数字化信息一一对应,并相减,即可获得减影图像。两幅原始图像中相同的影像被相减抵消,从而只剩下血管的影像。因为消除了骨骼及软组织的干扰,血管的影像更加清晰。临床应用 DSA 可以显示直径 200 μm 以下的血管和微小病变,并可以动态显示血流改变。

目前,各种血管造影检查均在 DSA 机上进行。DSA 具有对比分辨率高、对比剂用量少、可以实时显影等优点。主要在以下几个方面作用突出:①脑血管疾病以及颅内肿瘤的诊断和鉴别诊断,如脑动静脉畸形、颅内动脉瘤、脑血管狭窄等。②心脏大血管疾病的诊断和鉴别诊断,如冠心病、主动脉夹层、主动脉狭窄、复杂先天性心脏病等。③肝脏病变的诊断及介入治疗,如

肝癌、肝海绵状血管瘤、胃溃疡等的诊断和介入治疗。④可以判断肾动脉是否狭窄及狭窄程度。⑤肾癌的诊断及介入治疗。小肠血管畸形和发育不良的诊断及介入治疗。⑥针对外周血管疾病如脉管炎、血栓性静脉炎、动脉炎等诊断和治疗也有很好的作用。

四、X线检查中的防护

随着X线检查应用越来越广泛,接触X线的人也越来越多。由于X线的电离效应,在进行过量照射后可以对人体组织带来辐射危害。所有可能接触到X线的人员都需要认识到X线辐射的危害性,并注意防护。对于孕妇、小儿和长期接触放射线的工作人员尤其需要加强防护。

X线防护涉及所有产生X线的设备。防护实践正当化、防护的最优化和个人剂量限制是X线防护的三大基本原则。落实到具体工作中有如下要求。

(1)人员防护　包括工作人员和受检者以及必需的陪护人员。要求尽可能减少照射时间,减少照射剂量;尽可能地远离X线源;需要近距离操作时,穿戴铅衣、铅帽、铅围脖等。对于受检者,尤其应该注意X线防护,要注意以下几点:①每次检查不能照射太多;②不能在短期内重复照射;③照射区域要严格控制;④甲状腺、性腺、晶状体等应特别注意,要用铅橡皮遮盖;⑤儿童要尽量减少X线检查。

(2)设备防护　要求X线源与人员之间放置阻隔X线的物质,如铅板等;X线球管的窗口需要遮蔽减少对受检者的照射;机房的墙壁需要用硫酸钡混凝土墙壁。

(孙传恕)

第二节　CT检查

CT是1969年由Hounsfield G. N.设计成功,1972年问世,设计者因此于1979年获得诺贝尔奖。CT具有很高的诊断价值,可以显示以前无法显示的颅脑内部结构,可以使X线诊断的分辨力明显提高,是影像学诊断领域的重大突破。目前,CT机可以进行全身各部位的检查,在设计和功能上不断地得以改进,临床应用亦日趋普遍。CT的基本特点是:用X线束对人体的一个断面进行扫描,用探测器检测剩余的X线,通过计算机计算获得断面内每一个像素的X线衰减值,再经计算机处理获得断面图像。

一、CT的成像基本原理

1. CT的几个基本概念

(1)体素　将人体假想成若干有一定厚度的断层组成。每个断层可以分成若干体积相同的小立方体或长方体,每一个立方体或长方体即称之为体素(voxel)。CT成像的最根本目的就是获得每一个体素的X线吸收系数(是指物质对X线的吸收能力),它反映了每一个体素的物质密度。具体体素数目与CT设备有关,目前多为512×512。体素越多,则单一体素越小,CT图像分辨率越高。

（2）像素　将人体的断层从足侧或头侧观察，则表现为一个二维平面。针对体素而言，只是看到了体素的底面或顶面，表现为面积相同的小正方形，每一个小正方形即称之为像素（poxel）。像素是体素在二维图像上的表现。也就是说，当我们在观察 CT 图像时，这些图像是由像素组成的，而不是由体素组成的。像素值的大小是由相应体素的物质密度决定的。

（3）矩阵　前面讲到，CT 成像的最根本目的就是获得每一个体素的 X 线吸收值，每个体素均可以用相应的数字来表示。依据每个体素的坐标位置将其相应的数字排列成横为行、纵为列的由数字组成的二维平面，即称之为数字矩阵（matrix）。

2. CT 扫描及成像原理　将人体置于 CT 球管和探测器之间。X 线球管生成 X 线束（这个 X 线束是有厚度的，它所经过人体的范围就是 CT 层面的厚度，即体素的厚度），穿过人体后将部分被人体吸收，由探测器检测衰减后剩余的 X 线量。在这个过程中，X 线所经过的每一个体素均吸收了 X 线，这些体素一共吸收的 X 线量就等于球管生成的总的 X 线量减去探测器检测获得剩余的 X 线量。CT 是用 X 线束从多个方向对人体同一层面进行扫描。当球管变换角度进行扫描时，另外一部分体素吸收了 X 线，其总的吸收值也是总的 X 线量减去探测器检测所获得的剩余 X 线值。当所有体素都被扫描以后可以获得一个庞大的多元一次方程。计算机解出这个方程，求得每一个体素的 X 线吸收值。再依据体素的坐标位置排成阵列，即构成数字矩阵。最后将矩阵中的每一个数字依据大小不同以黑白不等的灰度来显示，就形成了 CT 图像。

因为 CT 图像也是由 X 线产生的，故 CT 图像与 X 光片一样，决定图像由白到黑的不同灰度改变都是与人体内 X 线吸收系数，也就是人体组织的密度密切相关。尽管 X 光片的灰度还与组织的厚度有关，但可以看出，在 X 光片上表现出来的白色如骨骼在 CT 片同样表现为白色。如果将带有一定厚度的一片人体断层平放到 X 光机的操作台上摄片，此时获得图像就相当于 CT 图像。

二、CT 检查方法

（1）平扫　临床应用最多，是指血管内不注射对比剂时的扫描。主要是横断面扫描，部分部位可以行冠状位扫描。

（2）增强扫描　指血管内注射对比剂后进行扫描。利用病变组织的血供与周围组织的差异来提高病变组织与周围组织的密度差。密度增高称为强化。通过分析强化的程度、时间、范围及强化程度随时间变化的关系等因素可以显示一些平扫未显示或显示不清的病灶，并对病变进行定性诊断。

（3）造影扫描　造影扫描是指先对某一器官或结构进行造影，然后再进行 CT 扫描的检查方法，如椎管造影 CT、膀胱造影 CT 等。可以更好地显示腔隙或空腔脏器内腔的结构。

（4）特殊扫描　临床应用很多种，包括薄层扫描、高分辨率 CT 扫描（HRCT）、CT 血管造影（CTA）、动态扫描、CT 灌注成像等。临床上应用较多的是 HRCT 和 CTA。HRCT 采用薄层中、高、极高分辨率重建（或骨算法重建）及特殊的过滤处理，可得到组织的细微结构图像，明显提高 CT 的空间分辨率。主要应用于肺部小结节的分析、肺弥漫性间质性病变的诊断；骨算法重建主要用于颞骨 CT 扫描，可以清晰显示听骨链、半规管、内耳等细微骨结构。CTA 是指

通过静脉给药,当靶血管的血药浓度达到最高时进行扫描,通过计算机处理获得立体的血管影像的检查方法。具有无创、安全、有效的特点。

(5)螺旋扫描　目前的CT大多具有螺旋扫描功能,和常规的步进式扫描相比,速度更快,是获得良好三维CT重建图像的基本条件。临床上常与其他的CT检查方法配合使用。

三、CT的临床应用

尽管设备昂贵,检查费用偏高,因其快捷及相当高的诊断价值,已广泛应用于临床。CT检查现已涉及人体的所有部位。但是应该认识到,CT在某些部位的检查还有其局限性,不能盲目的依赖CT,不能将其视为常规诊断手段,应在了解其优势的基础上,合理地选择应用。

CT诊断在临床的应用主要有如下几点。

(1)中枢神经系统疾病　脑外伤、脑血管疾病、颅内肿瘤、椎管内肿瘤与椎间盘脱出。特别适合急诊应用,可以快速准确地获得诊断。通过CTA可以进行颅内动脉瘤、血管发育异常和脑血管闭塞的诊断,较颅脑X线血管造影具有快捷、无创的特点,通过三维后处理软件可以获得比较清晰和精细的血管影像,随着CT机性能及后处理软件的不断改进,有望取代常规的脑血管造影。

(2)颈面部疾病　因为颈面部复杂的解剖结构,且包含骨骼、肌肉、软组织及气体等多种不同密度差异很大的组织。CT检查凸显其优越性。对眶内占位病变、鼻窦病变、中耳胆脂瘤、听骨破坏与脱位、内耳骨迷路的轻微破坏、耳先天发育异常以及鼻咽癌的早期发现等均有特殊的诊断价值。

(3)胸部疾病　随着高分辨力CT的应用,日益显示出CT检查的优越性。通过CT检查,可以清晰地显示出X线平片不能显示或显示不清的结构和细节。可以进行肺内小结节的定性分析、肺内弥漫性间质性病变的诊断、明确纵隔和肺门有无肿块或淋巴结增大、支气管有无狭窄或阻塞,对原发和转移性纵隔肿瘤、中心型肺癌等的诊断以及对胸膜、横膈、胸壁病变的诊断等。是平片发现异常后常规的进一步检查手段。

(4)心脏、大血管疾病　随着CT机的不断改进,心脏及大血管的CT检查日益得到重视。高档快速的CT机已经可以进行心脏形态的检查。通过CTA进行冠状动脉是否狭窄及狭窄程度的评估,已经越来越受到临床的重视,有望成为评估早期冠心病的有效手段。主动脉夹层、大血管畸形等均可以通过CTA获得清晰的三维立体图像。

(5)腹部及盆腔疾病　腹部及盆部疾病的CT检查,应用日益广泛,主要用于肝、胆、胰、脾,腹膜腔及腹膜后间隙以及泌尿和生殖系统的疾病诊断。针对空腔脏器如胃、结肠等疾病的诊断也取得了很大进展,快速扫描及仿真内镜等后处理技术的应用可对胃肠内占位性病变的诊断有很好的价值,不仅可以观察肿块的形态,还可以观察管壁的受累情况、向腔外侵犯以及邻近和远处转移等。

(6)骨关节疾病　多数情况可通过简便、经济的常规X线检查确诊,因此使用CT检查相对较少。随着CT后处理技术的改进,可以显示很多平片显示不清的细节,并可以三维观察。对于复杂的骨关节损伤如颈面部多发骨折、骨盆多发骨折等,通过CT重建有利于临床制定治

疗方案。

(7) CT 引导下穿刺活检　这是近 10 年来兴起的新技术。通过 CT 超高的密度分辨率,引导穿刺针进入病灶内获取病变组织,进行组织学、细胞学、细菌学等一系列检查来明确诊断。具有准确率高、穿刺范围广泛、损伤小、恢复快等特点,为明确各部位实体病变的诊断提供了安全有效的检查手段。

(孙传恕)

第三节　MRI 检查

核磁共振现象由 Bloch 和 Purcell 于 1946 年分别发现,发现者因此于 1952 年同获诺贝尔物理学奖。20 世纪 70 年代,核磁共振技术应用于医学诊断,形成了核磁共振成像技术。为了与放射性核素检查相区别,改称为磁共振成像(magnetic resonance imaging,MRI)。MRI 随着硬件及软件设备的改进,其独特的诊断价值在临床诊断中日益体现出来,特别是对中枢神经系统疾病更是具有其他检查技术不可比拟的优越性。由 MRI 发展而来的磁共振血管造影(magnetic resonance angiography,MRA)、磁共振波谱(magnetic resonance spectroscopy,MRS)等也越来越多在临床上得以应用。

一、MRI 原理

磁共振(magnetic resonance,MR)是利用原子核在磁场内共振所产生的信号经重建而成像的一种成像技术。原子核具有自旋的特性,也就是说原子核时时刻刻都在围绕着自己的纵轴进行旋转。原子核是由中子和质子组成,氢原子核仅由一个质子构成。因为人体内主要由氢原子构成,因此 MRI 主要是显示人体内氢原子的磁共振信号。

我们以氢原子为例简述磁共振成像的原理。当氢原子围绕自身旋转时,因为质子带正电荷,故相当于一个带电流的环形导线。旋转的电流可以产生磁场。这样,每一个氢原子都相对于一个磁棒。人体内每个氢原子自旋的方向、大小及角度均不相同,因而每一个氢原子所产生的磁矩(磁场方向和大小)亦杂乱无章。

如果将氢原子置于均匀强度的磁场中,磁矩取向不再是任意和无规律的,而是按磁场的磁力线方向取向。多数能量低的氢原子将顺着外加磁场的磁力线分布,少部分能量高的氢原子将逆着磁力线方向分布。最终全部氢质子形成了顺着外加磁场磁力线方向的磁矩。

在均匀强度的外加磁场中,氢质子不仅磁矩的取向发生了变化,而且氢质子的运动亦发生变化。它除了围绕自身自旋以外,还会围绕外加主磁场的磁力线以一定角度进行旋转(类似锥形),这种运动方式称为进动(procession)。其运动频率称为进动频率。人体内氢质子的进动频率与氢质子周围的温度及化学、物理环境有关。

磁共振现象是指磁矩不为零的原子核,在外加磁场作用下共振吸收某一频率射频辐射的物理过程。可以理解为在外加磁场的作用下,某一频率的射频脉冲如果和氢原子的进动

频率一致,那么氢原子将吸收射频脉冲的能量。射频脉冲为一个短的无线电波或射频能量。当射频脉冲以氢原子的进动频率施加到氢原子上以后,氢原子将吸收射频脉冲的能量,进而导致氢原子的总体形成的磁矩向逆着磁力线的方向进行偏转,也就是说,磁矩偏转的角度增大。当射频脉冲停止后,氢原子将吸收的能量以电磁波的形式释放出去,这种电磁波可以反映氢原子的量及周围物理化学环境的变化。将这种电磁波经过复杂的计算机处理即可以获得图像。

二、MRI 的临床应用

(1) 神经系统　应用最为广泛。三维成像和流空效应使病变定位诊断更为准确,并可观察病变与血管的关系。对脑干、幕下区、枕大孔区、脊髓与椎间盘的显示明显优于 CT。对脑脱髓鞘疾病、多发性硬化、脑梗死、脑与脊髓肿瘤、血肿、脊髓先天异常与脊髓空洞症的诊断有较高价值。

(2) 纵隔　在 MRI 上,脂肪与血管形成良好对比,易于观察纵隔肿瘤及其与血管间的解剖关系。对肺门淋巴结与中心型肺癌的诊断,帮助也较大。对肺部病变应用较少,价值有限。

(3) 心脏大血管　在 MRI 上可以进行心脏大血管的形态学与动力学的研究。

(4) 腹部与盆部器官　MRI 对肝、肾、膀胱,前列腺和子宫,颈部和乳腺等检查也有相当价值。在恶性肿瘤的早期显示,对血管的侵犯以及肿瘤的分期方面优于 CT。

(5) 骨髓　在 MRI 上骨髓表现为高信号区,侵及骨髓的病变,如肿瘤、感染及代谢疾病,MRI 上可清楚显示。在显示关节内病变及软组织方面也有其优势。

(孙传恕)

第四节　呼吸系统的影像学检查

呼吸系统的疾病要首选摄片检查,透视最为简单,有时作为胸部摄片的补充检查手段。如摄片不能确诊或需要进一步确诊时,采用 CT 扫描。磁共振检查在肺部应用较少,主要用于纵隔病变的确诊。体层摄影和支气管造影由于 CT 在胸部的广泛应用基本淘汰。

一、检查方法

1. X 线检查

(1) 透视　方法简便、实用。因为分辨率低、图像不能永久保存及患者所接受的射线量远较摄影时高的缺点,临床上只是将其作为摄片的补充。透视可以随意变换体位,可以从不同角度观察肋骨及肺内病变,可以通过不同的呼吸形态观察病灶的形态,判断病灶位于肺内肺外、支气管是否阻塞及膈肌的动度等。动态的观察可以很好地弥补胸部摄片的不足。

(2) 摄片　快捷有效,近年来发展的 CR 及 DR 机更是将胸部摄片的分辨率得以明显提高,很多普通摄片显示不清的部位都可以清晰显示,患者受线量进一步减少。胸部摄片已经成为体格检查的重要项目。在检查过程中,要求摄胸部正位和侧位。侧位的选择原则是,常规采

取患侧位,如果是体检或不清楚患病的具体部位,采用右侧位。

2. CT 检查 目前 CT 是诊断胸部疾病的最有效的检查方法。首选平扫,根据平扫图像可以对多数胸部病变作出正确诊断。扫描范围要求从肺尖至膈肌角,包括全部肺组织。高分辨力 CT 扫描在胸部检查中的价值日益明显。它是采用薄层、骨算法重建及缩小视野等技术。扫描层厚要求 1~1.5 mm,可以明显提高空间分辨率,使病灶与肺组织间界限清晰。主要应用于肺内弥漫病变、支气管扩张以及肺内小结节(直径≤2 cm)的诊断。

螺旋 CT 及多层螺旋 CT 的应用,使扫描速度明显提高,患者可以一次屏气完成全部扫描。多层螺旋 CT 可以将屏气时间控制在 10 s 以内,有利于呼吸功能不全或不能屏气的患者检查。

螺旋 CT 的分辨率较普通 CT 明显提高,三维处理技术也有很大改进,处理速度快,分辨率高,三维血管重建可以显示肺血管病变的解剖形态,病灶的三维重建可以立体地全面观察病灶的形态及与周围组织的关系。

增强扫描采用碘剂,可以清晰显示肺门及纵隔淋巴结的形态和大小,显示病灶与血管的关系以及确定病灶诊断。增强扫描多是已知胸部存在病灶的情况下进行,不作为常规 CT 检查。可疑肺血管病变如临床可疑肺栓塞,则首选 CT 增强扫描。

3. MRI 检查 胸部应用较少,对肺部病灶显示欠佳,对纵隔及胸壁病变诊断价值较高。多是在碘剂过敏无法进行增强 CT 扫描选用。

4. 超声检查 只有对胸壁及紧贴胸壁的肺内病灶有诊断价值。临床多用胸腔积液抽液定位。

二、胸部常见疾病的比较影像学

(1)肺炎、肺内占位 首选胸部平片,需要进一步确诊采用 CT 检查。

(2)胸部外伤 首选平片。可以了解有无肋骨、胸骨等骨折,气胸,血气胸及是否存在肺挫伤等。如果可疑纵隔血肿或肺内损伤,可行 CT 检查。

(3)肺栓塞 首选 CT 增强扫描。可以明确有无栓子及栓子的位置和大小等。

(4)支气管扩张症 首选 CT。先行普通 CT 确定病变位置后再行 HRCT 扫描。可以清晰显示扩张的形态和位置等。

(5)咯血 首选 CT 检查。40%的病变平片不能发现。CT 对于查明咯血的原因有很大的价值。

(6)孤立肺结节 多是既往通过平片或 CT 所获知。进一步检查可依据结节的大小来选择平片或 CT。一般情况下,最好用同一检查方法来比较,要求前后检查的成像条件尽量一致。如果两年内结节无变化,可以认为是良性结节。HRCT 可用来进一步评价结节特性。也可通过 CT 引导下穿刺活检来确诊。

(7)肺弥漫性间质性病变 首选 HRCT 扫描,对弥漫性病变的诊断帮助较大。平片可以全面反映病变分布的范围及特征,可以与 CT 结合互为补充。多数弥漫性病变需要通过 CT 引导下穿刺活检来确诊。

(8)胸腔积液 平片为首选。可以很好的评价积液的分布。进一步了解病因需要 CT 扫描,可以显示胸膜改变,同时观察纵隔和肺的改变。如需穿刺引流可通过超声引导。

（9）纵膈占位　首选 CT。CT 可以清晰地显示纵膈占位情况,纵膈淋巴结及纵膈大血管的关系。平片可以观察纵膈的形态及是否存在纵膈钙化。MR 对纵膈占位价值很大,但不能显示钙化是其缺点。纵膈病变的确诊多需要 CT 或内镜超声引导下穿刺活检。

（孙传恕）

第五节　中枢神经系统的影像学检查

一、检查方法

1. CT 检查　头部扫描一般采用横断面,从眦耳线(眼外眦与外耳道中心连线)向上扫至颅顶。常规采用 5～10 mm 扫描,如果发现小病灶可行薄层扫描。增强 CT 以静脉注入含碘水溶性造影剂后再行扫描。给药方法可用静脉团注法。病灶强化是指病灶密度的增高。病灶是否强化及强化的程度与病变组织血供是否丰富,病变周围组织是否充血与过度灌注,以及病变血脑屏障形成不良或被破坏有关。病灶强化后与周围结构形成更加明显的对比,显示更加清楚。依有无强化、强化的程度和强化的形式,帮助确定病变的性质。脊髓扫描常规仰卧位,扫描线垂直于脊柱。层厚采用 1～5 mm。必要时可行矢状面及冠状面重建和 CT 三维重建,有利于脊髓病变的整体观察。脊髓造影 CT(CTM)是将 5～10 ml 非离子型碘剂(如伊索显、碘必乐等)注入脊髓蛛网膜下隙,然后行 CT 扫描。蛛网膜下隙显示为高密度,与脊髓形成良好的对比。对于椎管内占位性病变有很高的诊断价值。

2. MRI 检查　脑部 MRI 检查常规采用横断面,根据需要再选择冠面及矢状面扫描作为补充;层面厚度一般为 8～10 mm,特殊部位如垂体和内耳道层厚用 5 mm 或更薄。脊柱 MRI 一般以矢状面扫描为基础,能比较全面地显示脊柱序列。椎弓、椎间盘和脊髓的解剖结构与病变细节,辅以病变区横断面扫描,以观察脊髓及病变与周围组织结构的三维关系,有时也取冠状面扫描。矢状面和横断面的层厚分别为 3～5 mm 和 5～8 mm 为适宜,薄层扫描可提高信噪比和清晰度。MR 脊髓成像(MRM)又称脊髓水成像。它采用重 T_2 加权快速自旋回波序列加脂肪抑制技术,脑脊液显示为高信号,其他结构因为信号很弱而不显影,从而获得仅显示脑脊液的高信号。目前该技术已基本代替脊髓造影。

3. 脊髓造影　脊髓是将对比剂经腰穿或小脑延髓池穿刺注入脊髓蛛网膜下隙。通过改变病人体位,在透视下观察对比剂在椎管内的形态和流动情况。主要用于判定椎管内有无梗阻及梗阻的部位,对椎管内占位性病变有一定的诊断价值。目前已少用。

4. X 线平片　头颅平片方法简单,经济。常规采用正侧位,必要时采用切线位和颅底位等。X 线平片仅对颅骨病变的诊断有一定的诊断价值。目前临床已少用。脊椎平片常规摄脊柱正、侧位片观察,主要了解椎体骨质改变,对发现椎管内病变诊断价值有限。

二、中枢神经系统的比较影像学

中枢神经系统的疾病首选 CT 和 MRI 检查。二者在实际应用中各有侧重并互相补充。头

颅平片现已很少应用。CT 和 MRI 的不断进步,使脑血管造影单纯用于诊断减少,多用于脑血管性疾病的介入性治疗。

1. 首选 CT 检查的病变

(1)急性脑外伤 CT 对于判断颅脑血肿、脑挫裂伤、蛛网膜下隙出血、颅骨骨折等具有很高的诊断价值。

(2)脑卒中 CT 可以快速判断出血还是梗死,可以确定超早期的脑内和脑外出血。但是,在脑梗死发病 2~6 小时内,仅 50%CT 可显示。此时通过 MR 的弥散成像可以清晰显示病变区。CT 增强扫描不作为首选使用。

(3)颞骨病变及颅底病变 CT 可以显示复杂的颞骨及颅底结构,特别是骨骼病变和判断颅底骨骼的受累情况比 MR 更有优势。

(4)眼眶及鼻窦病变 通过薄层扫描及 MR 扫描可以清晰的显示眼球内外、眼眶、视神经孔及鼻窦内病变。

2. 首选 MRI 检查的病变 垂体病变,颅内占位性病变、癫痫、脑炎及脱髓鞘改变。MRI 对颅脑组织的分辨率优于 CT,通过多方位扫描和多种成像技术对上述病变的定性诊断具有很高的价值。

对于脊柱外伤可疑骨折的,应首选 X 线平片和 CT。可疑累及脊髓的,应首选 MRI 检查。

可疑椎管内占位的,应首选 MRI 检查及 MRM。如可疑颈/椎基底动脉狭窄,首选彩超。通过彩超可以确定血管壁、血管内径、血流速度、方向、特性;可以确定狭窄位置、程度。其不足是不能显示颅内血管。DSA 对于确定颈/椎基底动脉狭窄最有价值。其风险是可能导致栓塞。CTA 和 MRA 较 DSA 分辨率略低,多用于准备手术但不适合 DSA 的患者。随着 CTA 和 MRA 血管重建技术的提高,CTA 和 MRA 对颈/椎基底动脉狭窄的诊断价值越来越被临床所认可。

(孙传恕)

第六节 头颈部的影像学检查

头颈部包括眼、耳、鼻、鼻窦、口咽、喉部、甲状腺和甲状旁腺等器官,颈部位于头胸之间,呼吸道、消化道、大血管及神经由此通过,含有丰富的淋巴组织。头颈部检查方法包括 X 线平片、CT、MR 和超声检查等。因为头颈部复杂的解剖结构,不同器官组织的检查方法有很大的不同。

一、眼部

眼的影像学检查目前主要采用 CT、超声和 MR 检查。X 线平片应用较少。对于眼部疾病,首选 CT 检查,次选 MRI。CT 不仅可以显示眼球及球后结构,更可以显示眶骨及病灶内的钙化。如果病变累及颅内结构,则 MRI 优于 CT。超声对于眼部疾病也有很好的诊断作用,可

以根据实际情况选用。MRI 对于黑色素瘤具有特征性改变,其黑色素瘤在 MRI T_1WI 呈高信号强度,T_2WI 呈低信号强度。对于眼眶异物,应该首选 CT 检查,次选超声检查。在不能确定异物性质时,不能进行 MRI 检查,磁性异物在磁场中可能加重眼球损伤。

1. 眼部影像学检查方法

(1) CT 检查　采取横断位和冠状位扫描,包括眼眶上下壁。层厚 1～2 mm。必要时可行斜矢状位重建,清晰显示视神经孔的结构。临床上多用于眼部外伤、异物及肿物的诊断。可以替代 X 光平片判断有无眶内异物。如可疑占位性病变可行增强扫描。

(2) MRI 检查　价格较为昂贵,采用矢状面、横断面及冠状面扫描,层厚 1～5 mm,脂肪抑制技术可以降低球后脂肪的高信号,有利于眶内病变的观察。增强扫描主要用于鉴别诊断。

(3) 超声检查　要求使用眼科专用超声机。对球内及球后病变如视网膜脱离等有较高的诊断价值。

(4) 造影检查　临床多针对泪囊泪腺阻塞的患者行泪囊泪道造影。经泪点注射碘化油 0.5～2 ml,了解泪囊泪道的形态和功能,判断有无梗阻及狭窄等。

(5) X 线平片　常规采用眼眶后前位和侧位,了解眼眶组成骨的形态结构。视神经孔位可以显示视神经孔的位置,现已被 CT 代替。

2. 眼部疾病的比较影像学

(1) 眼眶肿瘤　临床上常有眼球突出。首选 CT 检查。CT 对确定眶内肿瘤的存在、位置、大小、范围和区别良性与恶性比较可靠;可以了解眶骨变化和钙斑的出现,依其部位可作出定位,定性诊断。增强扫描对诊断有很大帮助。如 CT 定性困难可考虑行 MRI 检查,MRI 具有分辨细微解剖结构和显示组织学特性的能力,适合于眼眶内占位病变、炎症、外伤和视网膜病变的诊断。

(2) 眶内异物　常规 CT 检查,可以检出微小的不透光异物。由于 CT 的应用,X 线平片确定眶内异物目前已少用。针对不透 X 线异物,CT 可以明确眶内有无异物、异物的位置以及异物在眼球内或眼球外。为进一步手术取出提供依据。

二、鼻和鼻窦

1. 鼻和鼻窦的影像学检查　鼻和鼻窦的检查方法包括 X 线、CT、MR。对于鼻部和鼻窦病变,首选 CT 检查,次选 X 光平片。MR 并不作为常规用于鼻和鼻窦的疾病检查。对于鼻窦炎症,CT 可以清晰显示鼻腔和鼻窦骨壁的改变以及鼻窦黏膜的情况。可疑鼻腔及鼻窦肿瘤,CT 大多可以明确诊断,CT 增强扫描更有诊断价值。MR 可以显示肿瘤颅内侵犯的程度,可以在 CT 检查后补充使用。

(1) CT 检查　CT 是检查鼻及鼻窦病变的最佳手段。常规采用冠状面或横断面,层厚 5 mm。包括全组鼻窦。可疑鼻腔及鼻窦内肿瘤可行增强扫描。一般无需作增强扫描。

(2) MRI 检查　MRI 主要是对鼻窦肿瘤作定性诊断,并确定肿瘤的范围和与邻近结构的关系。临床上鼻和鼻窦病变一般不常规行 MRI 检查。

(3) X 线平片　平片是检查鼻窦的基本方法。常用柯瓦氏位,可显示两侧额窦、筛窦、上颌

窦及鼻腔。对蝶窦显示效果较差。

2. 鼻和鼻窦的比较影像学

（1）鼻窦炎　鼻窦炎是鼻黏膜的病变。可疑鼻窦炎时，应首选 CT 检查。特别是冠状位扫描，可以将各组鼻窦清晰显示。鼻黏膜及窦腔骨壁对比度良好。注意，鼻窦 CT 应常规应用骨密度算法以提高空间分辨率，相应的密度分辨率则下降，此时测定 CT 值将不准确，如果怀疑肿瘤性病变，需同时结合常规扫描，一般情况下，将 CT 机内存贮的原始数据以软组织密度算法再次重建即可。X 线平片对鼻窦有一定的诊断价值，由于分辨率明显不如 CT，临床已少用。

（2）鼻窦肿瘤　如可疑鼻窦骨瘤，则首选 X 线检查，可以显示增生骨质的范围，一般可以确诊，如需进一步分析累及的范围则需 CT 扫描。针对恶性肿瘤，X 线平片只有在病变侵蚀骨壁引起局限性骨破坏后，方可显示。如 X 线可疑或不能排除恶性肿瘤，则首选 CT 检查。MRI 主要是对鼻窦肿瘤作定性诊断，并确定肿瘤的范围和与邻近结构的关系。超声少用于鼻窦检查。

三、咽部

1. 咽部的影像学检查　咽部分鼻咽、口咽及下咽三部。影像学检查包括 X 线、CT 和 MR。颈侧位 X 线片可显示含气咽腔及咽壁情况；而 CT 和 MRI 可进一步观察肿瘤向黏膜下和咽旁间隙的侵犯，提供肿瘤诊断分期的依据。

（1）CT 检查　咽部 CT 扫描以横断面为主，体位和脑 CT 扫描相同。扫描层面平行于眦耳线，包括颅底和全部咽部结构，层厚 5 mm。如可疑占位性病变可行增强扫描。

（2）X 线平片　咽部 X 线检查常规采取颈侧位。在颈侧位片上，可显示咽腔及咽后壁软组织结构情况。正常咽后壁厚度在 10 岁以下儿童为 4～5 mm，5 岁以下幼儿可稍厚，但不超过 8 mm；成人厚度为 2～4 mm，不应超过 5 mm。咽部 X 线检查主要用于诊断咽部脓肿和肿瘤。

（3）MRI 检查　常规采用矢状面、横断面及冠状面扫描。对可疑肿瘤性病变需增强扫描。

2. 咽部疾病的比较影像学

（1）腺样体肥大　儿童多见，临床表现为打鼾。首选鼻咽部 X 线检查。可以显示鼻咽部腺样体是否肥大，鼻咽部气道是否通畅。一般不行 CT 和 MRI 检查。

（2）咽部肿瘤　包括良性和恶性。首选 CT 检查。常需增强扫描。可以显示肿块的形态、大小及累及的范围，对判断颅底骨有无受侵以及颈部淋巴结肿大意义很大。可以进行鼻咽癌分期、制定治疗计划和观察治疗效果。MRI 在鉴别鼻咽癌放疗后肿瘤复发和纤维瘢痕方面有重要作用，可以作为鼻咽癌放疗后随诊的重要手段。

四、喉部

1. 喉部的影像学检查　检查方法包括 X 线、CT 和 MRI。

（1）CT 检查　CT 是喉部疾病首选的检查方法。以横断面扫描为主，辅以 CT 重建可以清晰显示喉部的解剖细节。患者仰卧位，扫描基线平行于眦耳线，层厚 5 mm，声门区需扫薄层。喉部 CT 主要用于检查喉癌和喉部损伤。

（2）MRI 检查　MRI 对喉部病变特别是喉癌的侵犯范围和程度以及淋巴结转移的判断有

一定的诊断价值。由于容易收到喉部吞咽动作的影像,易产生伪影。临床上应首选 CT 检查。

(3) X 线检查　目前已基本淘汰。

2. 喉部疾病的比较影像学

(1) 声带息肉　声带息肉多通过喉镜即可诊断。小的息肉 X 线平片、CT 及 MR 均显示不清。

(2) 喉部肿瘤　首选 CT 检查。可以显示肿瘤的形态及累及的范围。MR 对喉部肿瘤诊断亦有很好的作用。X 线检查已少用。

五、耳部

1. 耳部的影像学检查　耳部检查方法包括 X 线、CT 和 MRI。

(1) CT 检查　耳部 CT 常规采取高分辨力 CT 扫描方法,扫描体位和脑部 CT 扫描相同。横断面扫描自外耳道下缘向头顶侧连续扫至岩骨上缘,层厚为 1～2 mm。冠状面扫描使头部过伸,扫描基线与眦耳线垂直,自外耳道后方 1 cm 处连续向前扫描。CT 可以显示耳部的各个细微结构,对发现小的胆脂瘤,观察听骨及内耳迷路价值较大。可作为耳部疾病常规的检查方法。

(2) MRI 检查　由于 MRI 对骨骼病变显示不敏感,故在耳部疾病的应用有限。目前通过水成像技术可以很好地进行内耳淋巴成像。

(3) X 线检查　由于 CT 的广泛应用,X 线检查基本淘汰。

2. 耳部疾病的比较影像学

(1) 乳突炎　分急性乳突炎和慢性乳突炎。均应首选 HRCT 检查。可以清晰显示听骨链及中耳鼓室的结构改变。结合病史一般不难诊断。

(2) 耳部先天性畸形　包括先天性骨性外耳道闭锁、听骨分节不良、耳蜗及半规管发育障碍等。首选 HRCT 检查。X 线、MRI 检查均不能确定诊断。

六、甲状腺

1. 甲状腺的影像学检查　甲状腺的影像学检查包括超声、X 线、CT 和 MRI 等。

(1) X 线检查　常规行颈部正侧位摄片。由于其软组织密度分辨率差,故对甲状腺疾病的诊断作用有限。主要用于了解病灶内钙化,气管受压移位等。

(2) 超声检查　为甲状腺常规首选的检查方法。可以快捷、有效地对大多数甲状腺疾病确定诊断。

(3) CT 检查　因为甲状腺含碘较高,故 CT 图像上显示为密度增高影。通常采取横断面,以层厚 5 mm 作连续扫描。增强扫描可以提高甲状腺疾病的诊断准确率。

(4) MRI 检查　MRI 可以明确病灶的形态、大小及范围,淋巴结受侵的情况。对甲状腺疾病的诊断有价值。MRI 显示较小的甲状腺肿瘤较 CT 敏感。

2. 甲状腺疾病的比较影像学

(1) 甲状腺肿大　甲状腺肿大是临床常见的症状,可为弥漫性或局限性,可由多种疾病引

起。首选超声检查,次选 MRI,CT 检查。通过以上检查后大多数甲状腺肿大可以明确病因。

(2)甲状腺肿瘤 甲状腺肿瘤分良性、恶性两种。良性主要是腺瘤;恶性主要为甲状腺癌。首选超声,次选 MRI 和 CT 检查。可以明确良、恶性及病变的大小、范围、形态等。

（孙传恕）

第七节 循环系统的影像学检查

循环系统的影像学检查主要包括 X 线、超声、CT、血管造影和 MRI 检查等。影像学诊断,对于心脏疾病的诊治,具有非常重要的价值。它不仅可以观察心、大血管的外形轮廓,而且还可观察与研究心、大血管的内部状态,如心脏、大血管壁的厚度、房室间隔和瓣膜等。另外,心、大血管动态功能的观察也是一个重要的方面。心脏、大血管的超声检查是最常用和首选的影像检查方法,能明确许多心、大血管疾病的诊断。其他检查多配合超声检查选用,可以解决一些超声检查不能确定的诊断,如冠状动脉成像等。

一、检查方法

(1)超声检查 心脏的超声检查包括二维超声心动图、脉冲多普勒超声心动图、造影超声波心动图。可以观察心、大血管的形态结构和搏动状态,了解房室收缩、舒张与瓣膜的关闭和开放活动的规律,为临床提供具有重要价值的参考资料。

(2)MRI 检查 心、大血管 MRI 检查的优点是:①由于血流的流空效应,心大血管内腔呈黑的无信号区,与心血管壁的灰白信号形成良好的对比,能清楚地显示心内膜、瓣膜、心肌、心包和心包外脂肪;②MRI 为无损伤性检查;③可从冠状面、矢状面、横断面以及斜面来显示心、大血管的层面形态。

MRI 检查在临床上主要应用于以下几个方面:①主动脉疾患及畸形,包括主动脉瘤,主动脉夹层,主动脉缩窄等;②心包疾患;③先天性心脏病;④心脏瓣膜病;⑤肺动脉疾患,如肺栓塞、肺动脉狭窄等;⑥各种心肌病变,如心肌病、心肌梗死等。

(3)CT 检查 目前主要是通过多层螺旋 CT 来进行冠状动脉成像(冠状动脉 CTA)。采用高速扫描,结合心电门控技术。通过 CT 重建获得冠状动脉的立体影像。近年来,通过软件及硬件的不断改进,冠状动脉的分辨率明显提高,其分辨率接近冠脉造影,目前已经成为冠心病筛选的首选有效手段。对心脏大血管的诊断快捷而有效。增强 CT 扫描为肺栓塞首选的诊断手段。

(4)X 线平片 由于超声、MRI 和 CT 在心脏上的应用范围不断扩大,目前已很少采用 X 线进行心、大血管的诊断。与超声相配合,通过 X 线平片来了解肺血的变化,对各种心脏疾患的诊断有一定的诊断价值。

(5)造影检查 心血管造影是将造影剂快速注入心腔和大血管内,借以显示心和大血管内腔的形态及血液动力学的改变,为诊断心、大血管疾病并为手术治疗提供有价值的资料。主要

应用于复杂心脏畸形的诊断。在行心血管造影前,必须了解其有无禁忌证等。如全身情况极度衰竭,严重肝、肾功能损害;造影剂过敏试验阳性或过敏体质;凝血机制障碍等;如急性或亚急性细菌性心内膜炎及心肌炎;心力衰竭和严重冠状动脉病变,则不应进行这种检查。

(6)冠状动脉造影 将导管从周围动脉插入主动脉,使其进入冠状动脉内,行选择性冠脉血管造影。冠状动脉造影是判断冠状动脉是否狭窄的"金标准"。常规用于冠状动脉硬化性心脏病的检查,是冠状动脉搭桥术或血管成形术前必须的检查步骤。CTA目前还不能代替冠状动脉造影。

二、循环系统疾病的比较影像学

(1)房间隔缺损(ASD) 是最常见的先天性心脏病之一。首选超声心动图,可以直接显示ASD的部位、大小等。可以结合平片了解肺血的情况。很少选用CT和MR及心血管造影检查。

(2)动脉导管未闭(PDA) 是最常见的先天性心脏病之一。首选超声检查,多数PDA患者可以确诊。部分疑难病例需要造影检查。X线平片、CT、MRI应用很少。

(3)肺动脉瓣狭窄(PS) 是常见先天性心脏病之一。首选超声检查。CT和MRI对本病诊断价值有限;X线平片可以通过肺血对本病的诊断有帮助。多数PS通过超声检查即可确诊。造影检查是本病最可靠的诊断方法,但因为有创,故仅在需要行介入治疗时方选用造影检查。

(4)风湿性心脏病(RHD) 包括二尖瓣狭窄(MS)、二尖瓣关闭不全(MI)、主动脉瓣狭窄(AS)、主动脉瓣关闭不全(AI)、三尖瓣狭窄(TS)、三尖瓣关闭不全(TI)以及联合多瓣膜损害等。影像学检查首选超声。可以实时观察心内结构,安全、快捷、有效。X线检查仅作为初步诊断。CT和MRI在RHD的诊断方面不如超声。多数RHD均可以通过超声确诊,心血管造影仅用于介入治疗的术前检查。

(5)冠状动脉粥样硬化性心脏病(CHD) 是一种严重危害人民身体健康的常见病,发病率逐年升高,并有年轻化趋势。及时判断冠状动脉是否狭窄是评估冠心病的重要指标。其诊断"金标准"为冠脉造影检查。目前,可以采用CTA来进行冠心病的筛选,用冠脉血管造影进一步明确狭窄的部位和程度。磁共振血管成像(MRA)对冠状动脉的显示不如CTA对于不适合碘剂者可以选用。X线不能观察冠脉的情况,可以显示心脏及肺部的改变情况,目前已少用。

(6)肺源性心脏病(PHD) 肺源性心脏病首选X线检查。超声可以显示心脏的改变,在肺部疾病的诊断上存在局限性。CT可以同时观察心脏和肺脏,对肺源性心脏病的诊断有很高的价值,增强扫描更可以对肺动脉血栓栓塞作出诊断,可以作为X线检查后的进一步检查手段。MRI和血管造影较少用于肺源性心脏病的诊断。

(7)心包病变 包括心包炎、心包积液及缩窄性心包炎等。首选超声检查,可以明确心包积液积液量、心包厚度并评价心功能,特别是对房室沟缩窄与二尖瓣狭窄的鉴别诊断起决定作用。X线及CT均对心包病变的诊断价值很大,特别是CT对心包钙化很敏感,可以显示心包轻微的钙化。MRI除不能显示钙化外,其余与CT相似。

(8) 主动脉夹层　首选超声、CT 和 MRI,这三项可以根据患者的实际情况选择使用。超声可以准确显示病变的部位、范围、瘤内有无血栓、夹层破口及真假腔形成等。CT 需增强扫描,通过三维 CT 重建可以从不同角度全方位地观察病变的全貌,为进一步治疗方案的制订提供依据。MRI 的诊断类似 CT,但对血管壁的钙化显示较差。

(孙传恕)

第八节　消化系统的影像学检查

一、胃肠道

1. 胃肠道的影像学检查

(1) 胃肠道造影检查　常规采用硫酸钡,在可疑胃肠道梗阻及穿孔的情况下需要采用有机碘剂如泛影葡胺等。目前针对上胃肠道(包括食管、胃、十二指肠及上段空肠)多采用气钡双重造影或低张气钡双重造影,可以显示黏膜面的细微结构及微小异常;针对小肠采用小肠造影:可在上胃肠道造影后每隔 1 小时检查 1 次,用于空、回肠及回盲部的检查;针对结肠采用结肠气钡灌肠双重造影,可以清晰显示结肠的形态和黏膜结构。

(2) 血管造影检查　主要用于明确胃肠道出血和血肿的病因。在急性大出血和腹部外伤出血可立即确定出血部位,以便迅速行血管栓塞治疗或手术治疗。

(3) CT 检查　随着 CT 机的改进,CT 已逐渐应用于胃肠道疾病的影像诊断中。通过可以清晰显示胃内病变的形态及胃壁胃外的受累情况;通过 CT 重建可以多角度全方位地观察病变的形态;可以了解病变与周围脏器及组织间关系,有无淋巴结转移和远隔脏器的转移等;有助于肿瘤的分期,为制定治疗方案和估计预后提供重要依据。

2. 胃肠道疾病的比较影像学

(1) 食管异物　首选食道钡棉检查。通过黏附钡剂的棉花纤维挂到异物上来显示异物的位置。

(2) 食管静脉曲张　食管静脉曲张是门静脉高压的重要并发症,常见于肝硬化。食道造影检查首选。是发现食管静脉曲张,并准确评价其程度的安全、有效而简便的方法。CT、超声和MRI 等较少应用。

(3) 食管癌　食管癌好发于 40~70 岁的男性,主要症状是进行性吞咽困难。影像检查首选食道造影检查。可以显示黏膜破坏、肿块、溃疡等,可以显示管腔狭窄,对于早期食管癌亦有很高的诊断价值。同时可以发现食管癌的并发症,如食管癌穿孔形成瘘管、癌瘤穿入纵膈可造成纵膈炎和纵膈脓肿以及并发食管气管瘘等,X 线检查对判断肿瘤能否切除及预后有较大价值。CT 检查可以判断食管癌纵膈及主动脉的侵犯情况,对食管癌的分期,可切除性及预后的判断更为精确。

(4) 胃、十二指肠溃疡　胃、十二指肠溃疡好发于 20~50 岁的人群。十二指肠溃疡的发病

率约为胃溃疡的 5 倍。临床表现主要是上腹部疼痛,具有反复性、周期性和节律性的特点。严重者可继发大出血和幽门梗阻。胃溃疡可恶性变。胃、十二指肠溃疡的首选检查为胃、十二指肠镜检查,不仅可以清晰观察黏膜表面,更可以获得病理标本。影像学检查则首选上消化道造影检查。不仅可以显示黏膜结构,还可以动态观察胃的蠕动及大体形态变化。对于溃疡病患者,造影检查可以显示胃溃疡灶的形态、大小、位置及边缘的改变。通过双重造影及加压法可清晰显示线形溃疡、穿透性溃疡、穿孔性溃疡等特殊溃疡。CT 检查对胃溃疡的诊断有一定价值,但不作为常规应用。

(5)胃癌 胃癌是胃肠道最常见的肿瘤,好发于 40~60 岁人群。可发生在胃的任何部位,胃窦、小弯和贲门区较常见。临床表现主要是上腹疼痛,不易缓解,吐咖啡渣样血液或有柏油便,可以触到肿块或发生梗阻症状。临床确诊首选胃镜,影像学检查首选胃造影检查。可以显示肿瘤的大小、形态、部位等。CT 对胃癌的诊断帮助很大,除了显示病灶的大小形态及位置,还可以显示胃壁及胃外器官受侵的情况,可以探查是否存在肝转移以及腹腔腹膜后淋巴结受侵等。

(6)肠结核 肠结核多继发于肺结核。肠结核好发于青壮年。影像学检查首选小肠造影检查。常首先口服钡餐检查,配合钡剂灌肠以全面了解肠道的形态与功能。而 CT、MRI 及超声检查诊断价值不大。

(7)结肠病变 包括结肠息肉、结肠癌、溃疡性结肠炎等。临床诊断可以通过结肠镜,影像学诊断首选结肠灌肠造影检查。可以直接显示出结肠内息肉的大小、数目及位置等,可以显示肠腔是否狭窄,肠壁是否僵硬等。对大多数结肠病变可以作出诊断。结肠充气造影 CT 近年来开展较多,不仅可以显示肿块的大小、形态及位置等,还可以显示肠壁受累的情况及相邻器官是否受侵,对结肠癌的诊断及分期意义很大。

二、肝脏

1. 肝脏的影像学检查

(1)X 线平片 对肝脏疾病的诊断价值很有限,临床应用很少。

(2)肝动脉造影 临床很少将其单纯应用于肝脏疾病的诊断。对肝癌及肝脏血管性病变的诊断价值较大,因其属有创性操作,常在超声和 CT 不能确诊的情况下,或在介入治疗前施行。

(3)超声检查 肝脏超声检查一般不需特殊准备,事先禁食 12 小时有助于肝、胆、胰的联合检查。对肝脏占位性病变有很高的诊断价值。是肝脏疾病的首选检查。

(4)CT 检查 CT 目前广泛地应用于腹部消化系统病变的诊断。主要用于检查肝脏、胆囊、胰腺、脾脏等实质性脏器。患者空腹仰卧,扫描从膈顶至肝脏下缘。层厚为 8~10 mm。对于占位性病变应常规行增强扫描。

CT 检查可以确定肝内占位性病变如肝肿瘤、肝脓肿和囊肿的有无,大小、位置与性质;鉴别右上腹肿块的来源;了解肝的结构和其他病变,如门静脉高压原因及其侧支循环形成的情况;对手术治疗或经导管栓塞化疗后的复查很有价值。CT 还能对上腹部情况包括胆囊、脾、腹膜后腔、有无腹水等作全面了解。CT 对肝脏病变具有很高的诊断价值,对病变的典型表现可

以确诊。如果超声发现肝脏内占位性病变需要进一步确诊，应常规行 CT 增强扫描。

（5）MRI 检查　目前 MRI 用于肝脏检查日益增多。随着 MRI 功能和成像方法的开发和改善，例如心电门控，呼吸门控，梯度回波快速成像技术等，MRI 对腹部脏器尤其是肝脏疾病的诊断价值逐渐被认可。对于肝内占位病变，如超声和 CT 定性或判断有困难时，MRI 是一项非常有价值的诊断手段。

2. 肝脏疾病的比较影像学

（1）肝脏肿瘤　包括肝脏原发良恶性肿瘤及转移性肿瘤。首选超声检查，很多肝内肿瘤也多由超声发现。对于典型的肝血管瘤及肝癌等，超声可以作出诊断。进一步明确诊断多需增强 CT 和增强 MRI 检查。CT 和 MRI 可以相互补充。CT 和 MRI 均对确定病变的部位、范围、大小和性质有重要价值，还能了解肿瘤有无转移，门静脉或腔静脉有无瘤栓等。对手术治疗或经导管栓塞化疗后的复查也较好。超声对于肝内小结节的诊断有一定的局限性。选择性肝动脉造影是诊断肝癌的有效方法，但因为有创性一般不作为诊断应用，仅在常规检查确诊困难或需要介入治疗时应用。对于某些疑难病例可以考虑行超声或 CT 引导下穿刺活检。

（2）肝脓肿　包括阿米巴性或细菌性，以前者较多见。首选超声检查。可以显示出脓肿内的液性暗区及脓肿壁；如果肝脓肿尚未充分液化时难与实质性病变区别。需要结合临床或进一步行 CT 或 MRI 检查。

（3）肝囊肿　超声检查多数可以明确诊断。CT 和 MRI 亦有典型表现。

（4）肝硬化　首选超声检查，肝硬化早期在超声上即可形成弥漫不均的光点图像。CT 表现则较晚。如果可疑癌变则需 CT 或 MRI 增强扫描。

三、胆道

1. 胆道的影像学检查　检查方法包括 X 线、胆道造影、超声、CT 和 MRI 等。

（1）X 线平片　诊断价值有限，临床少用。可以显示含钙结石，胆囊壁钙化，钙胆汁（胆汁中含有高浓度碳酸钙，胆汁呈乳状）和胆道积气等。

（2）超声检查　是胆道及胆囊病变的首选检查。胆囊的超声检查具有安全、简便、可靠、无损伤等优点。使用实时线阵型超声设备，可以获得清晰的胆囊图像。对于胆囊炎、胆结石、胆囊癌、胆管梗阻等均有很高的诊断价值。检查前需禁食 12 小时。

（3）CT 检查　胆道的 CT 检查，常同时进行肝脏、胆囊、胰腺的 CT 扫描，一起分析有助于胆道疾病的诊断，尤其对梗阻性黄疸的诊断和鉴别诊断。必要时可行增强扫描。CT 对于胆囊息肉的诊断不如超声。具体检查方法要求患者应在检查前禁食以使胆囊处于充盈状态。扫描范围包括全肝至十二指肠降部。层厚 6～10 mm，如发现小病灶可采取薄层扫描。

（4）MRI 检查　磁共振胆胰管造影（MRCP）对于梗阻性黄疸的诊断和鉴别诊断具有很高的诊断价值。对于显示胆管癌的敏感性和特异性均超过超声和 CT。

（5）内镜逆行性胰胆管造影（ERCP）　是通过胃、十二指肠镜将导管插入十二指肠乳头内，逆行注入碘剂，使胆管胰管显影的方法。ERCP 主要用于诊断胰腺疾病和确定胆系梗阻的原因。

2. 胆道疾病的比较影像学

（1）胆石症 胆结石位于胆囊或胆管内。根据含钙盐多少而分为不透X线结石与可透X线结石两类。前者常称为阳性结石，后者为阴性结石。因为胆结石80%～90%为阴性结石，平片显示不清，故胆结石首选超声检查。超声检查对胆囊结石的检出率达95%以上，特别是对于可透X线结石及在胆囊造影不显影时，超声检查可作出正确的诊断。X线平片和胆道造影诊断结石目前已少用。CT可以显示一部分平片无法显示的阴性结石（结石内含有少量钙化成分），一般不作为常规应用。对于临床可疑结石，超声显示不佳时，可选用CT或MRI检查。MRCP对于诊断胆道结石具有很高的价值。

（2）胆囊炎 胆囊炎可单独存在或与胆石并存。首选超声检查。可以显示胆囊黏膜充血水肿，胆囊肿大，胆囊壁增厚。X线平片诊断价值有限。CT可以观察胆囊大小，胆囊壁及胆囊窝的情况，对诊断急性胆囊炎有一定作用。对于慢性胆囊炎CT可以观察胆囊壁的厚度、胆囊的大小及胆囊内有无结石等。

（3）胆道梗阻 肿瘤、结石或炎症等可引起胆道梗阻。首选超声检查，对肝内、外胆管扩张亦可清晰显示，并可判断其病因。进一步检查可通过CT、MRI、MRCP及ERCP来明确诊断。如可疑肿瘤性，CT和MRI均需增强扫描。MRCP是近年来发展起来的新技术，图像质量已可与ERCP相媲美。

四、胰腺

1. 胰腺的影像学检查 由于胰腺体积较小，位置深，目前只有超声和CT是首选的检查方法，临床常用的检查方法还有MRI。

（1）超声检查 采用仰卧位探查。如果胃肠内气体妨碍探查，可饮水约500 ml，并注射低张药物，使胃内充满液体，可使胰腺的显示率达95%。对于胰腺炎、胰腺癌的诊断帮助很大。

（2）CT检查 具体准备方法同肝脏扫描，扫描层厚3～5 mm。通常先作平扫，然后作增强扫描，可更好地显示胰腺及其周围病变。邻近的脾静脉和其他血管显影也对判断胰腺有帮助。是检查胰腺病变首选方法之一。

（3）MRI检查 MRI可以观察胰腺大小、形态、位置及边缘轮廓；MRCP可以显示主胰管的通畅情况。

2. 胰腺疾病的比较影像学

（1）胰腺炎 急性胰腺炎首选超声和CT检查。超声检查常因肠气影响显示欠清，可以通过CT扫描来确诊。一般行普通CT即可。慢性胰腺炎时胰腺常增大，可有钙化或结石形成，首选CT检查。可以精确评价胰腺大小，显示钙化及假性囊肿。平片价值不大。MRI因为检查时间较长，不适合常规应用。

（2）胰腺肿瘤 早期不易诊断，常需采用多种成像技术检查。首选超声检查，可以初步明确肿瘤的大小、形态、位置等。进一步确诊可行CT和MRI检查。

五、脾脏

1. 脾脏的影像学检查 脾脏病变主要通过超声、CT和MRI检查。

（1）超声检查　因为脾脏的先天发育性变异较多，特别表现在位置和数目的变化上，超声可以实时显像，了解其全貌。对脾脏占位性病变的也有很好的显示。患者无需特别准备，安全快捷，是脾脏病变的首选检查。

（2）CT和MRI检查　多与肝脏扫描同时进行，通过增强扫描可以明确是否变异及病变。

2. 脾脏疾病的比较影像学

（1）脾外伤　脾脏最易因外伤而破裂。临床应首选超声或CT检查，可以根据实际情况选用。都具有快速、简便、无创伤、准确率高的特点。X线检查意义不大，DSA及MRI分别因为有创和扫描时间长而不适合快速诊断脾外伤。

（2）脾肿瘤　包括血管瘤、纤维瘤、淋巴瘤及转移瘤等。超声、CT、MRI检查对于脾肿瘤的诊断均具有一定价值，可以互相补充。CT、MRI检查需增强扫描。疑难病例可考虑CT引导下活检。

六、急腹症

1. 急腹症的影像学检查　急腹症包括胃肠道穿孔、肠道出血、肠梗阻、急性胆囊炎、尿路结石、急性阑尾炎、腹部外伤等等。其影像学检查方法包括X线平片、血管造影、超声、CT等。

（1）X线平片　常规腹部立卧位平片，是急腹症首选的检查方法。最好在胃肠减压、放置肛管、洗肠和给吗啡类药物以前进行。对胃肠道穿孔、肠梗阻具有很高的诊断价值。可以显示胆道和泌尿系的阳性结石。

（2）钡剂或空气灌肠　主要用于诊断肠套叠、乙状结肠扭转、结肠癌所致梗阻及先天性肠旋转不良等。对肠套叠和乙状结肠扭转，部分病例还可行灌肠整复。

（3）血管造影检查　主要用于诊断小肠出血、外伤性肠出血的诊断和介入治疗。

（4）静脉尿路造影　主要用于诊断尿路外伤的有无及程度。

（5）超声检查　主要用于检查腹部实质脏器外伤，腹腔是否积液及其程度，胆系结石及胆道梗阻，胆囊急性炎症及积液和急性胰腺炎累及范围及并发症，还可以诊断肾结石等。超声检查快捷、安全、可靠是急腹症检查的首选方法。

（6）CT检查　比腹部平片显示的征象丰富和精细，在显示实质器官挫裂伤，包膜下血肿及器官周围出血，腹腔积液，脓肿，腹膜后间隙炎症、外伤、出血，以及腹主动脉瘤破裂，肠套叠、内疝等所致机械性肠梗阻，急性胆囊炎，急性胰腺炎，急性阑尾炎及阑尾周围脓肿等方面更有优势，诊断价值较高。

2. 急腹症的比较影像学

（1）胃肠穿孔　表现为腹腔积气。首选腹部立位平片，可以观察到膈下气体。对于阑尾穿孔及胃后壁穿孔气体集聚于小网膜囊内可以通过CT来明确。

（2）腹腔积液　肿瘤、炎症与外伤均可导致腹腔积液，简称腹水。首选超声检查。CT亦可作出明确诊断，并可以判断病因。

（3）肠梗阻　肿瘤、术后粘连、肠扭转及肠套叠等均可引起。一般分为机械性、动力性和血

运性三类,以机械性肠梗阻最为常见。首选腹部立卧位平片。立位可以了解肠管积液及肠管排列情况,卧位可以显示肠管的扩张情况。

(4)腹部外伤　腹部外伤的影像学检查主要用于闭合性损伤。首选超声和 CT 检查。实质器官破裂腹部平片检查价值有限。MRI 尚少用。CT 在显示器官挫、裂伤,包膜下血肿及器官周围出血,腹腔积液,脓肿,腹膜后间隙炎症、外伤、出血,以及腹主动脉瘤破裂诊断价值较高。

(孙传恕)

第九节　泌尿系统的影像学检查

一、泌尿系统的影像学检查

1. X 线检查　包括腹部平片、尿路造影和血管造影等。

1)腹部平片　腹部平片是泌尿系统 X 线检查的初步检查。常规摄仰卧前后位片。平片主要用来显示泌尿系统结石和钙化。摄影前应清洁肠道以免粪便和气体干扰。

2)尿路造影检查　包括排泄性尿路造影、逆行性尿路造影、膀胱及尿道造影、腹主动脉造影与选择性肾动脉造影等。

(1)排泄性尿路造影　排泄性尿路造影又称静脉肾盂造影,是泌尿系统常用的造影检查方法。其依据是将有机碘液如泛影葡胺在静脉注射后,几乎全部经肾小球滤过排入肾盏肾盂而使之显影,不但可以显示肾盏肾盂、输尿管及膀胱内腔的解剖形态,而且可以了解两肾的排泄功能。

(2)逆行性尿路造影　逆行肾盂造影是通过膀胱镜将导管插入输尿管,注入造影剂而使肾盂、输尿管显影。一般用于排泄性尿路造影显影不良的患者。

(3)膀胱及尿道造影　将导管插入膀胱后,注入有机碘剂以使膀胱、尿道显影的方法。主要用于诊断膀胱占位、前列腺肥大、尿路狭窄等疾病。

(4)腹主动脉造影与选择性肾动脉造影　腹主动脉造影与选择性肾动脉造影可经皮作股动脉穿刺,置导管尖端到达肾动脉开口上方,可显示腹主动脉和两侧肾动脉。将导管插入一侧肾动脉可行选择性肾动脉造影。对肾脏病变的诊断和鉴别有重要价值。同时可行介入治疗,如肾癌的化疗、栓塞等。

2. 超声检查　常规应用线阵式或凸阵式实时超声诊断仪。肾脏检查采取俯卧、侧卧或仰卧位。膀胱超声检查需充盈膀胱,取仰卧或侧卧位。彩色多普勒血流显像(CDFI)主要用于肾脏血管情况。超声检查对于显示泌尿系病变的部位、范围、内部结构、向邻近延伸、性质及肾癌的分期等都有很高的诊断价值。泌尿系结石和可疑肾肿瘤时应首选超声检查。对于肾癌术后复查及局部淋巴结转移的判定有价值。

3. CT 检查　肾与输尿管检查无需特殊准备;膀胱检查需要充盈膀胱,且需在检查前 1 小

时分次口服 1‰～2‰泛影葡胺 1 000 ml 以充盈盆腔肠管。层厚 6～10 mm。可疑泌尿系肿物可行增强扫描。注药后 5～10 min,可以进行肾盂输尿管造影 CT 检查,以观察肾盂和输尿管的充盈情况。注药后 30～60 min 可行膀胱造影 CT,对膀胱内占位性的形态观察十分有利。CT 检查在对肾、输尿管、膀胱和前列腺疾病的诊断优于超声。CT 不仅能显示肾盂、肾盏及膀胱内腔,还能显示肾实质和膀胱壁。

4. MRI 检查 MRI 在显示病变的内部结构;恶性肿瘤对邻近器官、血管的侵犯情况,有无瘤栓存在;有无远处淋巴结转移;对恶性肿瘤的分期及治疗后的随访、评价,有无瘤复发等均优于 CT 和超声。MRI 尿路造影可以清晰显示出肾盂输尿管的形态,且不需使用造影剂。

二、泌尿系统疾病的比较影像学

(1)泌尿道结石 泌尿道结石可位于肾至尿道的任何部位。90％以上为阳性结石。首选 X 线平片检查。对于较小的结石,X 线平片可能显示不佳,可以行超声检查。尿路造影可诊断阴性结石。了解有无泌尿道梗阻,临床应用相当普遍。

(2)泌尿系统结核 泌尿系统结核大多是继发的,原发病灶多在肺内。结核主要侵犯肾,然后蔓延至输尿管和膀胱,多为单侧性。影像检查首选尿路造影检查。如肾功能明显受损需作逆行肾盂造影。单纯平片检查价值有限。

(3)泌尿系统肿瘤 肾肿瘤分为肾实质肿瘤和肾盂肿瘤两类。首选超声检查和 CT 增强扫描。大多数肾脏肿瘤可以确诊。超声可以作为筛选和初查应用。CT 对显示肾癌、肾盂癌相当准确。还可确定肿瘤的大小、浸润的范围、邻近和远处淋巴结转移,有助于分期。MRI 对肾肿瘤侵犯肾周、对肾静脉和下腔静脉的侵入及瘤栓情况、对肾包膜的累及等均优于 CT。对病变显示的几率也大于 CT。X 线平片很少应用。静脉肾盂造影对肾盂肿瘤很有意义。

(孙传恕)

第十节　骨骼系统的影像学检查

一、骨骼系统的影像学检查

1. X 线平片 骨关节的 X 线检查首选摄片。骨骼含有大量钙盐,密度高,与其周围的软组织有鲜明的对比,一般摄影即可使骨关节清楚显影,而骨关节疾病也易于在 X 线片上显示出来,经观察、分析可作出诊断。只在需要寻找异物时及骨折与脱位进行复位时采用透视。

摄片时四肢长骨、关节和脊柱要求常规正侧位;必要时加摄斜位、切线位和轴位,对诊断更有意义。摄片应当包括周围的软组织。四肢长骨摄片都要包括邻近的一个关节。

2. 造影检查

(1)关节造影 向关节腔内注入一定量的对比剂,可以显示关节内的软骨盘、滑膜等结构。

对诊断肩关节损伤,半月板损伤有意义。随着 CT 和 MRI 的广泛应用,关节造影临床应用减少。

(2)血管造影 血管造影多用于肢体动脉。主要用于血管疾病的诊断和良、恶性肿瘤的鉴别,根据肿瘤的血管形态改变、肿瘤血流情况和邻近血管的移位等进行诊断。

3. CT 检查 骨关节与软组织疾病一般先用 X 线检查以发现病变,估计病变性质及范围。只有临床和 X 线诊断疑难时才需 CT 或 MRI 检查。有时对软组织肿块和骨骼解剖较复杂的区域如骨盆和脊柱,也可首选 CT 或 MRI。CT 对于脊柱和椎间盘病变有较高的诊断价值,特别对椎间盘突出、椎管狭窄及脊柱外伤更有价值。

4. MRI 检查 MRI 也是检查骨关节疾病的重要手段,主要应用于关节及骨髓病变的检查。MRI 可以很好地区分肌肉、骨骼、韧带等组织,是肩关节、膝关节等关节损伤常规的检查手段。MRI 能清楚显示脊椎、椎管和椎间盘,并能显示椎管内软组织,包括韧带、硬膜囊、脑脊液和脊髓等结构。对诊断椎间盘变性、突出,椎管狭窄,脊柱外伤和感染价值很高。

二、骨骼系统疾病的比较影像学

(1)骨关节外伤 首选 X 线检查,其目的是:①明确有无骨折或脱位;②了解骨折和脱位的详情;③在透视监视下行复位治疗;④复位固定后摄片,复查复位情况;⑤定期复查观察愈合过程和有无并发症;⑥轻微外伤引起的骨折,可作为判断是否为病理性骨折。对于复杂的外伤骨折,行 CT 检查可显示 X 线片未发现的骨折、脱位、关节内游离体及软组织血肿等。

(2)椎间盘突出 椎间盘突出是慢性损伤的后果。可疑颈椎间盘突出首选 MR 检查,因为颈椎椎体小而不规则,椎间盘呈球面状,CT 显示欠佳;MRI 可以很好地显示椎间盘突出的程度及颈髓受累情况。欠缺之处在于 MRI 显示钙化欠佳,不能对后纵韧带与黄韧带等的钙化很好显示,必要时需要行 CT 检查补充。可疑腰椎间盘突出,首选 CT 检查,CT 可以显示出椎间盘突出的程度、椎管及侧隐窝是否狭窄等。X 线平片诊断价值有限。

(3)骨关节化脓性感染 包括化脓性骨髓炎、骨结核、化脓性关节炎及关节结核等,首选 X 线检查。可以清晰显示骨质、骨膜及软组织的改变。对于小病灶及早期病变可以行 CT 检查,CT 可发现小的破坏灶及小的死骨等。

(4)骨肿瘤与肿瘤样疾病 骨肿瘤及肿瘤样病变包括各种骨的良恶性肿瘤以及各种骨囊肿、骨纤维异常增生症等,首选 X 线检查。X 线检查在诊断中占重要地位,不仅能显示肿瘤的准确部位、大小、邻近骨骼和软组织的改变,对多数病例还能判断其为良性或恶性、原发性或转移性。这对确定治疗方案和估计预后具有重要意义。CT 对于骨肿瘤的诊断具有很高的价值,能显示肿瘤大小、形状、轮廓、内部结构、与周围组织的关系和了解肿瘤在骨髓腔内浸润及向骨外软组织侵犯的范围。

(5)退行性骨关节病 退行性骨关节病又称骨性关节炎、增生性或肥大性关节炎。是一种由于关节软骨退行性改变所引起的慢性骨关节病。大多数通过 X 线平片即可确诊。

(孙传恕)

第十一节　超 声 检 查

超声检查(ultrasound examination)是利用超声波的物理特性和人体组织器官的声学特性相互作用而产生的信息,经处理后形成图形和曲线,借此进行疾病诊断的一种物理检查方法。随着电子技术的发展,尤其是电子计算机技术应用于超声诊断仪,使超声诊断水平迅速提高,并广泛应用于临床各个领域。

B型超声(B-mode ultrasonography)及二维超声心动图(Two-dimensional echocardiography)能实时显示脏器内部结构的切面图像;M型心动图(M-mode echocardiography)可以记录心脏内部各结构的运动曲线;超声多普勒(Ultrasonic Doppler)可以检测心脏及血管内血流速度、方向及性质等。超声与CT、X线、核医学及MRI共同构成了现代医学的五大影像技术,它以对人体无伤害、无痛苦、便捷和重复性强等优点而具有广阔的应用前景。

一、超声检查的基础知识

1. 超声波的概念　超声波(ultrasound)是声波的一种,是机械振动在弹性介质中的传播。频率在 $16\sim20\,000$ 赫兹(Hz)的声波人耳可以听到,称为可闻声波;频率高于 $20\,000$ Hz 的声波,人耳听不到称为超声波。超声波与其他声波一样,具有波长(wavelength)、频率(frequency)和声速(velocity)。波长(用"λ"表示)是指超声在传播中,两个相邻的位相相同的质点之间的长度;频率(用"f"表示)是指质点每秒钟振动的次数;声速(用"C"表示)是指超声在传播介质中单位时间内行进的距离。波长、声速和频率的关系: $C = f \cdot \lambda$。

当声速不变时,波长与频率成反比;频率越高,波长越短,相应的分辨力越强,穿透力越弱。超声波的传播速度在固体中最快,液体中次之,气体中最慢,超声波在人体组织中平均传播速度为 1540 m/s。

2. 超声的物理特性

(1)超声波的束性　由于超声波的波长较短,接近红外线的波长,因此和光线一样,具有较强的方向性,所发射的超声波能量集中成束状向前传播,形成超声束,称为超声波的束性(或称指向性)。在超声技术中,超声波由探头发出并进入人体后,在距离探头较近的一段区域内,形成一条宽度近似探头直径的超声束,此区域称为近场;在近场的远侧超声束逐渐增宽,此区域称为远场。

(2)超声波的声阻抗　介质对超声波的阻碍作用为声阻抗,声阻抗等于介质的密度与超声在介质中传播速度的乘积,人体机体内不同组织由于密度的差异而产生不同的声阻抗,声阻抗值一般为固体>液体>气体。

(3)超声波的反射、透射与折射　当超声波通过声阻抗不同的介质时,一部分超声波就会在两种介质的交界面上反射回来,剩余部分的超声波产生折射进入第二介质继续往前传播,称为透射。遇不同声阻抗的介质时,再产生反射与折射,依次类推。被检测的物体密度越不均匀,界面越多,则产生的反射也愈多,即声阻抗越大反射越强。超声波的反射方向与入射角有

关,当入射波与界面成角时,反射角等于入射角,反射声束与入射声束方向相反(图8-1A)。当入射波与界面垂直时,产生垂直反射与透射(图8-1B)。反射声强的大小取决于两介质的声阻差异及入射角的大小,垂直入射时,反射声强最大,反射声能愈强则折射或透射声能愈弱。如果两种介质中的声速相同,透射声束的方向将等于入射声束的方向。但如果两种介质中的声速不同,透射声束将发生方向的偏转,称为折射。

(4) 超声波的散射与绕射 超声在传播时,遇到与超声波波长近似或小于波长(小界面)的介质时,产生散射与绕射。当超声遇到远远小于其波长且声阻抗不同的介质时则发生散射,散射回声强度与超声入射角无关(图8-1C),红细胞就是一种散射体。当介质稍小于或相当于1/2超声波波长时,超声可绕过障碍物的边缘,继续向前传播而发生绕射(图8-1D)。声束在密度均匀的介质中传播,不产生反射和散射。

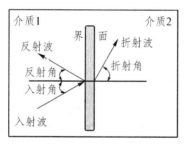

A. 成角入射时反射与折射

B. 垂直入射时反射与透射

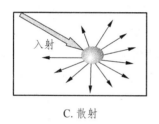

C. 散射

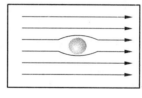

D. 绕射

图8-1 超声波的反射与散射

(5) 超声波的衰减 超声波在体内传播的过程中,强度将随着传播深度的增加而进行性减弱,这种现象称为超声的衰减。引起衰减的主要原因是介质对超声的吸收(黏滞吸收及热传导吸收);其次为能量的分散如反射、折射和散射等。使原传播方向上的能量逐渐减弱。超声频率愈高,介质对超声的吸收愈多,衰减越明显。

(6) 超声波的穿透力与分辨力 穿透力是指超声波能够穿透介质最大厚度的能力。穿透力与发射声波的声能、频率、反射、折射和绕射等多种因素有关。一般而言,超声波频率越高,波长越短,穿透力越差;反之则越强。分辨力是指超声波能够分辨并能显示两个界面之间最短距离的能力,分为纵向分辨力、横向分辨力及侧向分辨力。

穿透力与分辨力互有影响,穿透力强的声束,往往由于频率低而影响分辨力,反之分辨力高而穿透力又不强。因此在临床应用中,要根据所探测的脏器与目的选择不同频率的探头,如检测深部器官时选用低频探头,检测浅表器官时选用高频探头。

(7) 多普勒效应(Doppler effect) 当声源和接收体静止不动时,接收体收到的频率不改

变(图 8-2A);声源和接收体作相对运动时,接收体在单位时间内收到的振动次数(频率),除声源发出者外,还由于接收体向前运动而多接收到了振动,即收到的频率增加了(图 8-2B)。相反,声源和接收体作背离运动时,接收体收到的频率就减少(图 8-2C),这种频率增加和减少的现象称为多普勒效应。

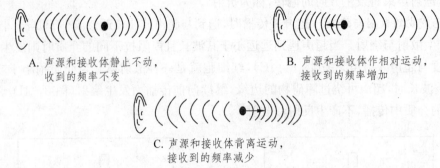

A. 声源和接收体静止不动,
　收到的频率不变

B. 声源和接收体作相对运动,
　接收到的频率增加

C. 声源和接收体背离运动,
　接收到的频率减少

图 8-2　多普勒效应

3. 超声的诊断基础

1)人体组织的声阻抗与衰减　超声诊断是通过人体各种组织声学特性的差异来区分不同的组织。按照声学特性,人体组织大体上可分为软组织和骨骼两大类,软组织的声阻抗与水近似,骨骼则属固体。人体组织的声速、声阻抗、声吸收系数和衰减系数等反映人体组织的基本声学特性。人体组织不同其声学特性也不同,声衰减系数与声频率成正比。

超声在人体内传播时,在两种不同组织的界面处产生反射和折射。在同一组织内传播,由于人体组织的不均匀性而发生散射。超声通过不同器官和组织产生不同的反射与散射规律,仪器利用这些反射和散射信号,显示出脏器的界面和组织内部的细微结构,作为诊断的依据。

2)人体组织的声学特征分型　根据各种组织的声学特性,将人体组织器官分为下列四种类型。

(1)无反射型(无回声型)　含液体的空腔脏器如胆囊、膀胱、血管和心脏等,其各脏器的壁与周围脏器及内部液体间为界面。液体为均匀的无回声区,在 B 型声像图上表现为液性暗区。

(2)少反射型(低回声型)　实质性软组织脏器如肝、脾、肾、子宫等脏器均有包膜,周围有间隙,内部各有一定结构。如肝可以显示脏器轮廓、均匀的肝实质与肝内管道结构,在 B 型声像图上表现为细小均匀的弱回声光点。

(3)多反射型(高回声型)　非均质性的实质性结构,如乳腺和某些肿瘤;或结构较致密的实质性结构与液性物质的交界面上,如心内膜、心包、心外膜、大血管壁等。构成界面的两种介质的声阻抗较大,反射较强,形成多反射型。多反射型在 B 型声像图上表现为粗大不均匀的强回声光点或光斑、光团或光带。

(4)全反射型(强回声型)　含气脏器如肺,由于肺泡内空气与软组织间声阻差异极大,在其交界面上产生全反射,并形成多次反射,因此超声不能进入正常肺泡。胀气的胃肠亦如此。正常骨骼与周围软组织的差异大,在软组织与骨皮质交界处产生强反射,进入骨骼的超声由于骨松质组织吸收极多而不能穿透(除颅骨外),其后方形成无回声区称声影。

3）**病变脏器的回声规律** 当脏器有病变时，由于病变组织与正常组织的声学特性不同，超声通过时产生不同于正常的回声规律，各种病变组织亦各有其声学特性，其反射规律亦不相同。如肝内液性病变为无回声区，肝癌为强弱不均的实质性回声区、边缘不整齐，胆囊内结石则在无回声区中有强回声光团，后方有声影。

4. 超声对人体的影响 超声是一种机械能，超声的产热和空化效应在人体内是否产生，取决于使用仪器的功率和频率，现在超声诊断仪的功率为 $10\sim20$ mW/cm²，（超声治疗仪为0.5～2.5 W/cm²），根据国内外实验研究证明对机体无损害作用，但对胎儿的检查时间不宜太长。

二、超声诊断法的种类

由于超声成像的方法不同，所表现的形式也各不相同，根据成像方法可将超声诊断法分为多种类型。

1. A（Amplitude）型诊断法 又称示波法，属一维超声，当声束在人体组织中传播时，每遇到一个不同的界面产生一个回声，该回声在示波器上以波的形式表现出来。界面两边介质的声阻抗越大，其回声的波幅愈高，反之则愈低。A 型诊断法就是根据回声波幅的高低、多少、形状及有无进行诊断，主要用于腹部、头颅、眼和胸腔等检查，由于不直观，现已淘汰。

2. B（Brightness）型诊断法 又称灰度调制型或灰阶成像（gray scaledisplay），是超声诊断的主要方法。采用连续扫描的方式显示出脏器的断层切面图像，形成的是脏器平面图，所以称为二维超声或切面超声诊断法。当成像速度达每秒 $24\sim30$ 帧时，可即时显示脏器的解剖结构与活动状态，故又称实时（real time）显像。主要的扫查方式有线阵扫查、凸阵扫查和扇形扫查。将人体组织界面反射回声信号显示为强弱不同的光点，声阻差大则光点亮，声阻差小则光点暗。其特点是直观、形象、重复性强和方便对比等，广泛应用于妇产科、泌尿科、消化、心血管科及小器官疾病的诊断。

3. M（Motion）型诊断法 也称 M 型超声心动图，其原理是利用单探头发出一条声束，通过心脏各层组织，以回声光点形式反射回波构成距离时间曲线图。可用于显示心脏各层次及其他运动脏器的运动回声曲线，属于一维超声。检查时，探头对着心脏的某部位，显示屏垂直方向代表组织的深度，水平方向代表时间。由于心脏规律性地收缩和舒张，心脏的各层组织和探头之间的距离也随之改变，在显示屏上呈现出随心脏搏动而上下摆动的一系列回声光点。当扫描线从左到右匀速移动时，上下摆动的回声光点便横向展开，由此得出一条"运动-时间"曲线。现已不单独使用，常与二维超声配合使用，主要用于心脏、胎心和血管检查。

4. D（Doppler）型诊断法 即超声多普勒诊断法或多普勒超声心动图，是利用多普勒效应的原理，把发射的超声和遇到与之发生相对运动的界面返回的声波产生的频移，以频谱的形式或用扬声器将其以一定声调的信号显示出来的诊断方法。目前常用的超声多普勒有连续波多普勒（CWD）、脉冲波多普勒（PWD）及彩色多普勒（CDFI）。D 型诊断法对诊断各种先天性心脏病、心脏瓣膜病和血管有否狭窄或闭塞等具有重要的价值。

三、超声诊断的临床应用

1. 适应证及检查项目 超声图像是人体脏器及组织结构的声学图像，这种图像与解剖结

构及病理改变有密切关系,而且有一定规律性。但是目前的超声图像尚不能反映组织学及细胞病理学特征。因此,在诊断工作中,必须将超声图像与解剖、病理及临床知识相结合,进行分析判断,才能作出正确结论。

1)**适应证** 超声可以检查软组织及其脏器的疾病,包括肝、胆、脾、胃、肠、肾、肾上腺、膀胱、前列腺、子宫、卵巢、产科方面,腹腔及腹膜后脏器、盆腔、心脏、血管、颅脑、眼、上颌窦、颌面部包块,甲状腺、乳腺、胸腔及肺部、纵膈、肌肉、脂肪、软骨、椎间盘等脏器的部分疾病。

2)**检查项目**

(1)**测距** 即测定被检查脏器或病变的深度、大小,各径线或面积、容积等,如肝内门静脉、肝静脉内径,心壁厚度及心腔大小、二尖瓣口面积等。

(2)**脏器或病变的形态及边缘轮廓** 正常脏器有一定外形,都有明确的边界回声,轮廓整齐。若有占位性病变常使外形失常、局部肿大、膨出变形。肿块若有光滑而较强的边界回声,常提示有包膜存在。

(3)**脏器或病变的位置及与周围脏器的关系** 测定脏器的位置有无下垂或移位,病变在脏器内的具体位置,病变与周围脏器的关系及有否压迫或侵入周围血管等。

(4)**病变的性质** 根据超声图显示脏器或病变内部回声特点,包括有无回声、光点强弱粗细及分布是否均匀等可以鉴别囊性(壁的厚薄、内部有无分隔及乳头状突起、囊内液体的稀稠等)、实质性(密度均匀与否)或气体。

(5)**活动规律** 如肝、肾随呼吸运动,腹壁包块则不随呼吸活动,心内结构的活动规律等。

(6)**血流信息** 超声多普勒可以测定心脏及血管内各部位的血流速度、方向、性质(层流或湍流),测出心内瓣口狭窄或反流,心内分流并测算心脏每分钟搏出量、心内压力及心功能等。并可检测血管瘤、血管狭窄、闭塞、外伤断裂和移植血管的通畅情况,脏器内血管分布、血流供应、肿瘤新生血管等。

2. 超声检查前的准备

(1)**腹部脏器** 如肝、胆、胰等,患者,需禁食、水8小时以上,以保证胆囊胆管内充盈胆汁,并减少胃肠道的内容物和气体的干扰。肠道系统检查前晚应进清淡饮食,检查当天早晨空腹。X线胃肠造影的钡剂是超声的强反射和吸收剂,胆囊、胆管附近胃肠道内残存有钡剂,会影响超声检查,应在X线胃肠造影三日后、胆系造影两日后再做超声检查。进行胰腺或腹内深部病变的检查,如果病人有腹胀或便秘,检查前晚服用缓泻剂或灌肠后行超声检查,必要时饮水充盈胃腔后再检查。

(2)**盆腔脏器** 如前列腺、子宫、卵巢等进行超声检查,需膀胱充盈,于检查前的1～2小时嘱受检者喝水(或各种饮料)1 000～1 500 ml,喝水后不要排尿,以利于检查。妊娠小于3个月,为避免肠管内容物、尤其是气体的影响,宜在检查前排空大便,使肠内无粪块残留。妊娠3个月以上者无特殊准备,但妊娠中晚期可疑前置胎盘者,仍需饮水适当充盈膀胱后再做检查。经腔内(阴道、直肠)超声则无需膀胱充盈,且嘱检查前排空膀胱。

(3)**心脏** 忌服影响心肌收缩力的药物,如地高辛、西地兰等强心药;硝酸甘油、消心痛等抗心绞痛药。

（4）表浅器官及外周血管　目前中档以上的超声仪均可配置高频探头,无须特殊准备;若无高频探头时,可利用普通探头加水囊的方法检查表浅器官。

3. 优点及限制　超声检查主要在体外进行,可以观察体内脏器的结构及其活动规律,其图像直观、实时动态、诊断准确性较高、操作简便、报告快捷。为一无痛苦、无损伤的非侵入性检查方法。其限制在于超声频率高,不能穿透空气与骨骼(除颅骨外),因此,含气多的脏器或被含气脏器(肺、胃肠胀气)所遮盖的部位,骨骼及骨骼深部的脏器或病变,超声直接检查则无法显示,需改变超声入射部位或驱散气体(如饮水、灌肠)后方能显示。

4. 超声检查的主要用途　检查脏器的形态、大小及内部结构;检测某些脏器的功能状态;检测心脏、血管的血流动力学状态;鉴别脏器内占位性病变的物理特性,良恶性的可能;检测有无体腔积液,并对液体量进行估测;随访或追踪病变的动态变化或疗效观察;引导穿刺,活检等介入治疗。

四、肝脾超声检查

1. 正常肝脏　B型超声图显示正常肝脏切面轮廓规则、光滑,顶部厚而下缘锐薄(图8-3)。肝脏厚度与体型有关,通常肝右叶最大斜径不超过14 cm,厚度不超过13 cm,肝左叶顶部厚5~6 cm,长度5~9 cm。肝实质呈密集细小光点,分布均匀。肝内显示门静脉及其分支的管壁回声较强。肝静脉管壁较薄不易显示,管腔内液性暗区、由细变粗、行径较直,向第二肝门汇集。正常肝门部静脉内径8~10 mm,肝静脉内径6~7 mm,肝内动脉及胆管不能显示。

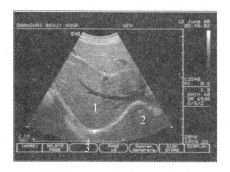 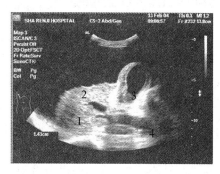

1. 肝右静脉;2. 下腔静脉,肝右、中、左静脉汇合处为第二肝门;3. 膈顶

1. 肝脏萎缩,肝表面不平整,肝实质回声弥漫增强、增粗,分布不均匀;2. 肝前腹水;3. 胆囊壁水肿、增厚;4. 增宽的门静脉

图8-3　正常肝脏声像图　　　　**图8-4　肝硬化声像图**

2. 肝硬化声像表现　早期肝脏肿大,肝实质光点增粗并有条索状回声呈网状分布。后期肝脏缩小,肝内光点回声增强且粗大,条索状回声光带增强,肝表面呈粗细不等结节状,凹凸不平,肝门部门静脉可增宽(≥13 mm)。伴腹水时,于肝脏后方见液性暗区,中等量以上腹水在肝脏周围均为液性暗区(图8-4)。

3. 肝囊肿声像表现　包括单纯性囊肿与多囊肝等,肝内见一个或多个液性暗区,壁薄,边界整齐,清楚,伴后方回声增强。多囊肝是一种先天性多囊性疾病,部分病例可同时伴有肾、胰、脾等多囊性病变,声像图表现为肝脏不规则明显增大,形态失常,轮廓不光滑;肝内布满无

数紧密相连、大小不一的无回声区,内径从数毫米至数厘米不等,囊肿间隔一般较薄,各个囊肿后缘回声增强不明显。

4. 肝脓肿声像表现 典型肝脓肿声像图表现为:①肝脏增大,形态不规则,近肝脏边缘的脓肿可见肝脏局限性向外隆。②肝内有单个或多个液性暗区,边缘不规则,腔内有散在回声。实时扫查脓腔多呈圆球立体感。多发性小脓肿超声显示回声减低,可无典型液性暗区。③慢性脓肿囊壁钙化时,可显示其上方为弧形强回声,其后有声影。

5. 肝癌声像表现 肝癌包括原发性肝癌及继发性肿瘤。

(1) 原发性肝癌 B型超声显示肝内回声异常(图8-5):

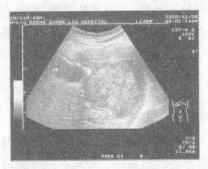

1. 癌灶;2. 肿块周围与正常肝组织之间低回声晕

图8-5 原发性肝癌声像图

①回声减弱型,病变局部回声较周围肝实质回声明显减弱,多见于2.0 cm以下的小肝癌;②等回声型,病变区回声与正常肝实质相似、周边常有低回声晕;③强回声型,病变区为团块状增强回声,内部回声分布均匀或不均匀,边缘不整齐;④混合型,病变区回声强弱不等,内可见不规则液性暗区。3 cm以上肝癌常伴有肝脏肿大,肿瘤靠近肝表面者常使肝表面不平,肝内血管可因肿瘤的压迫而迂曲、移位,狭窄或扩张,分布紊乱,可显示血管内癌栓。

原发性肝癌应与肝血管瘤鉴别,后者超声图像也有多种类型,但以强回声型多见,且其边界清楚、轮廓规则、内回声均匀,多数能鉴别。

(2) 继发性肝癌 B型超声显示肝内有多个散在病灶结节,局部回声增强或减低,周围为低回声晕,若有坏死时中心又出现低回声区。彩色多普勒可显示癌肿周围有血管包绕多为肝动脉血流或动静脉瘘,并常伴肝动脉血流量明显增加。

6. 正常脾脏及脾脏疾病 B型超声显示正常脾脏的肋间斜切面略呈半月形,边界整齐、光滑,外侧缘向外突的弧形,脾脏内部为密集低回声,分布均匀,正常脾脏长径10~12 cm,脾门处厚度为3~4 cm。

脾脏弥漫性肿大时,常伴脾内回声增强变粗、脾门区静脉增粗。脾结核常表现回声明显增强或为低回声区。脾囊肿或脓肿显示脾内有液性暗区,外伤性脾包膜下血肿显示脾区有液性暗区或伴脾实质不完整。

五、胆囊及胆道超声检查

1. 正常胆囊 正常充盈的胆囊形状如梨或茄,囊壁为细回声光环,光滑完整,壁厚不超过3 mm,内部为无回声区,后方回声增强,正常胆囊的超声测量长径一般不超过9 cm,前后径多不超过3 cm(图8-6)。

2. 胆囊结石 B型超声显示(图8-7):①胆囊液性暗区内有1个或多个强回声光团,其后方有声影,改变体位结石回声团随重力方向移动,为典型的胆囊结石声像图;②胆囊内充满结石时显示胆囊前壁及胆石前缘的强回声光带、后方为声影,胆囊内结石的形态及胆囊后壁均不

显示或呈囊壁、结石和声影三合征(WES征);③胆囊内单个或数个较强小回声团,可随体位改变而移动,后方无明显声影。

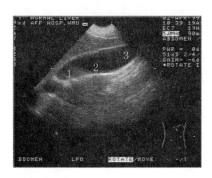

1. 胆囊颈部　2. 胆囊体　3. 胆囊底部

图 8-6　正常胆囊

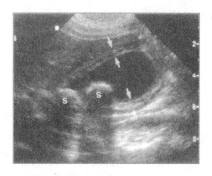

S为胆囊内两枚结石光团,其后方为声影,
胆囊体部箭头所指为增厚的胆囊壁

图 8-7　胆囊结石声像图

3. 胆囊炎　急性胆囊炎B型超声显示胆囊肿大,壁增厚,轮廓模糊。慢性胆囊炎胆囊壁增厚毛糙、僵硬,胆囊腔可能缩小,其中液性暗区不清晰。

4. 胆囊肿瘤　胆囊良性肿瘤声像图显示靠近一侧胆囊壁有圆形或半圆形实质肿块,突入胆囊腔,后方无声影,不随体位移动。胆囊癌表现为胆囊内有回声不均匀的实质性低回声区、突入囊腔或自囊壁呈蕈状,或为部分胆囊壁增厚,或为胆囊壁普遍增厚,囊腔消失,常伴有结石。

5. 胆总管疾病　正常胆总管上段B型超声显示其内径小于4mm,大于6mm为扩张。胆总管结石可显示扩张胆管内有强的或较强回声光团,后方有声影;先天性胆总管囊肿表现为胆总管囊状扩张亦可伴有肝内胆道(肝门部)扩张;胆道肿瘤可显示扩张的胆道中有实质性低声团块突入胆道与壁相连,或扩张的胆道突然中断。

由于超声能清晰地显示胆囊、左右肝管、总肝管和胆总管,所以超声检查已成为目前公认的黄疸鉴别诊断的重要方法之一,其准确率达96%以上。根据胆系是否扩张以及扩张情况可鉴别肝细胞性黄疸抑或阻塞性黄疸,判断梗阻部位以及梗阻的病因。

六、胰腺超声检查

1. 正常胰腺　声像图上显示胰腺的长轴切面位于脊柱、腹主动脉、下腔静脉、肠系膜上动静脉及脾静脉之前。胰头在下腔静脉前方,胰颈在肠系膜上静脉前方,胰体在腹主动脉前方,胰尾在左肾上极前方。胰腺内部为均匀分布的中等回声细光点(与肝回声近似),边缘整齐。正常胰头厚25~30mm,胰体、尾部厚度小于20mm,胰管细小,内径小于3mm。

2. 胰腺炎　急性胰腺炎B型超声图显示胰腺肿大,形态失常,回声减弱,如有坏死液化或伴出血可出现液性暗区。慢性胰腺炎显示胰腺弥漫性或局限性增大,内部回声增强或不均匀,有时可见胰腺主导管扩张。如有囊肿形成,可见液性暗区,边界整齐清楚。

3. 胰腺癌　声像图显示胰腺局限性肿大,形态不规则,边缘如伪足样伸出。小肿瘤呈实质

性暗区,肿瘤稍大,内部回声不均匀,大肿瘤可有坏死液化区。胰头部肿瘤可伴有胆道受压扩张,下腔静脉受压局部管腔狭窄或门静脉受压变窄。

七、肾脏超声检查

1. 正常肾脏　正常肾脏冠状切面呈豆形,轮廓清楚,肾皮质呈均匀的低回声,肾锥体呈三角形暗区,集合系统为密集的高回声。正常肾脏长径 9～12 cm,厚 4.5～5 cm,宽 5～6 cm。

2. 肾盂积水　轻度肾盂积水显示肾盂盏区分离,中间液性暗区,前后径大于 1 cm;中度积水,肾脏轻度增大,肾中部为液性暗区,周围为肾实质区;重度积水时肾脏明显增大,肾区均为液性暗区所占据,呈囊状或花瓣状,肾实质明显变薄。

3. 肾囊肿及多囊肾　声像图显示肾区单个或多个圆形液性暗区,边界整齐清楚,囊肿局部肾脏可肿大或向外突起。多囊肾为肾内很多大小不等的圆形囊性区,边界整齐,肾实质区回声增多、增强。肾脏肿大,常为双侧性,可伴有多囊肝或多囊脾。

4. 肾肿瘤　肾肿瘤多为恶性肿瘤,声像图显示肾细胞癌多为低回声型;小肿瘤可显示强回声型,边界清楚;肾母细胞瘤(Wilms 瘤)可能为低回声型,亦可出现回声不均匀。

5. 肾结石　声像图显示肾内有强回声光团伴后方声影,肾结石伴肾盂积水时,显示扩大的肾盂暗区中有强光团,更为清晰。其他如肾下垂、肾破裂和肾周围脓肿等疾病,超声检查均有助于诊断。

八、膀胱及前列腺超声检查

1. 正常膀胱及膀胱疾病　膀胱充盈时,B 型超声显示为液性暗区,膀胱壁为整齐的光带。膀胱肿瘤主要表现为膀胱壁上向腔内突起的赘生物,大小不等,形态不规则,呈中等回声,菜花状或海藻样(图 8-8)。B 超可以判断肿瘤浸润的深度,膀胱结石在液性暗区中显示强回声光团,后方有声影,改变体位结石光团可滚动。

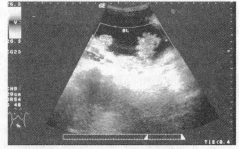

图 8-8　膀胱癌声像图

2. 正常前列腺及前列腺疾病　正常前列腺声象图为横切面呈粟子形,包膜呈光滑的光环,内部为细小弱回声,分布均匀,中心有一小光环为尿道。前列腺增生为前列腺中叶或侧叶肿大,包膜整齐,回声均匀。前列腺炎时大小可正常或略大,内部回声增强,光点增粗或粗细不均,包膜光带完整。前列腺癌常有前列腺增大,左右不对称,包膜可不完整或边界不规则,内部回声不均匀,可表现为边界模糊不整齐的低回声或点状、斑状或团状形态不规则的强回声。

九、妇产科超声诊断

1. 正常子宫　声像图显示位于充盈的膀胱液性暗区后方,边界整齐,内部为均匀分布的细

小光点,子宫内膜的回声较强。正常子宫长径 5.5~7.5 cm,横径 4.5~5.5 cm,前后径 3~4 cm(图 8-9)。

2. 正常妊娠 早孕时在 B 型超声图上显示子宫增大,宫腔内有小的液性暗区为妊娠囊,第 6 周后可见胚芽及原始心管搏动,第 10 周显示胎动(图 8-10),第 12 周以后显示胎头光环。中、晚期妊娠可显示胎儿各部位结构,测量胎头双顶径、胸腹径和股骨长径等。观察胸腹内部脏器,能显示胎盘位置及成熟度并测量其厚度,估计羊水量等。

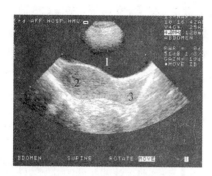

1. 子宫前方的膀胱;2. 宫体;3. 宫颈

图 8-9 正常子宫经腹纵切检查图

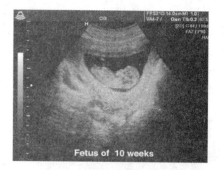

图 8-10 宫内妊娠 10 周声像图

3. 异常妊娠 葡萄胎声像图表现为子宫较妊娠周数大,子宫内为密集的强弱不均光点,或有小液性暗区,呈现"蜂窝状"回声,无胎心及胎儿结构。先兆流产时超声显示妊娠囊停止生长及胎心微弱。异位妊娠时宫腔内无妊娠囊,盆腔可探及混合性包块,伴腹腔出血时腹腔或子宫直肠窝可见液性暗区。中晚期可查出无脑儿、脊柱畸形、脑脊膜膨出、唇腭裂、胎儿胸腹水、肾积水和先天性心脏缺陷等畸形。

4. 妇科疾病

(1) 子宫肌瘤 为妇科常见的良性肿瘤,声像图显示子宫增大,根据瘤体生长部位以及大小的不同而呈现不同的形态改变,局部或多处向外突起,外形不规则,或子宫肌壁间出现低回声区或增强回声区。肿瘤一般表现为圆形或椭圆形,边界清楚,其后无明显回声衰减。根据肌瘤发生的部位分为粘膜下肌瘤、肌壁间肌瘤与浆膜下肌瘤。

(2) 卵巢囊性肿瘤 B 型超声图像显示盆腔囊性肿块,圆形或椭圆形。壁光带细而整齐,多为浆液性囊腺瘤。囊内有多数漂浮光点、光团及明显的乳头状突起时,应注意乳头状囊腺癌。黏液性囊腺瘤囊壁较厚,内部多有分隔或多房性。囊性畸胎瘤常见液性暗区中有多数细小光点漂浮,呈分层状,囊壁光滑,有时囊内可有强回声光团。

(3) 卵巢实质性肿瘤 良性肿瘤在声像图上显示轮廓清楚,边界整齐,内部回声分布均匀,无明显衰减;恶性肿瘤边界常不整齐,内部回声不均,壁厚,有明显衰减,常伴有腹水。

(4) 盆腔积脓或积血 盆腔积脓可显示盆腔内液性暗区,周围有较强回声包绕,边界不整齐,分布于子宫后方或前方。脓液黏稠可在液区内出现散在光点或小光团,盆腔积血多在子宫后方。

十、心脏超声诊断

心脏的超声诊断主要应用二维超声心动图及 M 型(一维)超声心动图显示心内解剖结构,多普勒超声心动图显示心脏及血管内血流。

1. 检查方法与正常图像

(1) 二维(切面)超声心动图　常用以下方法:①心前区检查法。探头置于胸骨左缘心前区2~5 肋间,显示左室流出道、主动脉根部、主动脉瓣、左心房、右室、室间隔、左室、左室后壁及二尖瓣前后叶及其部分腱索。②心尖部检查法。探头置于心尖搏动点略内侧,显示左室、左房、二尖瓣、右室、右房及三尖瓣、室间隔及房间隔,或探头略向前抬,于房、室间隔交界处显示主动脉根部回声,称心尖五腔切面。③剑突下检查法。探头置于剑突下,显示左、右心室及室间隔、左、右心房及房间隔、二、三尖瓣。见图 8-11。

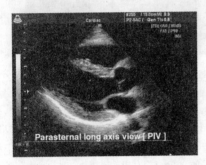

A. 左室长轴切面

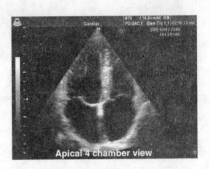

B. 心尖四腔切面

图 8-11　二维超声心动图切面图

(2) M 型超声心动图　M 型超声心动图与二维超声配合使用,在任何的二维切面图基础上以取样线选择所需部位后,即能显示界面厚度、距离、活动方向与速度和心动周期关系的曲线。可以精确地测定室壁厚度、运动幅度、房室腔大小和评估心脏的功能。

(3) 彩色多普勒血流显像　是将彩色血流信号叠加于同一个二维超声心动图的相应区域内,或同一个 M 型超声心动图图像上,以达到解剖结构与血流状态两种图像相结合的实时显示。将迎向探头的层流血流信号显示为红色,背离探头的层流血流信号显示为蓝色,作为不同方向血流的表示方式。以彩色辉度表示血流速度,流速快则色彩明亮,流速慢则色彩暗淡。若血流为分散杂乱的湍流时,则显示为五彩镶嵌样血流信号。

(4) 频谱多普勒超声心动图　利用多普勒效应原理,将产生的多普勒频移用频谱的形式显示出来,以了解心脏及血管内的血流形态、方向和速度,不同部位的血流频谱各不相同。

2. 异常超声心动图表现

1) 二尖瓣狭窄

(1) 二维超声心动图　①二尖瓣叶增厚、回声增强,瓣尖呈鼓槌状;②舒张早期,瓣尖开放受限,瓣中部向左室流出道隆起呈气球样变;③二尖瓣活动僵硬;④伴钙化时回声明显增强;⑤瓣叶及腱索回声增强,挛缩;⑥瓣口处横切面显示瓣叶交界处粘连、开放受限、瓣口小而不规

则;⑦左房及右室大,房间隔突向右房侧。

（2）M型超声心动图 ①二尖瓣前叶曲线回声增粗,呈"城墙样"改变,EF斜率减慢,A峰消失;②二尖瓣后叶与前叶同向运动。

（3）多普勒超声心动图 彩色多普勒见舒张期通过瓣口的五彩血流束变细,频谱多普勒呈宽频带正向高速湍流图形。

2）**主动脉瓣狭窄** 分先天性与后天性两大类,以后天性者最常见,多为风湿性主动脉瓣膜病变和退行性瓣膜钙化。其表现如下。

（1）二维超声心动图 ①主动脉瓣开放受限,瓣叶增厚或伴缩短回声增强,弹性减退;②左室壁及室间隔增厚。

（2）M型超声心动图 ①主动脉壁活动减弱,僵硬,搏幅降低,重搏波不清或消失;②主动脉瓣回声增粗、增强,收缩期瓣口变小,六边形盒子变形;③左室流出道增宽,室壁增厚,晚期左室腔扩大。

（3）多普勒超声心动图 彩色多普勒显示主动脉瓣上有五彩镶嵌血流,频谱多普勒取样可检出收缩期湍流频谱,流速峰值增高,一般大于1.5 m/s。

3）**室间隔缺损**

（1）二维超声心动图 ①于心底部短轴切面及相应的部位显示室间隔回声失落,膜部缺损最多见;②左室增大,右室流出道及肺动脉内径增大,或伴右室增大;③伴肺动脉高压时,肺动脉开放时间短。

（2）M型超声心动图 肺动脉瓣提前关闭呈W形,表示肺动脉高压。

（3）多普勒超声心动图 彩色多普勒显示收缩期以红色为主的五彩镶嵌血流由左室经缺损口进入右室,伴肺动脉高压时,舒张期有右向左分流。频谱多普勒于室间隔缺损口右室侧,可检出收缩期正向湍流频谱,为左向右分流。

4）**法洛四联症**

（1）二维超声心动图 ①主动脉内径增大、前移并骑跨在室间隔上;②主动脉前壁与室间隔连续中断,室间隔缺损位于主动脉瓣下;③右室前壁及室间隔明显肥厚;④右室流出道狭窄;⑤肺动脉狭窄;可分为漏斗部的肌性狭窄或膜性狭窄,以及肺动脉瓣和（或）瓣环狭窄;⑥左房、左室偏小。

（2）多普勒超声心动图 彩色多普勒显示收缩期以蓝色为主血流束由左、右心室同时射入主动脉,室间隔缺损处的分流血流则随左、右室之间的压力差而变化,有时可呈双向分流,右室流出道及肺动脉内呈五彩镶嵌样湍流信号。

（邱建民）

思考题

1. X线透视与摄片检查各有何特点?
2. 试述胃肠钡餐检查及静脉肾盂造影检查前的准备。

3. 哪些 X 线检查前必须作碘过敏试验？试验时应注意什么？出现过敏应如何处理？

4. 透视有何缺点？

5. 何为 CT、MRI？较之一般 X 线诊断有何长处？

6. 简述超声检查的临床用途。

7. 超声在传播过程中为何会发生声能的吸收与衰减？在人体组织中的衰减有何规律？

8. 按其临床用途，超声仪目前有哪些种类？

9. 分析实质性器官的声像图时应注意什么？

10. 试述原发性肝癌声像图表现。

11. 试述肝硬化及门脉高压的声像图表现。

12. 检查盆腔脏器为什么要充盈膀胱？

13. 腹部、盆腔 B 超检查需嘱病人做哪些术前准备？

第九章 护理诊断与护理文书的书写

护理程序具体可分为五个步骤：即估计、诊断、计划、实施、评价。护理诊断（nursing diagnosis）是护理程序的第二步，是护士在护理评估的基础上对所收集的健康资料进行分析、综合、推理，判断出护理对象存在的或潜在的健康问题。护理诊断明确了护士能够独立处理问题的范畴，是护士制订护理计划的依据，也是护理程序中的难点和关键环节。而护理病历是护理人员对护理对象健康问题进行评估、诊断、提供护理措施和进行效果评价的系统记录。护理病历是医疗护理文件的重要组成部分，其书写内容是处理医疗纠纷的法律依据之一。能为护理对象正确地做出护理诊断和准确规范地书写护理病历是护士的重要职责。

第一节　护　理　诊　断

一、护理诊断的概念

1. 护理诊断简述　1953 年，美国学者 Virginia Fry 提出，在护理计划中应包括护理诊断这一步骤，但未引起充分重视。直到 1973 年，在美国的圣路易市召开了第一次全美护理诊断分类会议，成立了"全国护理诊断分类小组"，开始了对护理诊断的正式确认、制订和分类工作。同年，美国护士协会（American Nurses' Association, ANA）发表了《护理执业标准》，正式将护理诊断纳入护理程序，授权在护理实践中使用。此后，每两年召开一次会议讨论护理诊断的问题。1982 年，由于加拿大代表的参加而更名为北美护理诊断协会（NANDA），1987 年 ANA 正式批准 NANDA 作为制订护理诊断分类的权威组织，这个决定促进了护理诊断的发展与完善。到 2012～2014 年，NANDA 共修订并通过了 216 个护理诊断。统一的护理诊断术语和分类系统有助于护理人员之间的交流和沟通。我国目前普遍应用的就是 NANDA 认可的护理诊断。

2. 护理诊断的定义　护理诊断是关于个人、家庭、社区对现存的或潜在的健康问题及生命过程的反应所做的临床判断。是护士为达到预期结果选择护理措施的基础，这些结果是由护士负责的。

3. 护理诊断与医疗诊断的区别　护理诊断和医疗诊断所研究的对象、方法及结论性质的不同，所以两者具有不同的含义，其区别见表 9-1。

表 9-1　　　　　　　　　　　　护理诊断与医疗诊断的区别

区别内容	护 理 诊 断	医 疗 诊 断
研究对象	对个人、家庭、社区现存的或潜在的健康问题/生命过程反应的一种临床判断	对个体病理生理变化的一种临床判断
描述内容	是个体对健康问题的反应	是一种疾病

区别内容	护 理 诊 断	医 疗 诊 断
诊断的数目	数目较多,随病人的变化而变化	数目较少,相对稳定,在病程中保持不变
决策者	护理人员	医疗人员
职责范围	在护理职责范围内进行	在医疗职责范围内进行

二、护理诊断的分类系统

护理诊断分类也是护理诊断理论发展的重要部分。因为护理诊断之间的联系是多方面的,因此,护理诊断分类方法也不止一种,主要包括字母顺序分类法、人类反应型态分类法、功能性健康型态分类法、多轴系健康型态分类法等。

1. 字母顺序分类法 在 1973 年的第一次全美护理诊断分类会议上,由于没有对所制订的护理诊断的分类方案取得一致意见,所以采用字母顺序分类法,直到 1986 年才更改。

2. 人类反应型态分类法 又称为分类法Ⅰ,于 1986 年被 NANDA 认可。它是在分析和归纳护理诊断的基础上,概括了 9 个反应型态作为护理诊断分类系统的概念框架。

这 9 个反应型态分别为:交换(exchanging);沟通(communicating);关系(relating);价值(valuing);选择(choosing);移动(moving);感知(perceiving);认识(knowing);感觉(feeling)。需要说明的是,在给这 9 个型态进行标号的过程中,没有现成固定的顺序。这种标号系统是为了能促进分类的计算机化。

3. 功能性健康型态分类法 是由 Gordon 提出的一种护理诊断的分类法,把人类对健康问题/生命过程的反应分为 11 个大类功能性健康型态,不仅用来指导评估资料的收集,还用来指导确立护理诊断、制订护理计划、实施护理计划和评价资料的组织。也就是说当护士用这个框架做护理评估时,由评估的结果作出护理诊断,然后根据护理诊断制订护理计划及措施。可以说,功能性健康型态渗透到护理程序的每一个阶段,而护理程序是实现整体护理的科学方法。

11 种功能性健康型态分别是:健康感知-健康管理型态(health perception and health management pattern);营养-代谢型态(nutrition-metabolism pattern);排泄型态(elimination pattern);活动-运动型态(activity-exercise pattern);睡眠-休息型态(sleep-rest pattern);认知-感知型态(cognition-perception pattern);自我感知-自我概念型态(self-perception and self-concept pattern);角色-关系型态(role-relationship pattern);性-生殖型态(sexuality and reproductive pattern);应对-应激耐受型态(coping/stress tolerance pattern);价值-信念型态(value-belief pattern)。

4. 多轴系健康型态分类 又称为 NANDA 护理诊断分类Ⅱ。它分 7 个轴系,共 13 个范畴,分别是:健康促进(health promotion);营养(nutrition);排泄(elimination);活动/休息(activity/rest);感知/认知(perception/cognition);自我感知(self-perception);角色关系(role relationship);性(sexuality);应对/应激耐受性(coping/stress tolerance);生活准则(life principles);安全/防御(safety/protection);舒适(comfort);成长/发展(growth/development)。

重新设计的"多轴系健康型态框架"不难看出,它是在功能性健康型态基础上的改进和发

展。较之以前的分类系统更全面、更贴近临床护理,因此应用也更广泛。

三、护理诊断的组成

NANDA 将护理诊断分为现存的护理诊断、有危险的护理诊断和健康的护理诊断 3 种类型,不同类型的护理诊断,其组成亦不相同。

1. 现存的护理诊断 现存的护理诊断(actual nursing diagnosis)是对个人、家庭或社区目前已经存在的健康情况或生命过程的人类反应的描述。如肺炎的病人出现高热(体温 39.5℃)的症状,可提出护理诊断"体温过高:与细菌引起肺部感染有关"。现存的护理诊断由名称、定义、诊断依据和相关因素 4 部分组成。

(1)名称 是对个体健康状况概括性的描述。它主要以"改变"、"障碍"、"缺陷"、"无效"、"受损"、"紊乱"等词语描绘健康状态的变化。如"保持健康能力改变"、"语言沟通障碍"、"进食自理缺陷"、"清理呼吸道无效"等。

(2)定义 是对名称的一种清晰、精确的描述,有助于与其他诊断作鉴别。如"气体交换受损"这一名称的定义为"个体所经受的在肺泡和微血管系统之间的氧和二氧化碳交换减少的状态";"清理呼吸道无效"的定义为"个体处于不能清理呼吸道中的分泌物和阻塞物以维持呼吸道通畅的状态"。

(3)诊断依据 是一些可观察到的迹象或推论,在现存的护理诊断中通常是做出护理诊断所必须具备的一组症状和体征。这些资料可以是主观资料,也可以是客观资料,并根据在护理诊断中所起的作用,可分为主要依据和次要依据。主要依据是指形成某一特定诊断时必须出现的症状和体征,为诊断的必要条件;而次要依据是指在形成诊断时,大多数情况下会出现的症状和体征,对诊断有支持意义,但不一定都存在。例如,护理诊断"腹泻"的主要依据是"松散的、液体样便;次数增多(每天 3 次及以上)",而"肠痉挛和腹痛"只是次要依据,并不是都存在的。

(4)相关因素 是指促使护理诊断成立或维持的情况或处境。有 4 种常见的因素:①病理生理因素;②治疗因素;③情境因素;④年龄因素。如"体温过高"这一护理诊断的病理生理因素可能是各种感染性疾病或非感染性致热疾病;治疗因素可能为药物或麻醉影响散热过程,导致体温升高;情境因素可以是在高温环境暴露过久或剧烈运动等;年龄因素可以见于未成熟儿。

2. 有危险的护理诊断 有危险的护理诊断(risk nursing diagnosis)是对一些易敏感的个人、家庭或社区对健康情况或生命过程可能出现的人类反应所做的临床判断。如长期卧床的患者,有危险因素"皮肤长期受压"存在,若不采取护理措施,就可能会在将来发生压疮。护士要能预测到会发生问题,如"有皮肤完整性受损的危险:与皮肤长期受压有关"。有危险的护理诊断由名称、定义和危险因素组成。

(1)名称 在对护理对象对健康状态或疾病可能出现的反应的描述中,冠以"有……的危险"。如"有感染的危险"。

(2)定义 与现存的护理诊断相同。

(3)危险因素 是指一些能够加强个体、家庭或社区的易感性,导致不健康的环境因素和生理、心理、遗传或化学因素等。如"有外伤的危险",危险因素可以是环境方面的,如地面湿

滑;可以是生理方面的,如视力差;可以是心理方面的,如精神障碍;可以是年龄因素,如婴幼儿;可以是化学方面的,如酒后或服用易嗜睡的药物后开车等。

3. 健康的护理诊断　健康的护理诊断(wellness nursing diagnosis)是描述人类对存在于个人、家庭或社区内健康程度的反应,而这些个人、家庭或社区具有促进其追求更高层次健康水平的潜能。健康的护理诊断仅包含名称部分而无相关因素。名称由"潜在……增强"与更高的健康水平组成,如"潜在的精神健康增强"。

四、护理诊断的陈述

护理诊断的陈述包括 3 个要素,即:问题(problem,P)、症状或体征(signs and/or symptoms,S)、相关因素(etiology,E),又称 PSE 公式。临床常用的陈述方式有以下 3 种。

1. 三段式陈述法(PSE)　常用于现存的护理诊断的陈述。

例如:排便形态改变(P):便秘(S),与食物中纤维素含量少有关(E)。

2. 二段式(PE 或 SE)　常用于有危险的护理诊断的陈述或三段式护理诊断的简化。

例如:活动无耐力(P):与贫血引起全身组织缺氧有关(E)。

　　　有体液不足的危险(S):与手术复杂、创伤大及禁食有关(E)。

3. 一段式(P)　即不存在相关因素,常用于健康的护理诊断。如"母乳喂养有效"。

五、书写护理诊断的注意事项

(1) 所列护理诊断应简明、准确、规范(不能随意制造),用"与……有关"作为连接词,以表达人体反应与相关因素之间的关系。

(2) 一项护理诊断只针对一个护理问题。

(3) 以收集到的主、客观资料作为诊断依据,不能主观臆断。

(4) 列出护理诊断应贯彻整体的观点,作全面的诊断。故一个病人可有多个护理诊断,并随病情发展而变化。

(5) 所列诊断应是护理职责范畴内能够予以解决或部分解决的。

(6) 护理诊断用来指导护理措施的制定,故必须列出相关因素或危险因素。

(7) 避免与护理目标、措施、医疗诊断相混淆。

(8) 相关因素不能引起法律纠纷。

六、合作性问题-潜在并发症

合作性问题(collaborative problems)或潜在并发症(potential complication)是需要护士进行监测的一些生理并发症,这些并发症的发生常与特殊的病理改变或治疗有关,不是护士能够独立预防和处理的。护士的职责是密切监测,及时发现,及早通知医生并配合处理。陈述方法为"潜在并发症"后面接并发症的名称。如对消化性溃疡病人可提出"潜在并发症:上消化道出血"。

合作性问题与护理诊断的区别在于,凡护士能够提供护理措施,并能预防并发症发生的是护理诊断;凡护士不能预防和独立处理,需要医护双方合作处理的是合作性问题。

七、形成护理诊断的过程

护理诊断过程实质上是一个评判性思维过程,即首先分析、综合所收集的资料,然后进行归纳和演绎推理,最后作出决定。此过程包括了 3 个具体步骤:分析评估资料,确定健康问题;分析健康问题;形成对问题的描述。

(1) 分析评估资料,确定健康问题　将所收集的资料与正常值相比较,找出具有临床意义的线索;把线索按照 NANDA 的人类反应型态,也可按 Gordon 的 11 种功能性健康型态、Maslow 的人类基本需要层次论或其他的护理模式分类;确定护理对象的健康问题。这些健康问题包括现存的和有可能发生的;既有生理的,也有心理和社会方面的问题。

(2) 分析健康问题　判断哪些问题需要解决,如果在护理职责范围内能解决的,需要确定问题的原因。

(3) 形成对问题的描述　用规范的名称和陈述方式进行描述,即形成护理诊断。

护理诊断要和合作性问题一起,按照重要性和紧迫性不同,排列主次顺序。越是对病人生命构成威胁的问题,越要优先得到解决。

第二节　护理文书的书写

护理文书是护理人员在医疗、护理活动过程中形成的文字、符号、图标等资料的总称,是护士记录病人的病情变化、治疗情况和所采取的护理措施,是护士运用护理程序为病人解决实际问题与其过程的具体体现及凭证。护理文书作为护理人员对病人身心整体护理的全部记录和总结,反映了护理工作的内涵,又是临床教学、科研工作不可缺少的重要资料,同时也是衡量医院护理质量的重要标志。

一、书写护理文书的基本要求

(1) 护理文书的书写应当客观、真实、准确、及时、完整、规范。

(2) 护理文书的书写应当使用蓝黑墨水、碳素墨水,需复写的病历资料可以使用蓝或黑色油水的圆珠笔。要求文字工整,字迹清晰,表述准确,语句通顺,标点正确。书写过程中出现错字时,应当用双线划在错字上,保留原记录清楚、可辨,并注明修改时间,修改人签名。不得采用刮、粘、涂等方法掩盖或去除原来的字迹。计算机打印的病历应当符合病历保存的要求。

(3) 护理文书的书写应当使用中文和规范的医学术语,通用的外文缩写和无正式中文译名的症状、体征、疾病名称等可以使用外文。

(4) 上级医务人员有审查修改下级医务人员书写的文书的责任。

(5) 护理文书应当按照规定的内容书写,并由相应医务人员签名。

(6) 实习护理人员、试用期护理人员书写的护理文书,应当经过本医疗机构注册的护士审阅、修改并签名。

(7) 护理文书的书写一律使用阿拉伯数字书写日期和时间,采用 24 小时制记录。

（8）因抢救急危患者，未能及时书写护理文书的，有关医务人员应当在抢救结束后 6 小时内据实补记。

（9）每次护理记录后护士应签全名，电子护理记录打印出后需手工签全名。

二、护理文书的格式与内容

护士需要填写、书写的护理文书包括：病人入院评估表、体温单、医嘱单、手术清点记录、病重（病危）患者护理记录。为切实减轻临床护士书写护理文书的负担，使护士有更多时间和精力为患者提供直接护理服务，提高护理质量，卫生部决定在医疗机构推行表格式护理文书，并组织设计了表格式护理文书参考样式（表 9-3～表 9-7），供医疗机构在工作中参考使用。卫生部提倡各省级卫生行政部门和医疗机构结合临床路径的开展和电子病历的推进，积极探索护理记录的路径化和电子化。

（一）病人入院评估表

病人入院评估表，是病人入院后主管护士或值班护士写的第一份护理记录。护士通过与病人或家属交谈询问病史、护理查体和病情观察，查阅门诊病历及检查结果等方式，收集与病人健康状况相关的资料。内容一般包括病人的一般资料、现在健康状况、过去健康状况、生活状况及自理能力、护理体检和心理社会状况的评估。

评估资料的书写方式主要有填写式、表格式及混合式。书写内容应当与其他病历资料有机结合，相互统一，避免重复和矛盾。目前各家医疗机构对入院评估表进行了精简和设计，格式和内容不完全相同，广泛应用的是以表格式为主、填写式为辅的入院评估表，既减少了文字书写量，也解决了部分经验不足的护士书写护理文书难的问题。参考格式见表 9-2。

表 9-2　　　　　　　　　　　　　　病人入院护理评估表参考格式

```
┌─────────────────────────────────────────────────────────────┐
│ 科别：_____ 病区：_____ 床号：_____ 住院号：_____        │
│ 一、一般资料                                                  │
│ 姓名_____ 性别 □男 □女 年龄_____ 民族_____ 婚姻_____ 职业_____ │
│ 文化程度：□文盲 □小学 □初中 □中专/高中 □大专及以上          │
│ 入院时间：_____ 入院医疗诊断_____ 联系电话_____  │
│ 入院方式：□步行 □扶行 □轮椅 □平车                          │
│ 入院介绍：□住院须知 □对症宣教 □饮食 □作息制度 □探陪制度 □其他 │
│ 二、护理病史                                                  │
│ 主诉：_____  │
│ 简要病史：                                                    │
│                                                              │
│                                                              │
│ 既往史：                                                      │
│                                                              │
│ 过敏史：□无 □有_____ 家族史：□无 □有_____                │
└─────────────────────────────────────────────────────────────┘
```

续 表

三、护理体检

生命体征:T_____℃ P_____次/分 R_____次/分 BP_____mmHg

体重_____kg 身高_____cm

意识状态:□清楚 □嗜睡 □模糊 □昏睡 □昏迷

语言沟通:□正常 □失语 □言语困难 □其他_____

四肢活动:□正常 □全瘫 □截瘫 □偏瘫 □其他_____

吞咽:□正常 □困难

视力:□正常 □近视 □远视 □失明 □其他_____

听力:□正常 □弱听 □失聪 □其他_____

皮肤黏膜:□正常 □压疮 □烫伤 □外伤 □其他_____

四、生活状况及自理能力

饮食:□普食 □半流质 □流质 □禁食 □鼻饲 □治疗饮食_____

睡眠:□正常 □失眠 □辅助药物_____

排尿:□正常 □尿失禁 □尿潴留 □排尿困难 □留置尿管 □其他_____

排便:□正常 □便秘(1次/_____日;辅助排便:□无 □有_____)

□腹泻(1次/_____日)□失禁 □造瘘 □其他_____

吸烟:□无 □偶尔 □经常_____

饮酒:□无 □偶尔 □经常_____

生活自理能力:□完全自理 □部分自理 □完全不能自理

五、心理社会方面

情绪状态:镇静 易激动 焦虑 恐惧 悲哀 无反应

沟通情况:□愿与人交往 □语言交流障碍 □不愿与人交往

就业状态:□固定职业 □不稳定职业 □失业 □丧失劳动力

医疗费用支付形式:□自费 □劳保 □公费 □医疗保险 □其他_____

家庭关系:□和睦 □紧张

遇到困难时最希望倾诉的对象:□父母 □配偶 □子女 □其他_____

护士签名:_____

_____年___月___日

入院病人评估表填写要求:

(1)采用蓝黑色或黑色碳素笔书写。

(2)凡是栏目前面有□的,应当根据评估结果在相应选项□内打"√",若选择其他,在有横线的地方根据评估结果填写具体内容。

(3)收集的资料及评估的各项内容需客观反映病人的真实情况。

(4)当班完成,必要时可经护士长审阅,作出相应补充并签名。

(二)体温单

体温单主要用于记录患者的生命体征及有关情况,内容包括患者姓名、年龄、性别、科别、床号、入院日期、住院病历号(或病案号)、日期、住院天数、手术后天数、脉搏、体温、呼吸、血压、出入量、大便次数、体重、身高、页码等。参考格式见表9-3(彩页图示见封三)。

表 9 - 3 体温单示例

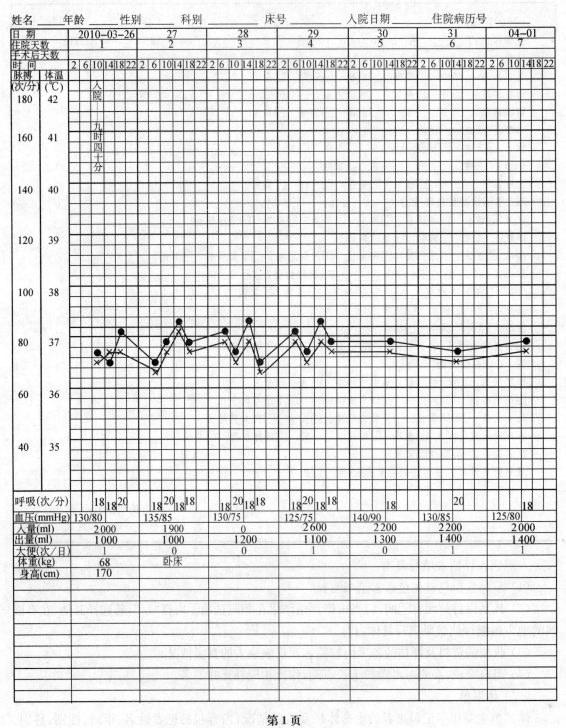

姓名 ___ 年龄 ___ 性别 ___ 科别 ___ 床号 ___ 入院日期 ___ 住院病历号 ___																																										
日 期		2010-03-26					27						28						29						30						31						04-01					
住院天数		1					2						3						4						5						6						7					
手术后天数																																											
时 间		2 6 10 14 18 22					2 6 10 14 18 22						2 6 10 14 18 22						2 6 10 14 18 22						2 6 10 14 18 22						2 6 10 14 18 22						2 6 10 14 18 22					

呼吸(次/分) 18 18 20   18 20 18 18   18 20 18 18   18 20 18 18   18   20   18

血压(mmHg)	130/80	135/85	130/75	125/75	140/90	130/85	125/80
入量(ml)	2 000	1 900	0	2 600	2 200	2 200	2 000
出量(ml)	1 000	1 000	1 200	1 100	1 300	1 400	1 400
大便(次/日)	1	0	0	1	0	1	1
体重(kg)	68	卧床					
身高(cm)	170						

第 1 页

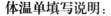

体温单填写说明：

1. 楣栏、一般项目栏、特殊项目栏 均使用蓝色、蓝黑色或黑色水笔书写；数字除特殊说明外，均使用阿拉伯数字表述，不书写计量单位。

2. 楣栏项目 包括：姓名、年龄、性别、科别、床号、入院日期、住院病历号，均使用正楷字体书写。

3. 一般项目栏 包括：日期、住院天数、手术后天数等。

（1）日期 住院日期首页第 1 日及跨年度第 1 日需填写<u>年-月-日</u>（如：2010 - 03 - 26）。每页体温单的第 1 日及跨月的第 1 日需填写<u>月-日</u>（如03 - 26），其余只填写日期。

（2）住院天数 自入院当日开始计数，直至出院。

（3）手术后天数 自手术次日开始计数，连续书写 14 天，若在 14 天内进行第 2 次手术，则将第 1 次手术天数作为分母，第 2 次手术天数作为分子填写。

4. 体温、脉搏描记栏 包括：体温、脉搏描记及呼吸记录区。

（1）体温 ①40℃～42℃之间的记录：应当用**红色笔**在 40℃～42℃之间纵向填写患者入院、转入、手术、分娩、出院、死亡等。除手术不写具体时间外，其余均按 24 小时制，精确到分钟。转入时间由转入科室填写，死亡时间应当以"死亡于×时×分"的方式表述。②体温符号：口温以**蓝点**"●"表示，腋温以**蓝色**"×"表示，肛温以**蓝圈**"○"表示。③每小格为 0.2℃，按实际测量度数，用**蓝色笔**绘制于体温单 35℃～42℃之间，相邻温度用**蓝线**相连。④体温不升时，可将"不升"二字写在 35℃线以下。⑤物理降温 30 分钟后测量的体温以**红圈**"○"表示，划在物理降温前温度的同一纵格内，以**红虚线**与降温前温度相连。

（2）脉搏 ①脉搏符号：以**红点**"●"表示，每小格为 4 次/分，相邻的脉搏用**红直线**相连。心率用**红圈**"○"表示，两次心率之间也用**红直线**相连。②脉搏与体温重叠时，先划体温符号，再用**红色笔**在体温符号外划**红圈**"○"。

（3）呼吸 ①用**红色笔**以阿拉伯数字表述每分钟呼吸次数。②如每日记录呼吸 2 次以上，应当在相应的栏目内上下交错记录，第 1 次呼吸应当记录在上方。③使用呼吸机患者的呼吸以Ⓡ表示，在体温单相应时间内呼吸 30 次横线下顶格用黑笔画Ⓡ。

5. 特殊项目栏 包括：血压、入量、出量、大便、体重、身高等需观察和记录的内容。

（1）血压 ①记录频次：新入院患者当日应当测量并记录血压，根据患者病情及医嘱测量并记录，如为下肢血压应当标注。②记录方式：收缩压/舒张压（130/80）。③单位：毫米汞柱（mmHg）。

（2）入量 ①记录频次：应当将前一日 24 小时总入量记录在相应日期栏内，每隔 24 小时填写 1 次。②单位：毫升（ml）。

（3）出量 ①记录频次：应当将前一日 24 小时总出量记录在相应日期栏内，每隔 24 小时填写 1 次。②单位：毫升（ml）。

（4）大便 ①记录频次：应当将前 1 日 24 小时大便次数记录在相应日期栏内，每隔 24 小时填写 1 次。②特殊情况：患者无大便，以"0"表示；灌肠后大便以"E"表示，分子记录大便次数，例：1/E 表示灌肠后大便 1 次；0/E 表示灌肠后无排便；1^1/E 表示自行排便 1 次，灌肠后又

排便1次;"※"表示大便失禁,"☆"表示人工肛门。③单位:次/日。

（5）体重　①记录频次:新入院患者当日应当测量体重并记录,根据患者病情及医嘱测量并记录。②特殊情况:如因病情重或特殊原因不能测量者,在体重内可填上"卧床"。③单位:千克(kg)。

（6）身高　①记录频次:新入院患者当日应当测量身高并记录。②单位:厘米(cm)。

（7）空格栏　可作为需观察增加内容和项目,如记录管路情况等。使用HIS系统的医院,可在系统中建立可供选择项,在相应空格栏中予以体现。

（三）医嘱单

1. 长期医嘱单　长期医嘱单内容包括患者姓名、科别、床号、住院病历号(或病案号)、开始日期和时间、长期医嘱内容、停止日期和时间、医师签名、护士签名、页码。其中,由医师填写开始日期和时间、长期医嘱内容、停止日期和时间。护士每天执行长期医嘱的给药单、输液单、治疗单等,由执行护士签名,不归入病历。参考格式见表9-4。

表9-4　　　　　　　　　　　　　长期医嘱单

姓名_____　科别_____　床号_____　住院病历号_____

开　始					停　止			
日期	时间	医　嘱	医师签名	护士签名	日期	时间	医师签名	护士签名

续　表

开　始					停　止			
日期	时间	医　嘱	医师签名	护士签名	日期	时间	医师签名	护士签名

第　　页

2. 临时医嘱单　临时医嘱单内容包括患者姓名、科别、床号、住院病历号(或病案号)、日期和时间、临时医嘱内容、医师签名、执行护士签名、执行时间、页码。其中,由医师填写医嘱时间、临时医嘱内容;由执行临时医嘱的护士填写执行时间并签名。参考格式见表9-5。

表9-5　　　　　　　　　　　　　　临时医嘱单

姓名_____　科别_____　床号_____　住院病历号_____

日期	时间	医　嘱	医师签名	执行护士签名	执行时间

续 表

日期	时间	医 嘱	医师签名	执行护士签名	执行时间

第 页

(四) 手术清点记录

手术清点记录内容包括患者科别、姓名、性别、年龄、住院病历号(或病案号)、手术日期、手术名称、输血情况、术中所用各种器械和辅料数量的清点核对、手术器械护士和巡回护士签名等。手术清点记录应当在手术结束后即时完成,由手术器械护士和巡回护士签名。参考格式见表9-6,各医院应当根据本院各专科特点设定记录项目。

表9-6 **手术器械清点记录**

科别_____ 姓名_____ 性别_____ 年龄_____ 住院病历号_____
手术日期_____ 年_____ 月_____ 日 手术名称_____
输血:血型_____ 血液成分名称_____ 血量_____ ml

器械名称	术前清点	术中加数	关体腔前	关体腔后	器械名称	术前清点	术中加数	关体腔前	关体腔后
卵圆钳					咬骨钳				
巾钳					骨刀、凿				
持针钳					拉钩				
组织钳					刮匙				
大弯血管钳					脊柱牵开器				
弯血管钳					腹腔牵开器				
直血管钳					胸腔牵开器				
蚊式钳					有齿镊				
直角钳					无齿镊				
扁桃腺钳					刀柄				
柯克钳					手术剪				
胃钳					吸引头				
肠钳					电烧(头)				
取石钳									
胆石刮									

续　表

器械名称	术前清点	术中加数	关体腔前	关体腔后	器械名称	术前清点	术中加数	关体腔前	关体腔后
胆道探子					大纱垫				
肾蒂钳					小纱垫				
输尿管钳					纱布				
沙式钳					纱条				
持瓣钳					棉片				
阻断钳					棉签				
肺叶钳					阻断带				
心房钳					"花生米"(纱头)				
心耳钳					缝针				
"哈巴狗"(钳)					注射器				
气管钳					针头				
剥离子					棉球				
髓核钳									

手术器械护士签名_____　　　　　　　　巡回护士签名_____

体内植入物条形码粘贴处：

填表说明：
1. 表格内的清点数必须用数字说明，不得用"√"表示。
2. 空格处可以填写其他手术物品。
3. 表格内的清点数目必须清晰，不得采用刮、粘、涂等方法涂改。
本表为参考表，由于不能涵盖所有手术器械，建议各家医院使用时根据实际设定器械名称。

（五）病重（病危）患者护理记录

　　病重（病危）患者的护理记录适用于所有病重、病危患者，以及病情发生变化、需要监护的患者。护理记录以护理记录单的形式记录，内容包括患者科别、姓名、年龄、性别、床号、住院病历号（或病案号）、入院日期、诊断、记录日期和时间，根据专科特点需要观察、监测的项目以及采取的治疗和护理措施、护士签名、页码等。护理记录应当根据相应专科的护理特点设计并书写，以简化、实用为原则。参考格式见表 9-7，各医院应当根据本院各专科特点设定记录项目。

表 9 - 7

护理记录单

科别＿＿＿＿ 姓名＿＿＿＿ 性别＿＿＿＿ 年龄＿＿＿＿ 住院病历号＿＿＿＿ 入院日期＿＿＿＿ 诊断＿＿＿＿
床号＿＿＿＿

日期	意识	体温	脉搏	呼吸	血压	血氧饱和度	吸氧	入量		出量		皮肤情况	管路护理	病情观察及措施	护士签名
时间		℃	次/分	次/分	mmHg	%	L/min	名称	ml	名称	ml	颜色性状			

第　　　页

护理记录单填写内容说明：

1. 意识 根据患者实际意识状态选择填写：清醒、嗜睡、意识模糊、昏睡、浅昏迷、深昏迷、谵妄状态。

2. 体温 单位为℃，直接在"体温"栏内填入测得数值，不需要填写数据单位。

3. 脉搏 单位为次/分，直接在"脉搏"栏内填入测得数值，不需要填写数据单位。

4. 呼吸 单位为次/分，直接在"呼吸"栏内填入测得数值，不需要填写数据单位。

5. 血压 单位为毫米汞柱（mmHg），直接在"血压"栏内填入测得数值，不需要填写数据单位。

6. 血氧饱和度 根据实际填写数值。

7. 吸氧 单位为升/分（L/min），可根据实际情况在相应栏内填入数值，不需要填写数据单位，并记录吸氧方式，如鼻导管、面罩等。

8. 出入量 出入量的单位均为毫升（ml）。

（1）入量 入量项目包括：使用静脉输注的各种药物、口服的各种食物和饮料以及经鼻胃管、肠管输注的营养液等。

（2）出量 出量项目包括：尿、便、呕吐物、引流物等，需要时，写明颜色、性状。

9. 皮肤情况 根据患者皮肤出现的异常情况选择填写，如压疮、出血点、破损、水肿等。

10. 管路护理 根据患者置管情况填写，如静脉置管、导尿管、引流管等。

11. 病情观察及措施 简要记录护士观察患者病情的情况，以及根据医嘱或者患者病情变化采取的措施。

（王庆美）

思考题

1. 什么叫护理诊断？

2. 护理诊断有哪几种类型？

3. 现存的护理诊断由哪几部分构成？

4. 护理诊断的陈述方式有哪几种？常分别用于描述哪种护理诊断？试举例说明。

5. 护理诊断的注意事项有哪些？

6. 什么叫合作性问题？如何陈述？

7. 护理诊断和合作性问题有何区别？

8. 书写护理病历基本要求有哪些？

附录　临床常用实验室检查参考值

血液检查

红细胞	成年男性$(4.0\sim5.5)\times10^{12}/L$　　女性$(3.5\sim5.0)\times10^{12}/L$ 新生儿$(6.0\sim7.0)\times10^{12}/L$
血红蛋白	成年男性 $120\sim160$ g/L　　女性 $110\sim150$ g/L 新生儿 $170\sim200$ g/L
白细胞	成人$(4\sim10)\times10^{9}/L$　　新生儿$(15\sim20)\times10^{9}/L$ 6个月~2岁$(11\sim12)\times10^{9}/L$
白细胞分类	中性杆状核粒细胞　　$1\%\sim5\%$
中性分叶核粒细胞	$50\%\sim70\%$
嗜酸性粒细胞	$0.5\%\sim5\%$
嗜碱性粒细胞	$0\sim1\%$
淋巴细胞	$20\%\sim40\%$
单核细胞	$3\%\sim8\%$
血小板$(100\sim300)\times10^{9}/L$	
红细胞比容	男 $0.4\sim0.5$　　女 $0.37\sim0.48$
红细胞平均指数	
红细胞平均容积	$80\sim100$ fl
红细胞平均血红蛋白	$26\sim34$ pg
红细胞平均血红蛋白浓度	$320\sim360$ g/L
出血时间	Duke法　$1\sim3$ min
凝血时间	试管法　$4\sim12$ min
凝血酶原时间	$11\sim13$ s
网织红细胞	$0.5\%\sim1.5\%$　平均1%　　新生儿$2\%\sim6\%$
红细胞沉降率	男 $0\sim15$ mm/h末　　女 $0\sim20$ mm/h末

尿液检查

外观 透明、淡黄色
尿量 $1\,000\sim2\,000\,ml/24\,h$ 平均 $1\,500\,ml/h$
酸碱反应 弱酸性
比重 $1.003\sim1.030$

尿沉渣检查
　　红细胞 $0\sim$偶见$/HP$　　　　上皮细胞 $0\sim$少量$/HP$
　　白细胞 $<3/HP$　　　　　　　透明管型 $0\sim$偶见$/LP$

$12\,h$ 沉渣计数(Addis 计数)
　　白细胞 $<10\times10^5/12\,h$
　　红细胞 $<5\times10^5/12\,h$
　　管型 $<5\,000/12\,h$

$1\,h$ 尿细胞计数
　　白细胞 男 $<7\times10^4/h$ 女 $<14\times10^4/h$
　　红细胞 男 $<3\times10^4/h$ 女 $<4\times10^4/h$
　　管型 $<3\,400/h$

中段尿培养菌落形成单位(CFU)
　　杆菌:$>10^5\,CFU$ 肯定为感染
　　球菌:$>10^3\,CFU$ 肯定为感染

尿葡萄糖　　　　定性 （-）　　　定量 斑氏法 $0.1\sim0.9\,g/d$

尿蛋白　　　　　定性 （-）　　　定量 $<150\,mg/24\,h$

尿胆原　　　　　稀释试验 $<1:20$ 定量 $0\sim5.9\,mol/L(0\sim3.5\,mg/d)$

尿酮体试验　　　定性（-）

尿胆红素试验　　定性（-）

尿妊娠试验　　　定性乳胶法（-）

粪便检查

颜色 黄褐色
量 $100\sim300\,g/d$
细胞(上皮细胞或白细胞) $0\sim$偶见$/HP$
食物残渣 少量植物细胞、淀粉颗粒、肌纤维等
隐血试验 阴性

血生化检查

血清蛋白测定	
总蛋白	60～80 g/L
白蛋白	40～55 g/L
球蛋白	20～30 g/L
A/G 比值	1.5：1～2.5：1
甲胎蛋白(α-FP,AFP)	0～25 μg/L(0～25 ng/ml)
血清 C 反应蛋白(CRP)	单向免疫扩散法<8 mg/L

肾功能测定

内生肌酐清除率 Ccr80～120 ml/min
尿素氮　成人 3.2～7.1 mmol/L　儿童 1.8～6.5 mmol/L
肌酐　全血 88.4～176 μmol/L 　　　血清　男性 53～106 μmol/L　女性 44～97 μmol/L
浓缩稀释试验,夜尿量<750 ml,昼夜尿量之比 3～4：1,最高比重与最低比重之差>0.009
血糖(空腹)
全血(Folin-吴法)4.4～6.7(80～120 mg/dl) 血清(邻甲苯胺法)3.9～6.4 mmol/L(70～110 mg/dl)
无机离子测定
血钾　4.1～5.6 mmol/L　(4.1～5.6 mEq/L)
血钠　135～144 mmol/L　(135～144 mEq/L)
氯化物　98～106 mmol/L
血钙　2.2～2.7 mmol/L
血铁　男 11～27 μmol/L　女 8～23 μmol/L
血总铁结合力(TIBC)　45～77 μmol/L
未饱和铁结合力(UIBC)　25.2～50.4 μmol/L
转铁蛋白饱和度　0.33～0.35(33%～35%)
铜　11.0～22.0 μmol/L
锌　7.7～23.0 μmol/L
镁　0.8～1.2 μmol/L
铅　<1.93 μmol/L
无机磷　1.0～1.6 mmol/L
脂类测定
总脂　4.0～7.0 g/L(400～700 mg/dl)

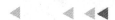

续 表

游离脂肪酸(FFA)150~650 μmol/L 150~650 μEq/L	
磷脂 1.50~2.75 g/L 150~275 mg/dl	
胆固醇总量 2.83~6.00 mmol/L(110~230 mg/dl)	
胆固醇脂 2.3~3.4 mmol/L 90~130 mg/dl	
三酰甘油 0.25~1.35 mmol/L(20~120 mg/dl)	
β-脂蛋白<6.1 g/L <610 mg/dl	
高密度脂蛋白(HDL) (0.55±0.13)g/L [(54.7±12.5)mg/dl]	
高密度脂蛋白-胆固醇(HDL-C)	
HDL$_1$-C 0.78~2.2 mmol/L(30.2~85.1 mg/dl) HDL$_2$-C 0.43~0.88 mmol/L(16.5~33.9 mg/dl) HDL$_3$-C 0.69~1.0 mmol/L(26.8~40.6 mg/dl)	
低密度脂蛋白-胆固醇(LDL-C) 1.56~5.72 mmol/L(60~221 mg/dl)	
载脂蛋白 A1(Apo A1) (1.3±0.16)g/L[(130±16)mg/dl]	
载脂蛋白 B(ApoB) (0.82±0.13)g/L[(81.83±13)mg/dl]	

免疫学检查

血清免疫球蛋白定量 IgG 6~16 g/L(600~1 600 mg/dl) IgA 2.0~5.0 g/L(200~500 mg/dl) IgM 0.6~2.0 g/L(600~200 mg/dl) IgD 0.001~0.004 g/L(0.1~0.4 mg/dl) IgE 0.000 1~0.000 9 g/L(0.01~0.09 mg/dl)
血清补体定量 总补体(CH50) 0.05~0.1 U/L(50~100 U/ml) 补体 3(C$_3$) 0.8~1.5 g/L(mg/ml)
血清类风湿因子(IgM-RF) 乳胶法≤1:20
血清抗核抗体(ANA)间接免疫荧光法 <1:5~1:10
血清抗核糖核蛋白(RNP)抗体(一)
血清抗酸性核蛋白(SM)抗体(一)
血清抗 RA 相关核抗原抗体(一)
血清抗核仁抗体(一)

血清抗双链 DNA(ds - DNA)(—)
红斑狼疮细胞(LE cell)(—)
狼疮带试验(LBT)(—)
血清抗核糖核酸抗体(HKA)(—)
血清抗胃壁细胞抗体(PCA)(—)
血清抗甲状腺微粒体抗体(—)
血清抗甲状腺球蛋白抗体(—)
血清抗胰岛细胞抗体(ICA)(—)
血清甲肝抗原抗体(HAVAg)(—)

血清乙肝抗原抗体
     HBsAg   ELISA 法(—)
                      反向血凝或免疫粘连法<1：16
     HBsAb   反向间接血凝法 0～1：4
     HBeAg   免疫扩散法(—)
     HBeAb   免疫扩散法(—)
     HBcAg   固向放射免疫法
                      试验管 CPM 数/对照管 CPM 数<2.1
     HBcAb   补体结合法(—)
                      免疫粘连血凝法(—)
   DNA(HBV - DNA)(—)
     DNA 多聚酶(DNAP)   RIA 法<25 CPM
     肝组织 HBs 及 HBc - Ag 检测(—)

血清丙肝抗体(—)   血清丙肝抗原(—)
肝组织丁肝抗原(HCV - Ag)检测(—)
血清艾滋病抗体(HIVAb)   ELISA 法(—)

血清伤寒凝集试验(Widal 反应)
 伤寒"O"0～1：80   副伤寒 A"H" 0～1：80
    "H"0～1：160   B"H" 0～1：80
                            C"H" 0～1：80

血清变形杆菌凝集试验(Weil-Felix 反应,WFR) OX19<1：25   OX2<1：25   OXm<1：25
血清布氏杆菌凝集试验(BAT)<1：40
血清嗜异性凝集试验(HAT)<1：64
血清冷凝集试验(CAT)<1：32
血清抗链球菌溶血素"O"试验(ASO)<500 U

血清抗链球菌激酶<1：40
血清钩端螺旋体病凝集溶解试验 0～1：40
血清流行性出血热抗体 总抗体(一)　　IgM 抗体(一)　　多肽特异性抗体(一)
梅毒血清学检测法(USR)(一) 血清血吸虫环卵膜沉淀试验(环卵试验)(一)
血清血吸虫尾蚴膜反应(一)
血清血吸虫血凝试验(一)
血清包囊虫病补体结合试验 旋毛虫印斑试验(一) 血疟原虫(MP)(一) 血黑热病原虫(利朵小体)(一) 血清癌胚抗原(CEA) 定性　　ELISA 法(一) 定量　　提取法　2.5～5 μg/L(ng/ml) 　　　　直接法　10～15 μg/L(ng/ml)
血清甲胎蛋白(AFP，aFP) 定性(一)　　定量 RIA 法<25 μg/L(ng/ml) 结核菌素(OT)皮内试验(1：10 000)(一) 双链酶(SD‑SK)皮内试验(一) 过敏原(20 种)皮内试验(一)

胃液检查

总量　　　　　20～100 ml(空腹) 性状　　　　　无色、清晰、少量黏液、轻度酸味 pH　　　　　1.5～3.5
总酸度 空腹时　10～50 U　试餐后　50～70 U 注射组胺20分钟后　　40～140 U
游离酸 空腹时　0～30 U　试餐后　25～50 U 注射组胺20分钟后　30～120 U
隐血　　　(一)
细胞(白细胞和上皮细胞)　少量

十二指肠液检查

	总 胆 管	胆 囊	肝 胆 管	十二指肠
量	10～20	30～60	随时间而异	10～20
色	金黄	深褐	柠檬黄	灰白/淡黄
透明度		(加碱后透明)		
黏稠度	略稠	黏稠	略稠	稀薄
比重	1.007～1.012	1.016～1.032	1.007～1.010	—
pH	7.0	7.8	7.4	7.6
白细胞		(0～20/HP)		
上皮细胞		(0～1/HP)		
胆固醇结晶		(无)		
寄生虫和细菌		(无)		

脑脊液检查

压力　70～180 mmH$_2$O　颜色无色清亮,外观无色透明
凝固　不凝
蛋白定量　200～400 mg/L、定性　Pandy 试验(一)
葡萄糖(氧化酶法)　成人 2.5～4.5 mmol/L
氯化物　成人 120～130 mmol/L
白细胞总数　(0～8)×10^6/L,分类以淋巴细胞为主

浆膜腔积液检查

	漏 出 液	渗 出 液
外观	清、淡黄透明	混浊、草黄色(绿色或淡红色)
比重	<1.018	>1.018
蛋白定性(Rivalta 试验)	(一)	(＋)
定量	<25 g/L	>25 g/L
细胞计数	<100×10^6/L	>500×10^6/L
细胞分类	淋巴细胞或间皮细胞为主	结核性:L 为主化脓性:N 为主肿瘤性:RBC 为主
生化检查葡萄糖	80～120 mg/dl (0.44～0.66 mmol/L)	明显降低

酶类测定

酸性磷酸酶（ACP）   King-Amstrong 法　7～28 IU/L　Bodansky 法　0～1.1 U
丙氨酸氨基转移酶（ALT，GPT）   Reitman 法　2～30 U　　改良穆氏法＜30 IU/L
碱性磷酸酶（ALP）   King-Amstrong 法　32～92 IU/L　Bodansky 法　1.5～4 U
淀粉酶（Amy）   Somogyi 法 40～180 U　　　Winslow 法 8～64 U
血管紧张素转化酶（ACE,激肽酶）   26.1～56.7 kU/L　（26.1～56.7 U/ml）
α_1－抗糜蛋白酶（α_1－AT）   0.78～2.00 g/L　（78～200 mg/dl）
精氨酸琥珀酸裂解酶（ASAL）　0～50 U/L
天冬氨酸氨基转移酶（AST，GOT）   Reitman 法　4～40 U　　　改良穆氏法　＜40 IU/L
胆碱酯酶（ChE）   比色法（B）　男 38～57 U　　　女 34～53 U
胆碱酯酶活性　0.80～1.00(80%～100%)
肌酸磷酸激酶（CPK）   无机磷法　0～200 U/dl　Szasz 法　17～148 IU/L

肌酸磷酸激酶同工酶(iso CPK)
    MM 占 CPK 总量的 0.94～0.96(94%～96%)
    MB 占 CPK 总量的＜0.05(＜5%)
    BB 占 CPK 总量的无或微量
    葡萄糖－6－磷酸脱氢酶（G－6－PD）　　5～15 U/(g·Hb)

γ-谷氨酰基转移酶（γ-GT，GGTT）　Orlowski＜40 U/dl
γ-谷氨酰基转移酶同工酶(iso GGT) γ－GT1(偶见)　　γ－GT2(偶见)
乳酸脱氢酶（LDH）　Wrobleski 法 150～450 U/ml 　　　　　　　乳酸-丙酮酸法　45～90 IU/L
乳酸脱氢酶同工酶(iso LDH)

圆盘电泳法
　　LDH$_1$　0.327±0.460　（32.7%±4.60%）
　　LDH$_2$　0.451±0.035 3　（45.1%±3.53%）
　　LDH$_3$　0.185±0.026 9　（18.5%±2.69%）
　　LDH$_4$　0.029±0.008 6　（2.9%±0.86%）
　　LDH$_5$　0.008 5±0.005 5　（0.85%±0.55%）

醋酸纤维膜电泳法
　　LDH$_1$　0.24～0.34　24%～34%
　　LDH$_2$　0.35～0.44　35%～44%
　　LDH$_3$　0.19～0.27　19%～27%
　　LDH$_4$　0～0.05　（0～5%）
　　LDH$_5$　0～0.02　（0～2%）

脂肪酶(LIP)　10～140 U/L

溶菌酶(LYS)　4～20 mg/L(4～20 μg/ml)

单胺氧化酶(MAO)　＜50 U/dl

单胺氧化酶同工酶
　　MAO I　0.323±0.04(32.3%±4.0%)
　　MAO II　0.488±0.045(48.8%±4.5%)
　　MAO III　0.18±0.045(18.0%±4.5%)

血清地高辛(Digoxin)
　　治疗浓度　0.6～2.8 nmol/L　（0.5～2.2 ng/ml）
　　中毒浓度　＞3.1 nmol/L　（2.4 ng/ml）

尿17羟皮质激素　男性 13.8～41.4 μmol/24 h
　　　　　　　　　女性 11.0～27.6 μmol/24 h

尿17酮皮质激素　男性　34.7～69.4 μmol/24 h
　　　　　　　　　女性 17.5～52.5 μmol/24 h

血皮质醇　放免法　上午8时　140～630 nmol/L
　　　　　　　　　下午4时　80～410 nmol/L
　　　　　　　　　晚上8时　小于上午8时的50%

血浆睾酮(T)　放免法　男性　青春后期 100～200 ng/L
　　　　　　　　　　　　　　成人 3 000～10 000 ng/L
　　　　　　　　　　　女性　青春后期 100～200 ng/L
　　　　　　　　　　　　　　成人 200～800 ng/L
　　　　　　　　　　　　　　绝经后 80～350 ng/L

续　表

血浆雌二醇(E2)　放免法	男性	50～200 pmol/L
	女性	卵泡期 94～433 pmol/L
		黄体期　499～1 580 pmol/L
		排卵期 704～2 200 pmol/L　绝经期 40～100 pmol/L
血生长激素(GH)　放免法	男性成人＜2.0 μg/L	
	女性成人＜10.0 μg/L	
	儿童＜20 μg/L	
血抗利尿激素(ADH)　放免法 1～10 μu/ml		

肺功能

潮气量(CT)　　500 ml(成人)
深吸气量(IC)　男性 2 600 ml
女性 1 900 ml
肺活量(VC)　　男性 3 470 ml
女性 2 440 ml
残气容积　(RV)　男性(1 380±631)ml
女性(1 301±486)ml
通气/血流(V/Q)　比值　0.8
动脉血氧分压　(PaO2)　12.6～13.3 KPa(95～100 mmHg)
动脉血二氧化碳分压(PaCO2)　4.7～6.0 KPa(35～45 mmHg)
动脉血氧饱和度　(SaO2)　0.95～0.98(95%～98%)
血液酸碱度(pH 值)　7.35～7.45
碳酸氢盐(标准或实际)　22～27 mmol/L,平均 24 mmol/L
全血缓冲碱　45～55 mmol/L,平均 50 mmol/L
碱剩余(或缺乏)　成人　±3 mmol/L　儿童 −4～+2 mmol/L
二氧化碳结合力　22～32 mmol/L(50～70 vol%)

（付生弟　　宋　光）

中英文名词对照

A

abdominal pain 腹痛
ability 能力
action potential 动作电位
activity-exercise pattern 活动-运动型态
actual nursing diagnosis 现存的护理诊断
acute myocardial infarction，AMI 急性心肌梗死
ADA 腺苷脱氨酶
affection 情感
age 情感
AHA 抗心肌抗体
albumin，A 白蛋白
ALP 血清碱性磷酸酶
alpha fetal protein，AFP 甲胎蛋白
ALT 丙氨酸氨基转移酶
anxiety 焦虑
aortic incompetence/insufficiency，AI 主动脉瓣关闭不全
aortic stenosis，AS 主动脉瓣狭窄
AST 天门冬氨酸氨基转移酶
ataxic gait 共济失调步态
atrial fibrillation 心房颤动
atrial flutter 心房扑动
atrial premature contraction，APC 房性期前收缩
atrial septal defect，ASD 房间隔缺损
atrioventricular junctional premature contraction 房室交界性期前收缩
augmented unipolar limb lead 加压单极肢体导联
auriculo-ventricular block，AVB 房室传导阻滞
auscultation 听诊
autorhythmicity 自律性

B

basophil，B 嗜碱性粒细胞
beliefs 信念
biatrial atrial hypertrophy 双心房肥大
Biot's respiration 毕奥式呼吸
biventricular hypertrophy 双侧心室肥大
bleeding time，BT 出血时间
blood urea nitrogen，BUN 血中尿素氮
B-mode ultrasonographyB 型超声
body image 体像

C

cardiac arrhythmia 心律失常
cardiac asthma 心源性哮喘
cardiac edama 心源性水肿
CEA 癌胚抗原
cerebrospinal fluid，CSF 脑脊液
CH50 50％总补体溶血活性
character 性格
chest pain 胸痛
cheyne-stokes respiration 潮式呼吸
choosing 选择
CK 肌酸激酶
coagulation time，CT 凝血时间
cognition 认知
cognition-perception pattern 认知-感知型态
collaborative problems 合作性问题
communicating 沟通
complete blood cell count，CBC 全细胞计数
computerized tomography，CT 电子计算机体层扫描
conductivity 传导性
conjugated bilirubin，CB 结合胆红素
conjunctiva 结膜
consciousness 意识
convention 习俗
coping/stress tolerance pattern 应对-应激耐受型态
cornea 角膜
coronary heart disease，CHD 冠状动脉粥样硬化性

心脏病

cough 咳嗽

creatinine，Cr 肌酐

CRP C-反应蛋白

culture 文化

culture shock 文化休克

cyanosis 发绀

D

delirium 谵妄

depolarization 除极

depression 抑郁

development 发育

dicrotic pulse 重搏脉

digitalis effect 洋地黄效应

digitalis toxicity 洋地黄中毒

dipole 电偶

disturbance of consciousness 意识障碍

doppler effect 多普勒效应

drinken man gait 醉酒步态

dyspnea 呼吸困难

E

edema 水肿

electrocardiograph，ECG 心电图

elimination 排泄

elimination pattern 排泄型态

emotion 情绪

emotional state 情绪状态

endogenous creatinine clearance rate，ccr 内生肌酐清除率

endogenous pyrogen 内源性致热原

endoscopic retrograde cholangio-pancreatography，ERCP 内镜逆行性胰胆管造影

enophthalmos 眼球凹陷

environment 环境

eosinophil，E 嗜酸性粒细胞

erythrocyte sedimentation rate，ESR 红细胞沉降率

escape 逸搏

escape rhythms 逸搏心律

etiology，E 相关因素

exchanging 交换

excitability 兴奋性

exogenous pyrogen 外源性致热原

exophthalmos 眼球突出

expectoration 咳痰

expression 表情

eyeball 眼球

eyebrow 眼眉

eyelids 眼睑

F

facial feature 面容

faith 信仰

feeling 感觉

festinating gait 慌张步态

fever 发热

frequency 频率

functional health patterns，FHPs 功能性健康型态

G

gait 步态

gender 性别

geographic tongue 地图舌

GHb 糖化血红蛋白

globin，G 球蛋白

gray scale display 灰阶成像

H

habitus 体型

HDL－Ch 高密度脂蛋白胆固醇

headache 头痛

health assessment 健康评估

health perception-health management pattern 健康感知-健康管理型态

health promotion 健康促进

hematemesis 呕血

hematochezia 便血

hemoglobin，Hb 血红蛋白

hemoptysis 咯血

hepatic edema 肝源性水肿

hyperkalaemia 高钾血症

hypokalaemia 低钾血症

I

idiopathic edema 特发性水肿

inspection 视诊

intraventricular block 心室内传导阻滞

J

jaundice 黄疸

K

knowing 认识

kussmaul's respiration 酸中毒深大呼吸

L

language 语言

large skull 巨颅

lactate dehydrogenase, LD 乳酸脱氢酶

LDL – Ch 低密度脂蛋白胆固醇

lead 导联

left anterior hemiblock 左前分支阻滞

left atrial hypertrophy 左心房肥大

left bundle branch block, LBB 左束支传导阻滞

left ventricular hypertrophy 左心室肥大

life rulls 生活准则

lymphocyte, L 淋巴细胞

M

magnetic resonance angiography, MRA 磁共振血管造影

magnetic resonance imaging, MRI 磁共振成像

magnetic resonance spectroscopy, MRS 磁共振波谱

magnetic resonance, MR 磁共振

matrix 矩阵

mean corpuscular hemoglobin concentration, MCHC 平均红细胞血红蛋白浓度

mean corpuscular hemoglobin, MCH 平均红细胞血红蛋白含量

mean corpuscular volume, MCV 平均红细胞容积

melena 黑便

microcephalia 小颅

mitral incompetence/insufficiency, MI 二尖瓣关闭不全

mitral stenosis, MS 二尖瓣狭窄

m-mode echocardiographyM 型心动图

monocyte, M 单核细胞

moving 移动

mucocutaneous hemorrhage 皮肤 黏膜出血

myocardial infarction, MI 心肌梗死

myoglobin, Mb 肌红蛋白

myxedema 黏液性水肿

N

nausea 恶心

neutrophil, N 中性粒细胞

non-Q-wave myocardial infarction, NQMI 无 Q 波心肌梗死

nontransmural myocardial infarction 心肌梗死

nursing diagnosis 护理诊断

nutrition 营养

nutritional edema 营养不良性水肿

nutrition-metabolism pattern 营养-代谢型态

O

occult blood test, OBT 粪便隐血试验

OGTT 口服葡萄糖耐量试验

olfactory examination/smelling 嗅诊

orientation 定向

orthopnea 端坐呼吸

oxycephaly 尖颅

P

packed cell volume, PCV 或 hematocrit, hct 红细胞比容测定

pain 疼痛

pallor 苍白

palpation 触诊

palpitation 心悸

paradoxical pulse 奇脉

parasystole 并行心律

paroxysmal supraventricular tachycardia，PSVT 阵发性室上性心动过速

paroxysmal tachycardia，PT 阵发性心动过速

paroxysmal ventricular tachycardia，PVT 阵发性室性心动过速

patent ductusarterious，PDA 动脉导管未闭

PCR 聚合酶反应法

perceiving 感知

perception 感知

percussion 叩诊

personality 个性

pharmaco edema 药物性水肿

physical assessment 身体评估

pigmentation 色素沉着

pixel 像素

platelet，PLT 血小板

position 体位

posterior hemiblock 左后分支阻滞

posture 姿势

potential complication 潜在并发症

precordial leads 心前导联

preexcitation syndrome 或 wolff-parkinson-white syndrome，WPWS 预激综合征

premature contraction 期前收缩

problem，P 问题

prothrombin time，PT 凝血酶原时间

pulmonary heart disease，PHD 肺源性心脏病

pulmonary stenosis，PS 肺动脉瓣狭窄

pulse tardus 迟脉

pulseless 无脉

pulsus alternans 交替脉

pupil 瞳孔

pyrogen 致热原

R

real time 实时

red blood cell count，RBC 红细胞计数

redness 发红

relating 关系

renal edema 肾源性水肿

repolarization 复极

resting potential 静息电位

reticulocytes，ret 网织红细胞

RF 类风湿因子

rheumatic heart disease，RHD 风湿性心脏病

right atrial hypertrophy 右心房肥大

right bundle branch block，RBBB 右束支传导阻滞

right ventricular hypertrophy 右心室肥大

risk nursing diagnosis 有危险的护理诊断

role 角色

role relationship 角色关系

role-relationship pattern 角色-关系型态

S

scissors gait 剪刀步态

sclera 巩膜

self-concept 自我概念

self-esteem 自尊

self-identity 自我认同

self-perception 自我感知

self-perception and self-concept pattern 自我感知-自我概念型态

sexuality-reproductive pattern 性-生殖型态

sick sinus syndrome，SSS 病态窦房结综合征

sign 体征

signs and/or symptoms，S 症状或体征

sinus arrest 窦性静止

sinus arrhythmia 窦性心律不齐

sinus bradycardia 窦性心动过缓

sinus pause 窦性停搏

sinus rhythm 窦性心律

sinus tachycardia 窦性心动过速

sleep-rest pattern 睡眠-休息型态

smooth tongue 光滑舌

social identity 社会认同

squared skull 方颅

stained yellow 黄染

steppage gait 跨阈步态

stethoscope 听诊器

strawberry tongue 草莓舌

stress 压力

stress coping 应对

stress response 压力反应

stressor 压力源

subendocardial infarction 心内膜下心肌梗死

symptom 症状

T

tarry stool 柏油便

TBG 甲状腺球蛋白

thought 思维

three depressions sign 三凹征

torsive ventricular tachycardia 扭转型室性心动过速

total cholesterol，T-ch 总胆固醇

total iron-binding capacity，TIBC 血清总铁结合力

total protein，TP 血清总蛋白

tricuspid incompetence/insufficiency，TI 三尖瓣关闭不全

tricuspid stenosis，TS 三尖瓣狭窄

tri - glycerin，TG 三酰甘油

TSH 血清促甲状腺激素

two-dimensional echocardiography 二维超声心动图

U

ultrasonic doppler 超声多普勒

ultrasound 超声波

ultrasound examination 超声检查

unconjugated bilirubin，UCB 非结合胆红素

V

value-belief pattern 价值-信念型态

values 价值观

valuing 价值

vector 心电"向量"

velocity 声速

ventricular activation time，VAT 室壁激动时间

ventricular fibrillation 心室颤动

ventricular flutter 心室扑动

ventrricular premature contraction，VPC 室性期前收缩

vital sign 生命体征

vomiting 呕吐

voxel 体素

W

waddling gait 蹒跚步态

water hammer pulse 水冲波

wavelength 波长

wellness nursing diagnosis 健康的护理诊断

Wenckebach phenomenon 文氏现象

参 考 文 献

［1］ 吕探云. 健康评估[M]. 北京：人民卫生出版社，2006.

［2］ 刘成玉，靳　艳，朱大乔. 健康评估[M]. 北京：人民卫生出版社，2006.

［3］ 周永昌，郭万学. 超声医学[M]. 5 版. 北京：科学技术文献出版社，2006.

［4］ 马秀芬. 健康评估[M]. 北京：人民卫生出版社，2006.

［5］ 尹志勤. 健康评估[M]. 北京：清华大学出版社，2006.

［6］ 党瑜华. 异常心电图图谱[M]. 北京：人民卫生出版社，2005.

［7］ 王志坚，支江平. 简明心电图教程[M]. 北京：人民军医出版社，2005.

［8］ 谢红宁. 妇产科超声诊断学[M]. 北京：人民卫生出版社，2005.

［9］ 杜昭云. 心理学基础[M]. 北京：人民卫生出版社，2005.

［10］ 邓长生. 诊断学[M]. 5 版. 北京：人民卫生出版社，2004.

［11］ 陈文彬，潘祥林. 诊断学[M]. 北京：人民卫生出版社，2004.

［12］ 叶任高，陆再英. 内科学[M]. 6 版. 北京：人民卫生出版社，2004.

［13］ 邹　恂. 现代护理诊断手册[M]. 3 版. 北京：北京大学医学出版社，2004.

［14］ 钱蕴秋. 超声诊断学[M]. 西安：第四军医大学出版社，2002.

［15］ 杨光华. 病理学[M]. 5 版. 北京：人民卫生出版社，2002.

［16］ 刘新芝. 护理社会学[M]. 北京：北京医科大学出版社，2001.

［17］ 冯金娥，ANNE BRRIT, PERTERSON. 对在职护士护理评估教育的探讨[J]. 护士进修杂志，2000，15(8)：581 – 582.

［18］ 黄宛，黄大显，王思让，等. 临床心电图学[M]. 北京：人民卫生出版社，1998.

参 考 文 献